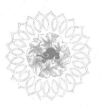

俗语说，药补不如食补。品种繁多的蔬果不仅是人类膳食中的主要组成部分，更富含多种营养素，是自然赋予人类最健康的食物。科学食用蔬果，可防病于未然，对健康养生有重要意义。

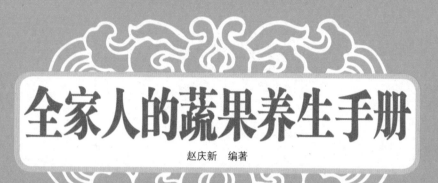

全家人的蔬果养生手册

赵庆新　编著

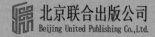

北京联合出版公司
Beijing United Publishing Co.,Ltd.

图书在版编目（CIP）数据

全家人的蔬果养生手册 / 赵庆新编著 . —北京：北京联合出版公司，2015.3
（2022.3 重印）

ISBN 978-7-5502-2587-9

Ⅰ . ①全… Ⅱ . ①赵… Ⅲ . ①蔬菜 – 食物养生②水果 – 食物养生 Ⅳ . ① R247.1

中国版本图书馆 CIP 数据核字（2014）第 004243 号

全家人的蔬果养生手册

编　　著：赵庆新
责任编辑：孙志文
封面设计：韩　立
内文排版：潘　松

北京联合出版公司出版
（北京市西城区德外大街 83 号楼 9 层　100088）
北京德富泰印务有限公司印刷　新华书店经销
字数 400 千字　720 毫米 ×1020 毫米　1/16　20 印张
2015 年 1 月第 1 版　2022 年 3 月第 2 次印刷
ISBN 978-7-5502-2587-9
定价：68.00 元

冬去春来，寒暑交替，时令的风雨，往往会给人们带来许多疾病，这就要求人体内环境与自然界的外环境相一致，以适应天地之气的更替。一年四季，春夏养阳，秋冬养阴：春天节气主"发"，人体容易上火，因而春季适合养肝；夏季分为夏和长夏，分别主"火"、主"湿"，因而夏季重在保肠胃、祛湿气；秋季节气主"燥"，养生重点就在于润肺防燥、保湿润；冬季节气主"藏"，宜养肾，此时人体代谢较慢、吸收好，因此适合进补。顺应四时阴阳之气的变化，人体才能长久地保持健康。蔬菜和水果（简称蔬果）养生也是如此，要根据季节和人体的实际状况，选择合适的食材调节身体，才能达到养生强身的目的。

中医认为"药食同源"，不同性味功效的膳食合理服用能使人体保持阴阳、脏腑、气血运行的协调。"药补不如食补"，以天然的蔬果谷物为原料，根据其成分、属性，可搭配成养生保健的食物，滋养身体。品种繁多的蔬果不仅是人类膳食中的主要组成部分，更富含多种营养素，是自然赋予人类最健康的食物。科学食用蔬果，可防病于未然，对健康养生有重要意义。

蔬果含有丰富的营养素，是每日均衡饮食的基础之一，对人类健康有至关重要的作用，不仅能为人体提供必需的一些营养素，还有一定的食疗保健功效。在注重"药食同源"的传统中医文化中，许多蔬果的治病功效早就得到了发现和运用。在现代营养学研究中，也证明了各种蔬果治病保健的科学性，并探究了其中所含成分的治病机制。

谷类是我国的传统主食，是供给人体热能最主要的来源，其主要营养物质是碳水化合物和蛋白质，其中碳水化合物的主要成分是淀粉。谷类还含有丰富的B族维生素、一定量的膳食纤维及维生素E，脂肪含量较少。

豆类的主要营养成分是优质蛋白，可为人体提供所必需的蛋白质。豆类食物还含有以不饱和脂肪酸为主的脂肪酸，丰富的B族维生素、维生素C、维生素E、膳食纤维，以及钠、钾等多种矿物质。

根据中医的理论，养生要配合四季的运转补充相对应的能量，所以四季养生就是要掌握节气对身体影响的特点，注意体内气的行走顺应身体的需求，并给予所需要的营养，使体内的气不断旺盛起来，才能防病保健。

前言

本书从季节养生的角度出发，详细介绍了四季适宜食用的蔬菜、水果、谷物、豆类等共近百种食物，作为日常食用的参考。本书以简洁、实用、方便为原则，设立了不同的板块，提供了丰富的与蔬果膳食相关的知识，本书具有以下五大特点：

第一，近百种蔬果的详细介绍，品种丰富而全面，涵盖了日常生活中常见的蔬果。

第二，讲解了每种蔬果的食材档案、选购小窍门、食用宜忌，让你了解购买、食用的过程中要注意的问题。

第三，全面又权威的疗效特征介绍，既包含了传统医学的养生观念，又阐述了现代科学的研究与发现，还附有相关的祛病妙方，有助于你在健体的同时，更能祛病强身。

第四，近百道相关菜肴、饮品，做法详细，简便易行，为您的餐桌增添营养又健康的菜式。

第五，介绍了常见蔬果的属性表、常见病症宜食和忌食的蔬果、富含维生素的蔬果以及特定人群的饮食宜忌，指导全家人更为科学地食用蔬果。

通过阅读本书，相信您可以更全面地了解蔬果养生知识，从而增进身体健康，远离疾病困扰，开启全家人的健康好生活。四季保持强健体魄，从身边的蔬果开始。

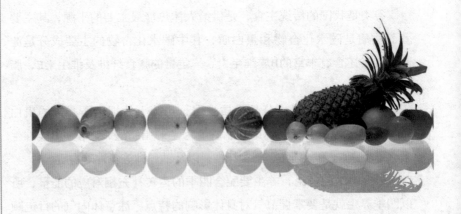

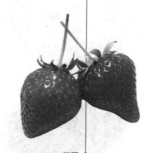

草莓
润肺生津·利尿止渴

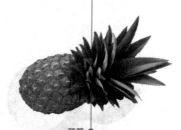

菠萝
健脾解渴·消肿祛湿

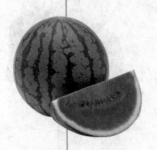

西瓜
清热除烦·清热解暑

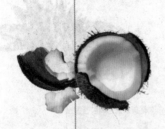

椰子
补虚强壮·益气祛风

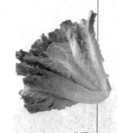

目录

生菜
清热爽神·清肝利胆

第三章　秋季篇

秋季水果

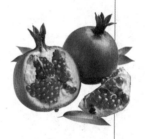

石榴
生津止渴·止泻止血

秋季菜·谷

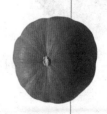

南瓜
补中益气·降糖止渴

目录

Contents

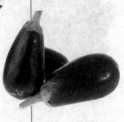

● 茄子
　散血止疼·解毒消肿

第四章 冬季篇

冬季水果

冬季菜·谷

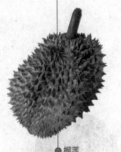

● 榴莲
　壮阳助火·杀虫止痒

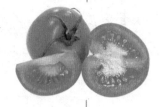

番茄
健胃消食·凉血平肝

第五章 蔬果营养功效面面观

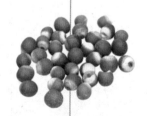

芡实
固肾涩精·补脾止泻

阅读导航
yueduohang

我们在此特别设置了阅读导航这一单元，对文中各个部分的功能、特点等做一说明，这必然会大大地提高读者在阅读本书时的效率。

蔬果概述

这一部分里，通过文字与图片相结合的方式对蔬果的别名、性味、功效、主治、所属类别等内容进行简单的介绍，使读者有一个基本认知。

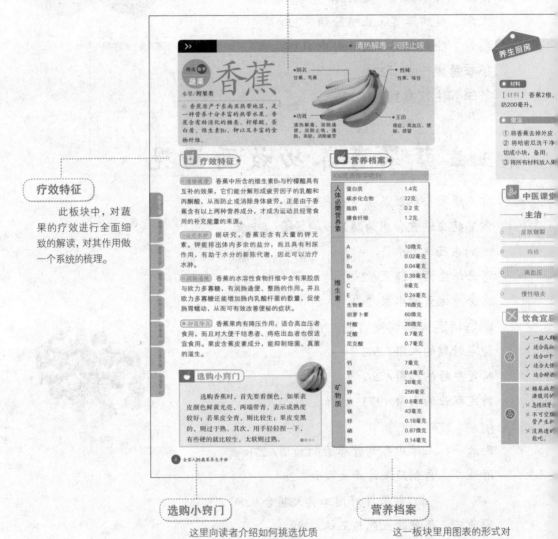

疗效特征

此板块中，对蔬果的疗效进行全面细致的解读，对其作用做一个系统的梳理。

选购小窍门

这里向读者介绍如何挑选优质的蔬果，方便读者日常生活中使用。

营养档案

这一板块里用图表的形式对蔬果所蕴含的营养成分进行直观的展示，便于读者了解。

养生厨房

常见的食材，不同的搭配，简单的做法，健康养生的营养美食轻松烹饪。

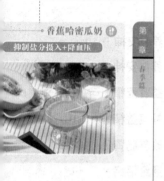

第一章 春季篇

香蕉哈密瓜奶 ⑩

抑制盐分摄入+降血压

用法

▶ 用香蕉皮内面擦拭皲裂处。

▶ 连皮炖熟后食用，每天1次。

▶ 加水浓煎，每日分3次服用。

▶ 加水炖20分钟，饮汤吃香蕉。

香蕉面面观

【出产地】原产于亚洲东南部，我国海南、台湾、广东等省多有栽培。
【所属科属】属芭蕉科植物。
【成熟周期】第一次种植收获果实需要10～15个月，之后可以连收。
【种植时间】春季种植在2月中下旬；秋季种植在9月份中下旬。
【食用部分】果实。
【药用部分】香蕉皮：治疗皮肤瘙痒。花：治胃痛。叶：消炎止痛。汁：治烫伤。香蕉根：清热凉血，解毒。

全家人的蔬果养生手册 ⑨

中医课堂

选用普通常见的材料，搭配中医小配方，可以轻松治疗生活中的疾病。

知识扩展

对蔬果进行拓展性的知识补充，既有古代名医对其医药功效、产地、形态等的记载，也有储存方法、生长周期等内容介绍，使读者对其有更全面的了解。

饮食宜忌

对蔬果的适宜人群、与其他食材搭配时应注意的事宜进行简单介绍，方便读者更安全、更健康的食用。

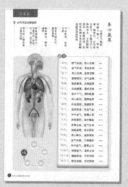

速查表展示

使用不同于正文编排的分类方法对蔬果进行新的归类，读者可以根据自身情况选择具体有益于某一脏器的蔬果，罗列清晰，方便查询。

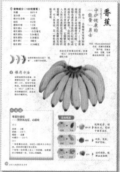

均衡营养、补充体力的12大蔬果

在配页里，我们选择了均衡营养、补充体力的12大蔬果，对它们进行更为细致和全面的介绍，再配以鲜亮的图片，使读者在阅读的同时获得视觉上的享受。

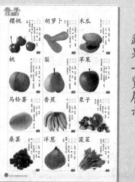

蔬果一览展示

在每一章的最后，我们都会对本章所介绍的蔬果进行系统的整理和总体介绍，使整章内容一目了然，根据所标注的页码即可迅速找到更加详细的介绍，方便快捷。

养心蔬果

心脏位于胸腔，居肺下膈上，脊柱前，胸骨后，心尖在左乳下。它相当于人体的君主，主管精神意识、思维活动，有统率协调全身各脏腑功能活动的作用。

心气不足主要症状

- □ 气血瘀滞，血液亏虚
- □ 面色灰暗无华，唇色青紫
- □ 胸前憋闷，偶有痛感
- □ 脉象微弱无力，节律不均（有结、代、促、涩之感）
- □ 易引发心脑血管方面的问题

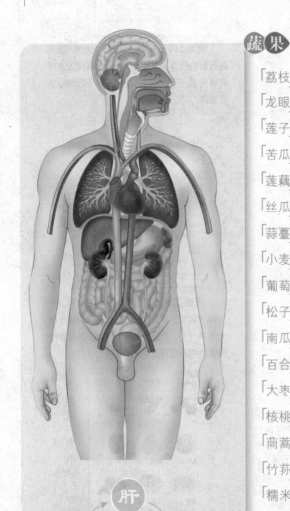

蔬果

「荔枝」	理气补血，养心安神 …	(P66)
「龙眼」	益气补血，养血安神 …	(P68)
「莲子」	养心安神，益肾涩精 …	(P78)
「苦瓜」	解毒明目，补气益精 …	(P84)
「莲藕」	散瘀解渴，改善肠胃 …	(P86)
「丝瓜」	凉血解毒，通经活络 …	(P90)
「蒜薹」	温中下气，调和脏腑 …	(P100)
「小麦」	养心除烦，健脾益肾 …	(P108)
「葡萄」	补血美肤，强健筋骨 …	(P120)
「松子」	滋阴养液，补益气血 …	(P140)
「南瓜」	补中益气，降糖止渴 …	(P150)
「百合」	养阴清热，滋补精血 …	(P152)
「大枣」	养胃止咳，益气生津 …	(P176)
「核桃」	润肠通便，延迟衰老 …	(P182)
「茼蒿」	养心降压，温肺清痰 …	(P196)
「竹荪」	益气补脑，宁神健体 …	(P204)
「糯米」	补中益气，暖胃止泻 …	(P218)
「哈密瓜」	利便益气，清热止咳 …	(P132)
「金针菜」	健脑养血，平肝利尿 …	(P146)
「葵花子」	降低血脂，安定情绪 …	(P184)

养肝蔬果

肝位于腹部膈膜右下，左右分叶，颜色紫红。肝负责对人体全身之气的疏通、生发与宣泄，人体的经络、气血、津液、营卫之气无不依赖于全身气机的升降沉浮来运作疏导。

➲ 肝气瘀滞主要症状

- □ 胸闷腹胀
- □ 血瘀，肿块，痛经，月经失调
- □ 水停，水肿，痰饮
- □ 抑郁寡欢，多愁善感
- □ 烦躁易怒，失眠多梦

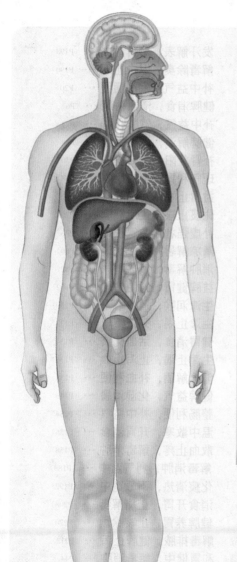

蔬果

「茭白」	解毒利便，健壮机体	…（P34）
「菠菜」	补血润肠，滋阴平肝	…（P36）
「油菜」	活血化瘀，宽肠通便	…（P42）
「香菇」	补肝益肾，益智安神	…（P46）
「燕麦」	益肝和胃，护肤美容	…（P52）
「苋菜」	清肝明目，凉血解毒	…（P92）
「冬瓜」	利水消炎，除烦止渴	…（P88）
「生菜」	清热爽神，清肝利胆	…（P94）
「芝麻」	补血明目，益肝养发	…（P166）
「芹菜」	平肝凉血，利水消肿	…（P186）
「番茄」	健胃消食，凉血平肝	…（P194）
「黍米」	除热止泻，益气补中	…（P222）
「空心菜」	解毒利尿，降脂减肥	…（P96）
「胡萝卜」	益肝明目，利膈宽肠	…（P32）
「金针菇」	补肝益肠，益智防癌	…（P48）

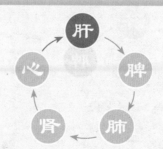

脾位于腹腔，膈膜下，在胃的背侧，呈现紫红色，与胃互为表里脏腑，彼此相连。脾胃是人体的后天之本，生成并输送水谷精气到全身各处，为全身各脏器供应营养。

▶ 脾胃失常主要症状

- □ 腹胀便溏，食欲不振，精神委靡，气血不足
- □ 指甲、舌、唇、面淡白，血虚，头晕眼花
- □ 皮下出血、便血、尿血
- □ 脾胃虚弱，肌肉消瘦，四肢乏力

肝　脾
心　　肺
肾

蔬果

蔬果	功效	页码
葱	发汗解表，解毒散凝	…〈P198〉
姜	解毒除臭，温中止呕	…〈P190〉
桃	补中益气，润肠通便	…〈P20〉
木瓜	健脾消食，清热祛风	…〈P6〉
樱桃	补中益气，健脾和胃	…〈P14〉
菠萝	健脾解渴，消肿祛湿	…〈P18〉
韭菜	补肾壮阳，健胃益肝	…〈P30〉
洋葱	理气和胃，发散风寒	…〈P38〉
杧果	益胃止呕，解渴利尿	…〈P62〉
柠檬	化痰止咳，生津健脾	…〈P70〉
椰子	补虚强壮，益气祛风	…〈P76〉
豌豆	清凉解暑，利尿止泻	…〈P80〉
黄瓜	消肿解毒，清热利尿	…〈P82〉
蚕豆	益脾健胃，通便消肿	…〈P102〉
李子	生津润喉，清热解毒	…〈P130〉
橙子	生津止渴，开胃下气	…〈P122〉
山楂	健胃消食，活血化瘀	…〈P134〉
石榴	生津止渴，止泻止血	…〈P136〉
柚子	健脾解酒，补血利便	…〈P138〉
扁豆	健脾益气，化湿消暑	…〈P148〉
芋头	整肠利便，补中益气	…〈P154〉
青椒	温中散寒，开胃消食	…〈P156〉
茄子	散血止疼，解毒消肿	…〈P158〉
芥菜	解毒消肿，利气温中	…〈P188〉
萝卜	化痰清热，下气宽中	…〈P192〉
香菜	消食开胃，止痛解毒	…〈P208〉
大米	健脾养胃，止咳除烦	…〈P220〉
红小豆	解毒排脓，健脾止泻	…〈P212〉
马铃薯	和胃健中，解毒消肿	…〈P44〉
猕猴桃	健脾止泻，止渴利尿	…〈P126〉
无花果	健胃整肠，解毒消肿	…〈P128〉

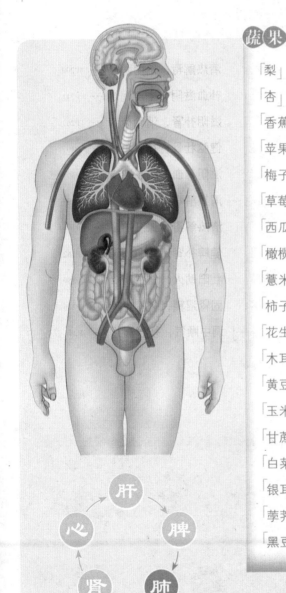

养肺蔬果

肺脏位于胸腔，居膈上，左二叶、右三叶，质地疏松，形似海绵，虚如蜂窠，得水而浮。其主要功能是吐故纳新、吸清呼浊，调节人体内气机的升降出入。

➡ 病邪犯肺主要症状

□ 胸闷，咳嗽，气喘

□ 流鼻涕，鼻塞，嗅觉失灵

□ 声低气怯，肢倦乏力，呼吸短促

□ 肺虚热者脸红、多汗、发热，而下肢寒凉

□ 肺实者可导致肺肿、气管炎、肺积水

蔬果

梨	润肺清心，消痰止咳 …	〈P12〉
杏	清热祛毒，止咳平喘 …	〈P72〉
香蕉	清热解毒，润肺止咳 …	〈P8〉
苹果	生津润肺，除烦解暑 …	〈P10〉
梅子	止咳调中，除热下痢 …	〈P16〉
草莓	润肺生津，利尿止渴 …	〈P22〉
西瓜	清热除烦，清热解暑 …	〈P64〉
橄榄	生津止渴，清热解酒 …	〈P74〉
薏米	健脾补肺，化湿抗癌 …	〈P106〉
柿子	清热润肺，健脾化痰 …	〈P124〉
花生	温肺补脾，和胃强肝 …	〈P142〉
木耳	温肺止血，补气清肠 …	〈P144〉
黄豆	解热润肺，宽中下气 …	〈P160〉
玉米	益肺宁心，健脾开胃 …	〈P164〉
甘蔗	清热生津，下气润燥 …	〈P178〉
白菜	解渴利尿，通利肠胃 …	〈P202〉
银耳	养胃和血，延年益寿 …	〈P206〉
荸荠	消渴除热，温中益气 …	〈P210〉
黑豆	温肺祛燥，补血安神 …	〈P214〉

养肾蔬果

肾为人体的先天之本，能藏精，精能生髓，滋养骨骼，故肾脏有保持人体精力充沛，强壮矫健的功能，是「作强」之官，主管智力与技巧。

➲ 肾虚主要症状

- □ 肾阳虚，身体怕冷，手脚偏凉
- □ 肾阴虚，身体怕热，腰腿酸软
- □ 女性月经少、经血色暗，甚至有血块，提早绝经
- □ 男子尿急尿频，四十岁以后性欲减退
- □ 骨弱无力，贫血眩晕，甚至小儿智力发育迟缓

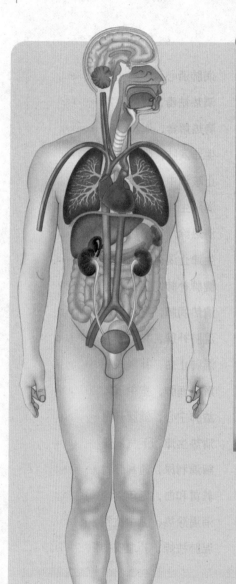

蔬果

「蒜」	清热解毒，杀菌防癌 …〈P200〉
「桑葚」	补血滋阴，生津润燥 …〈P24〉
「栗子」	滋阴补肾，消除疲劳 …〈P26〉
「菜花」	健脑壮骨，补肾填精 …〈P40〉
「小米」	滋阴养血，除热解毒 …〈P50〉
「蕨菜」	清热解毒，止血降压 …〈P98〉
「绿豆」	清热解毒，保肝护肾 …〈P104〉
「豇豆」	健脾补肾，散血消肿 …〈P162〉
「榴莲」	壮阳助火，杀虫止痒 …〈P180〉
「芡实」	固肾涩精，补脾止泻 …〈P216〉
「开心果」	调中顺气，补益肺肾 …〈P28〉

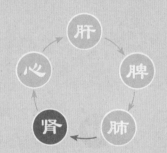

肝　脾　肺　肾　心

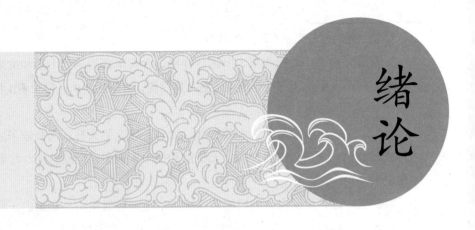

绪论

揭示食物营养密码，打开健康养生之门

蔬菜——人体必需的营养来源

人体需要的许多营养都来自所食用的蔬菜。蔬菜中所含的物质主要是水分，占70%～90%，还有少量的蛋白质、糖类、脂肪、维生素、无机盐及纤维素等，对人体的生理活动有着重要的作用。日常生活中，成年人每天需要摄入200～500克蔬菜才能满足身体的需要。

蔬菜所含的维生素主要为叶酸、胡萝卜素以及B族维生素等。维生素C、胡萝卜素及叶酸在黄、红、绿等深色叶菜中含量较高，而绿叶蔬菜则含有较多的钙、磷、钾、镁及微量元素铁、铜、锰等，且所含的钙、磷、铁易被人体吸收，因而成为身体所需微量元素的重要来源。

蔬菜主要分为茎叶类、瓜菜类、花蕊果实类、根茎类及菌类五种，不同种类的蔬菜所含的主要营养物质有所差别。

茎叶类：此类蔬菜是无机盐和维生素的重要来源。尤以绿色叶菜为代表，如油菜、白菜、韭菜等，含有较多的胡萝卜素、维生素C，并含有一定量的维生素B_2。

瓜菜类：此类蔬菜的营养价值相对来说较低，由于大部分在夏、秋季节上市，在绿叶菜较少的季节，成为

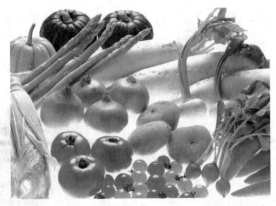

人体获得无机盐与维生素的重要来源。

花蕊果实类：此类蔬菜大多颜色鲜艳，含有丰富的胡萝卜素和维生素，矿物质含量也较多。豆角、豌豆等蔬菜还富含蛋白质，且维生素B_1、维生素B_2和尼克酸的含量也高于其他蔬菜。

根茎类：此类蔬菜又可作为粮食，如马铃薯、芋头等，含有较多淀粉，可为身体提供热量。其所含的蛋白质、无机盐和维生素很少，但胡萝卜、红薯却含有丰富的胡萝卜素。

菌类：这类蔬菜含有独特的营养物质，是一种低脂肪、高蛋白，富含维生素和矿物质，并具有消炎、防癌功效的食疗佳品，并且大多数菌类蔬菜都含有维生素D、维生素B_{12}和一些微量元素。

水果——不可或缺的营养补充源

水果主要分为鲜果和干果两类。鲜果富含维生素，其中维生素C的含量尤为突出，同时还含有较多的无机盐和矿物质，如钙、铁、锌、钾等元素，但所含的蛋白质较少。干果营养十分丰富，所含的脂肪绝大部分为不饱和脂肪酸，是人体必需脂肪酸的优质来源。此外，干果还含有丰富的蛋白质、碳水化合物及膳食纤维，尤其富含矿物质和维生素，其中钾、钠、钙、镁、铁、锌、B族维生素、维生素E、叶酸的含量都较多。

水果中所含的多种营养物质，对人体的生理功能都起着重要的作用。

维生素A：具有增强免疫力、促进肌肤细胞再生的作用，可以保持皮肤的弹性，减少皱纹，预防和治疗青春痘，并可保护眼睛，预防近视和夜盲症。富含维生素A的水果：橄榄、西瓜、橘子、桃等。

维生素C：可以增强身体抵抗力，预防感冒，消除疲劳，并可降低血液中胆固醇的含量，预防静脉血管中血栓的形成，还可以促进新陈代谢，保持皮肤亮白。富含维生素C的水果：猕猴桃、柠檬、木瓜、草莓、荔枝、柚子等。

维生素E：可以促进血液循环，降低胆固醇，防治血管硬化及血栓，预防早产及流产。富含维生素E的水果：草莓、李子、葡萄等。

钙：具有滋阴补肾、壮骨强筋、抗疲劳等功效，可以强健骨骼和牙齿，强化神经

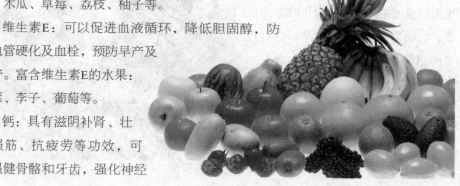

统，防治失眠和骨质疏松等病症。富含钙的水果：山楂、橄榄、红枣等。

铁：可以促进人体发育、抗疲劳，并能预防和改善缺铁性贫血，改善肤色，使皮肤变得红润有光泽。富含铁的水果：樱桃、红枣、龙眼、桑葚等。

锌：水果中的锌可降低胆固醇，加速创口愈合，能有效改善食欲不振、动脉硬化等症状。富含锌的水果：菠萝等。

钾：具有降低血压、促进身体新陈代谢的作用，能够提高血液输送氧气的能力，可预防失眠、高血压等症。富含钾的水果：香蕉、大枣、猕猴桃、梅子等。

糖：大多为葡萄糖和果糖等单糖，易被人体吸收利用，是水果甜味的主要来源。含糖较多的水果：大枣、葡萄、山楂、苹果、梨等。

蛋白质：是形成细胞和血液的主要成分，为人体提供热量，是人体所需的重要营养成分。含蛋白质较多的水果：樱桃、香蕉、大枣等。

脂肪：具有增强体力、保持体温的作用，而且还可润肠通便。水果中所含的脂肪大多由不饱和脂肪酸组成，易被吸收，营养价值较高。含脂肪较多的水果：香蕉、菠萝、樱桃、李子、大枣、山楂等。

谷物——营养摄取的基础食材

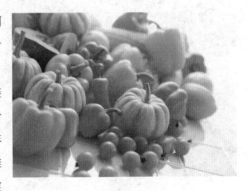

谷类是我国人民的传统主食，在人们的饮食中占有举足轻重的地位。谷类所含的营养物质主要是碳水化合物和蛋白质，其中碳水化合物的主要成分是淀粉。谷类食物是含糖类最多的食物，因此成为供给人体热能最主要的来源。谷类还含有丰富的B族维生素和一定量的膳食纤维及维生素E，脂肪含量较少。谷类中所含的淀粉、糖的结构简单，能够被人体快速氧化分解，因此可在短时间内为身体提供大量热量，并且糖与淀粉被氧化分解后，形成二氧化碳和水，可直接排出体外，因此谷类作为人体热能的来源是非常适合的。

豆类的主要营养成分是优质蛋白，可为人体提供所必需的全部蛋白质，保证人体正常的蛋白质需要，同时促进人的生长发育。豆类食物还含有以不饱和脂肪酸为主的脂肪酸，具有降低血液中低密度脂蛋白及胆固醇的作用，可以预防心脑血管疾病。此外，豆类还含有丰富的维生素E、维生素C、B族维生素、膳食纤维以及钠、钾等多种矿物质。不同于其他食物的是，豆类中还含有大豆异黄酮，这种物质有预防骨质疏松症和软化血管的作用，非常适合老年人食用。

第一章·春季篇

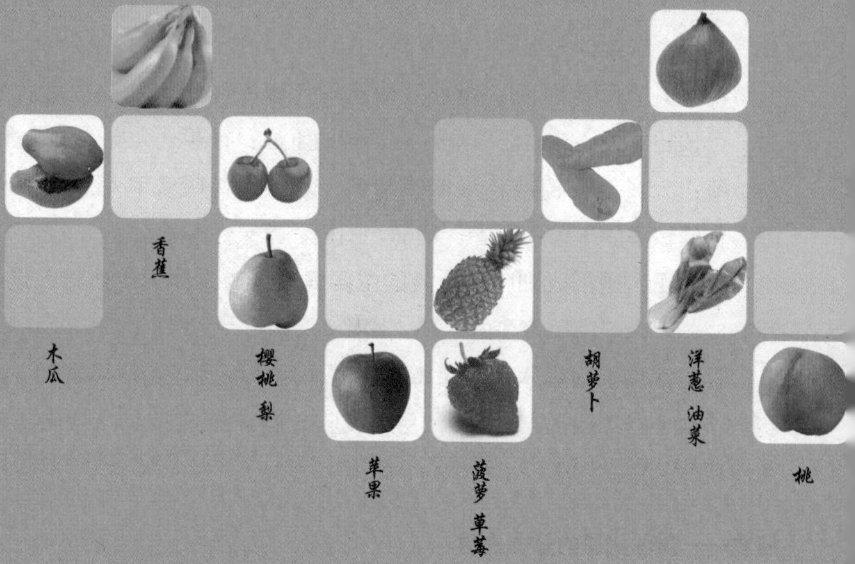

香蕉

木瓜

樱桃 梨

苹果

菠萝 草莓

胡萝卜

洋葱 油菜

桃

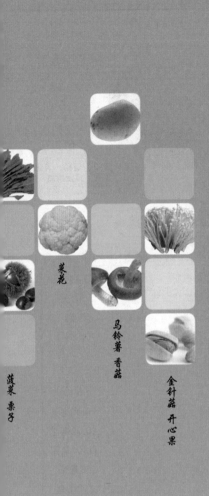

葵花

马铃薯 香菇

金针菇 开心果

菠菜 栗子

『因人、因时、因地』是中医的治疗原则，意思是『无论治疗已病还是未病，都要根据人、季节及水土』的变化而变化。同样的，对于食物养生来说，中医的这一治疗原则也是其应遵循的。

万物复苏的春季，身体阳气上升，身心功能被激活。但阳气过于升发，也就是自律神经若过于活跃，易引发身心不适，通过具有理气养血作用的食物，恢复『肝』的正常功能，是春季食物养生的基础。

此外，春季食物养生中应注意预防感冒，因为早春时气候仍然寒冷，人体会消耗过多热量，抵抗力也会因此下降，所以春季应摄取富含维生素和矿物质的食物，以增强人体的抗病毒能力。

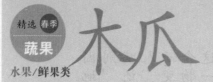

精选 春季
蔬果

木瓜

水果/鲜果类

木瓜果肉厚实、味道甜美、香气浓郁、营养丰富，有"百益之果""水果之皇""万寿瓜"的美称，是岭南四大名果之一。

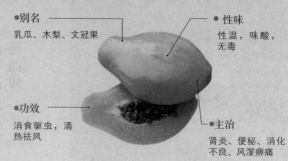

- **别名**
乳瓜、木梨、文冠果

- **性味**
性温，味酸，无毒

- **功效**
消食驱虫，清热祛风

- **主治**
肾炎、便秘、消化不良、风湿痹痛

春季水果 春季菜谷 夏季水果 夏季菜谷 秋季水果 秋季菜谷 冬季水果 冬季菜谷

⊕ 疗效特征

(健脾润肺) 木瓜具有很高的食疗价值，它所特有的木瓜酵素，能够帮助消化蛋白质，促进人体对食物的消化和吸收，从而起到健脾消食、清心润肺的功效。

(杀虫抗痨) 木瓜中所含的木瓜碱和木瓜蛋白酶具有抗结核杆菌及寄生虫的作用，因此它对于杀虫抗痨有很好的作用，除此之外木瓜碱还具有抗淋巴细胞白血病和缓解痉挛疼痛的功用。

(增强抵抗力) 木瓜中含有大量的水分、碳水化合物、蛋白质、脂肪、维生素以及多种人体所必需的氨基酸，能够充分补充人体的养分，增强身体抵抗疾病的能力。

(其他疗效) 木瓜中还含有凝乳酶，具有通乳的作用。木瓜也可防治肾炎、便秘，能促进人体的新陈代谢和抗衰老，同时还有护肤养颜的功效。番木瓜碱对中枢神经有麻痹作用，对淋巴细胞白血病具有抗癌活性的作用，同时还有抗氧化的功能。

🥄 选购小窍门

选购木瓜，应挑选果实长椭圆形，颜色绿中带黄，果皮光滑洁净，果蒂新鲜，气味香甜，有重量感的。

🍚 营养档案

100克木瓜中含有

人体必需营养素	蛋白质	0.4克
	碳水化合物	7.0克
	脂肪	0.1克
	膳食纤维	0.8克
维生素	A	145微克
	B₁	0.02毫克
	B₂	0.02毫克
	B₆	0.01毫克
	C	43毫克
	E	0.3毫克
	生物素	38微克
	胡萝卜素	870微克
	叶酸	44微克
	泛酸	0.42毫克
	尼克酸	0.3毫克
矿物质	钙	17毫克
	铁	0.2毫克
	磷	12毫克
	钾	18毫克
	钠	28毫克
	镁	9毫克
	锌	0.25毫克
	硒	1.8微克
	铜	0.03毫克

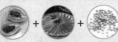 木瓜煲羊肉

木瓜 + 羊肉 + 胡椒 ▶ **强健筋骨+活血通络**

● 材料

【材料】木瓜30克、伸筋草15克、羊肉250克。
【调料】盐5克、味精2克、胡椒粉3克。

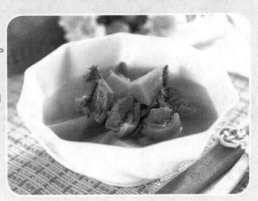

● 做法

① 先将木瓜、伸筋草清洗干净；
② 加水将上述二者与羊肉共煮；
③ 羊肉烂熟后，加食盐、味精、胡椒粉调味即可。

中医课堂

‹ 主治 ›	‹ 材料 ›	‹ 用法 ›
咳嗽	鲜木瓜 1个	▶ 去皮后蒸熟，加蜜糖食用。
缺乳	木瓜 25克 + 猪蹄1只	▶ 二者熬汤饮用，每日1次，连用3天。
小腿抽筋，脚气水肿	木瓜 30克 +  粳米100克	▶ 加清水熬粥，加红糖即食。
银屑病	木瓜 100克 + 蜂蜜 30毫升 + 生姜 2克	▶ 加水煮沸，再文火炖煮，吃瓜喝汤。

✗ 饮食宜忌

 古代名医论

宜
- ✓ 一般人群均可食用；
- ✓ 适宜慢性萎缩性胃炎、消化不良、肥胖患者；
- ✓ 适宜风湿筋骨痛、跌打扭挫伤患者；
- ✓ 适宜缺奶的产妇。

忌
- ✗ 孕妇和过敏体质的人应慎食；
- ✗ 不宜和海螺、虾搭配食用，否则会引起腹痛、头晕或食物中毒。

李时珍说：木瓜可种植，可嫁接，也可以压枝。它的叶子光而厚，果实像小瓜而有鼻。水分多味不木的是木瓜。比木瓜小而圆，味木而涩的是木桃。像木瓜而无鼻，比木桃大，味涩的是木李，也叫木梨。木瓜的鼻是花脱处，并不是脐蒂。木瓜性脆，可蜜渍为果脯。将木瓜去籽蒸烂，捣成泥加蜜与姜煎煮，冬天饮用尤其好。木桃、木李质坚，可与蜜同煎或制成糕点食用。

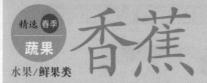

精选 春季
蔬果

香蕉

水果/鲜果类

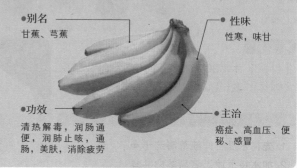

※ 香蕉原产于东南亚热带地区，是一种营养十分丰富的热带水果。香蕉含有助消化的糖类、柠檬酸、蛋白质、维生素B2、钾以及丰富的食物纤维。

● 别名
甘蕉、芎蕉

● 功效
清热解毒，润肠通便，润肺止咳，通肠，美肤，消除疲劳

● 性味
性寒，味甘

● 主治
癌症、高血压、便秘、感冒

疗效特征

○ 消除疲劳 香蕉中所含的维生素B2与柠檬酸具有互补的效果，它们能分解形成疲劳因子的乳酸和丙酮酸，从而防止或消除身体疲劳。正是由于香蕉含有以上两种营养成分，才成为运动员经常食用的补充能量的来源。

○ 治疗水肿 据研究，香蕉还含有大量的钾元素。钾能排出体内多余的盐分，而且具有利尿作用，有助于水分的新陈代谢，因此可以治疗水肿。

○ 润肠通便 香蕉的水溶性食物纤维中含有果胶质与欧力多寡糖，有润肠通便、整肠的作用。并且欧力多寡糖还能增加肠内乳酸杆菌的数量，促使肠胃蠕动，从而可有效改善便秘的症状。

○ 抑菌降压 香蕉果肉有降压作用，适合高血压者食用，而且大便干结患者、痔疮出血者也很适宜食用。果皮含蕉皮素成分，能抑制细菌、真菌的滋生。

选购小窍门

选购香蕉时，首先要看颜色，如果表皮颜色鲜黄光亮，两端带青，表示成熟度较好；若果皮全青，则比较生；果皮变黑的，则过于熟。其次，用手轻轻捏一下，有些硬的就比较生，太软则过熟。

营养档案

100克香蕉中含有

人体必需营养素	蛋白质	1.4克
	碳水化合物	22克
	脂肪	0.2克
	膳食纤维	1.2克
维生素	A	10微克
	B1	0.02毫克
	B2	0.04毫克
	B6	0.38毫克
	C	8毫克
	E	0.24毫克
	生物素	76微克
	胡萝卜素	60微克
	叶酸	26微克
	泛酸	0.7毫克
	尼克酸	0.7毫克
矿物质	钙	7毫克
	铁	0.4毫克
	磷	28毫克
	钾	256毫克
	钠	0.8毫克
	镁	43毫克
	锌	0.18毫克
	硒	0.87微克
	铜	0.14毫克

春季水果 春季菜谷 夏季水果 夏季菜谷 秋季水果 秋季菜谷 冬季水果 冬季菜谷

养生厨房

香蕉哈密瓜奶 🍴

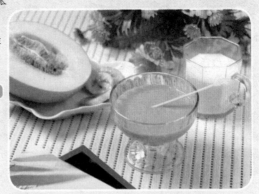

香蕉 ＋ 哈密瓜 ▶ **抑制盐分摄入＋降血压**

◉ **材料**

【材料】 香蕉2根、哈密瓜150克、脱脂鲜奶200毫升。

◉ **做法**

① 将香蕉去掉外皮，切成大小适当的块；

② 将哈密瓜洗干净，去掉外皮，去掉瓤，切成小块，备用；

③ 将所有材料放入果汁机内搅打2分钟即可。

中医课堂

‹ 主治 ›	‹ 材料 ›	‹ 用法 ›
○ 皮肤皲裂	香蕉皮 1根 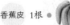	▶ 用香蕉皮内面擦拭皲裂处。
○ 痔疮	香蕉 2根	▶ 连皮炖熟后食用，每天1次。
○ 高血压	香蕉梗 400克 ＋ 红枣15克	▶ 加水浓煎，每日分3次服用。
○ 慢性咽炎	香蕉 2根 ＋  百合 2克 ＋ 冰糖 适量	▶ 加水炖20分钟，饮汤吃香蕉。

✕ 饮食宜忌

宜
- ✓ 一般人群均可食用；
- ✓ 适合高血压、冠心病、动脉硬化患者；
- ✓ 适合口干烦躁、咽干喉痛、痔疮患者；
- ✓ 适合大便干燥、上消化道溃疡患者；
- ✓ 适合醉酒者食用。

忌
- ✕ 糖尿病患者，以及脾胃虚寒、便溏腹泻的人不宜多食；
- ✕ 急慢性肾炎及肾功能不全者忌食；
- ✕ 不可空腹吃香蕉，否则会对心血管产生抑制作用；
- ✕ 没熟透的香蕉会加重便秘，也不能吃。

香蕉面面观

【出产地】原产于亚洲东南部，我国海南、台湾、广东等省多有栽培。

【所属科系】属芭蕉科植物。

【成熟周期】第一次种植收获果实需要10~15个月，之后可以连收。

【种植时间】春季种植在2月中下旬；秋季种植在9月中下旬。

【食用部分】果实。

【药用部分】香蕉皮：治皮肤瘙痒。花：治胃痛。叶：消炎止痛。汁：治烫伤。香蕉根：清热凉血，解毒。

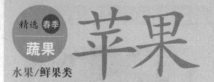

精选 春季
蔬果

水果/鲜果类

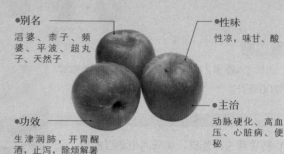

● 别名

滔婆、柰子、频婆、平波、超丸子、天然子

● 性味

性凉，味甘、酸

● 功效

生津润肺，开胃醒酒，止泻，除烦解暑

● 主治

动脉硬化、高血压、心脏病、便秘

※ 苹果原产于欧洲、中亚以及我国新疆西部一带，其营养丰富，备受人们喜爱，欧洲有句谚语说："一天一个苹果，就可远离医生。"

疗效特征

○ 整肠通便 苹果含有丰富的具有整肠作用的水溶性食物纤维果胶原，有助于肠胃蠕动，消除有害的肠内菌，也可防治便秘。另外果胶原在苹果果皮中的含量多于果肉部分，因此食用苹果时尽可能连同外皮一起吃。

○ 消除疲劳 苹果的酸味来源于其所含的苹果酸、柠檬酸、酒石酸等有机酸，它们与为身体提供能量的果糖及葡萄糖互相合作，可消除疲劳，稳定精神。

○ 生津润肺 苹果含的钾元素能促进钠盐的排出，具有利尿作用。据研究，在空气污染的环境中，多吃苹果可改善呼吸系统和肺功能，保护肺部免受污染和烟尘的侵害。

○ 降胆固醇 苹果中的果酸、纤维素有吸附胆固醇，并使之随粪便排出体外的功能，从而降低血液中胆固醇含量，不使胆固醇沉淀在胆汁中变成胆结石，并减轻污染造成的慢性中毒。

选购小窍门

挑选苹果时，应选择果肉硬脆、无疤痕，且外皮颜色不浑浊、具鲜艳色彩的。

营养档案

100克苹果中含有

人体必需营养素		
	蛋白质	0.2克
	碳水化合物	13.5克
	脂肪	0.2克
	膳食纤维	1.2克
维生素	A	3微克
	B₁	0.06毫克
	B₂	0.02毫克
	B₆	0.06毫克
	C	4毫克
	E	2.12毫克
	生物素	66微克
	胡萝卜素	20微克
	叶酸	5微克
	泛酸	0.09毫克
	尼克酸	0.2毫克
矿物质	钙	4毫克
	铁	0.6毫克
	磷	12毫克
	钾	119毫克
	钠	1.6毫克
	镁	4毫克
	锌	0.19毫克
	硒	0.12微克
	铜	0.06毫克

春季水果　春季菜谷　夏季水果　夏季菜谷　秋季水果　秋季菜谷　冬季水果　冬季菜谷

养生厨房

苹果西芹芦笋汁

 苹果 + 西芹 + 苦瓜 + 芦笋 ▶ **瘦身美容+辅助治疗肿瘤疾患**

材料

【材料】苹果1个、西芹50克、青椒半个、苦瓜半个、芦笋50克、凉开水100毫升。

做法

① 将苹果去皮、去核、切块；西芹、青椒、苦瓜、芦笋洗净后切块；
② 所有材料都放入榨汁机榨成汁即可。

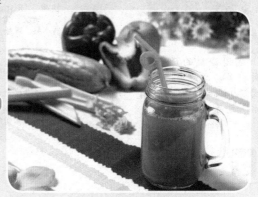

 中医课堂

〈主治〉	〈材料〉		〈用法〉
高血压	苹果	若干	▶ 去皮、核，榨汁，每次100克。
反胃	苹果	300克	▶ 削皮去核，加水煮汤服。
口腔溃疡	苹果	2～3个	▶ 加水煮熟，连皮带水一起吃。
大便干结	苹果	1～2个	▶ 早晚空腹时吃苹果，连皮食用。

 饮食宜忌

宜
- ✓ 一般人群均可食用；
- ✓ 适宜慢性胃炎、消化不良、气滞不通者食用；
- ✓ 适宜便秘、慢性腹泻、高血压、高脂血、贫血患者食用；
- ✓ 肥胖、维生素缺乏者可经常食用。

忌
- ✗ 苹果富含钾盐，冠心病、心肌梗死、肾病患者慎食；
- ✗ 苹果富含糖类，糖尿病患者不宜多吃；
- ✗ 不宜与海鲜同食，易引起腹痛、恶心、呕吐。

 苹果面面观

【出产地】原产自我国新疆西部以及欧洲和中亚地区。
【所属科系】属蔷薇科植物的果实。
【成熟周期】果树种植后两三年便可以结果实。
【食用部分】果肉。
【药用部分】果皮：治反胃吐酸、痢疾、妊娠呕吐、肝硬化腹水，有降逆止呕、消痰的功效。叶：治产后血晕、月经不调、发烧、风湿肿痛、关节炎、疔、疮、疖。

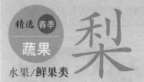

精选 春季
蔬果
水果/鲜果类

梨

❀我国是梨的原产地之一，其品种较多。梨鲜嫩多汁，酸甜适口，因其90%都是水，故有"天然矿泉水"之称。

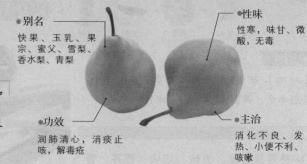

● 别名
快果、玉乳、果宗、蜜父、雪梨、香水梨、青梨

● 功效
润肺清心，消痰止咳，解毒疮

● 性味
性寒，味甘、微酸，无毒

● 主治
消化不良、发热、小便不利、咳嗽

＋ 疗效特征 ●

○ 促进消化　梨含有能促进蛋白质消化的酶，因此可以帮助消化肉类，饭后吃梨可促进胃酸分泌，助消化，增进食欲。人们也经常在食用肉类菜肴后把梨当作甜点。

○ 生津止渴　梨是一种可以生津止渴、解热的水果。它的甜味来源于所含有的果糖、葡萄糖和蔗糖，并且它的酸味较少。恰到好处的甜味及丰富的果汁，使其特别适宜因患感冒或扁桃腺炎而喉咙疼痛的人食用。

○ 清热镇静　梨可以有效缓解中毒和宿醉，而且其性凉，能清热镇静，常食可降低血压，改善头晕目眩的症状。梨含有天冬氨酸，这种物质能提升身体对疲劳的抵抗力，是增强体力的有效成分。

○ 消痰止咳　梨含有糖苷、鞣酸等成分，很适合肺结核者食用。梨炖冰糖可滋阴润肺、消热，治咳喘需常服。肺热久咳者可用生梨加蜂蜜熬制成梨膏糖服用。

🍲 选购小窍门

选购梨时，首先要看皮色，皮细薄，没有虫蛀、破皮、疤痕和变色的，质量比较好；其次，应选择形状饱满，大小适中，没有畸形和损伤的梨；第三，看肉质，肉质细嫩、脆，果核较小，口感比较好。

● ○ ○ ○ ○

🥣 营养档案 ●

100克梨中含有		
人体必需营养素	蛋白质	0.4克
	碳水化合物	13.3克
	脂肪	0.2克
	膳食纤维	3.1克
维生素	A	6微克
	B₁	0.03毫克
	B₂	0.06毫克
	B₆	0.03毫克
	C	6毫克
	E	1.34毫克
	胡萝卜素	33微克
	叶酸	5微克
	泛酸	0.09毫克
	尼克酸	0.3毫克
	生物素	57微克
矿物质	钙	3毫克
	铁	0.5毫克
	磷	14毫克
	钾	92毫克
	钠	2.1毫克
	镁	8毫克
	锌	0.46毫克
	硒	1.14微克
	铜	0.62毫克

春季水果　春季菜谷　夏季水果　夏季菜谷　秋季水果　秋季菜谷　冬季水果　冬季菜谷

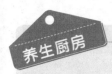
养生厨房

○ 川贝梨子饮

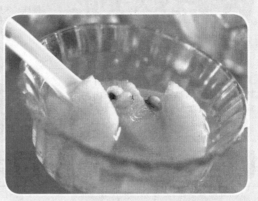

梨 ＋ 川贝 ▶ 止咳＋平喘＋清热

● 材料

【材料】川贝10克、梨子1个、冰糖适量。

● 做法

① 将川贝冲洗净，梨子去皮、核，切成块；
② 川贝、梨子下入锅中，加适量的水和冰糖，煮开后再煲10分钟即可。

 中医课堂

‹主治›	‹材料›		‹用法›
恶心反胃	梨 1个 ＋ 丁香15克		▶ 去核纳入丁香，煨熟去丁香食梨。
咳嗽痰多	梨 1个 ＋ 川贝粉3克		▶ 去核纳入川贝粉，炖熟吃梨饮汤。
喉咙干痛	梨 1个 ＋ 蜂蜜60克		▶ 洗净连皮切碎，加蜂蜜炖煮。
久痢	梨皮 适量 ＋ 石榴皮适量		▶ 二者取适量煎服。

 饮食宜忌

 古代名医论

宜
- ✓ 一般人群都可食用；
- ✓ 适合咳嗽、咽喉发痒干疼患者食用；
- ✓ 适合慢性支气管炎、肺结核、肝炎患者食用；
- ✓ 适合高血压、心脏病、肝硬化患者食用；
- ✓ 适合饮酒后或宿醉未醒者食用。

忌
- ✗ 患有慢性肠炎、胃寒病的人应忌食生梨；
- ✗ 糖尿病患者忌食。

　　李时珍说：梨树高二三丈，叶尖光腻有细齿，二月开白花像雪，花为六瓣。梨有青、黄、红、紫四种颜色。乳梨即雪梨，鹅梨即绵梨，消梨即香水梨。这几种梨都是上品，可以治病。其他如青皮、早谷、半斤、沙糜等梨，都粗涩不堪，只可蒸煮及切后烘制成脯。还有一种醋梨，用水煮熟后，则甜美不损人。

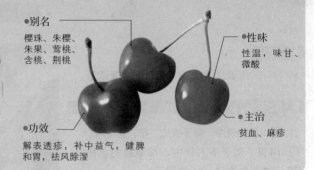

樱桃

• 别名
樱珠、朱樱、朱果、莺桃、含桃、荆桃

• 性味
性温，味甘、微酸

❀ 樱桃因外形美丽、味道酸甜可口，且营养丰富，一直受到人们的青睐。樱桃的成熟期早于其他水果，因而有"百果第一枝"的美誉。

• 功效
解表透疹，补中益气，健脾和胃，祛风除湿

• 主治
贫血、麻疹

营养档案

100克樱桃中含有

人体必需营养素	蛋白质	1.1克
	碳水化合物	10.2克
	脂肪	0.2克
	膳食纤维	0.3克
维生素	A	35微克
	B_1	0.02毫克
	B_2	0.02毫克
	B_6	0.02毫克
	C	10毫克
	E	2.22毫克
	生物素	62微克
	P	230微克
	胡萝卜素	210微克
	叶酸	38微克
	泛酸	0.2毫克
	尼克酸	0.6毫克
矿物质	钙	11毫克
	铁	0.4毫克
	磷	27毫克
	钾	232毫克
	钠	8毫克
	镁	12毫克
	锌	0.23毫克
	硒	0.21微克
	铜	0.1毫克

疗效特征

○补益大脑 樱桃含有丰富的铁元素，含铁量居各种水果之首。因此常食樱桃可补充铁元素，防治缺铁性贫血，并且还能增强体质，补益大脑。

○祛湿止痛 樱桃具有补中益气、健脾和胃、祛风湿的功效，因此食用樱桃可辅助治疗食欲不振、消化不良，也可适当抑制痛风引起的疼痛及关节炎，并使炎症消退。

○预防贫血 樱桃不仅营养丰富，还具有很高的药用价值。每天吃20粒带有酸味的樱桃果实，可防治贫血。

○治伤杀虫 樱桃还可以用来治疗烧伤、烫伤。此外，樱桃树根有很好的驱虫、杀虫作用，能祛除体内的蛔虫、蛲虫等。

○美容养颜 樱桃含有多种营养元素，尤其是富含铁质，有促进血红蛋白再生、润肤、美容防皱等作用，经常食用樱桃可美容养颜，使皮肤变得红润、光滑、嫩白。

选购小窍门

选购樱桃，要选择果实新鲜、色泽亮丽、个大均匀的，千万不要买烂果或裂果，而且最好挑选颜色较为一致的。

饮食宜忌

| 宜 | ✓ 一般人群均可食用；
✓ 尤其适宜体质虚弱、消化不良者食用；
✓ 适宜瘫痪、风湿腰腿痛患者食用。 |
| 忌 | ✗ 溃疡症状和上火的人应慎食；
✗ 糖尿病患者忌食；
✗ 樱桃不能与石榴同食。 |

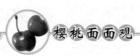 **樱桃面面观**

【出产地】主要产自北半球地区。
【所属科系】属蔷薇科果树。
【种植时间】秋季。
【成熟周期】花期3~4月，果期5月。
【食用部分】果实。
【药用部分】果汁：治各种疹子发不透。果核：治疝气痛、麻疹。种仁：治出疹不透、便秘，并有利尿功效。根：治肝火旺、妇女气血不和、经闭。叶：治胃寒食积、腹泻、咳嗽、吐血。枝：治胃寒脘痛、咳嗽、雀斑。

 中医课堂

‹ 主治 ›	‹ 材料 ›	‹ 用法 ›
○ 咽喉炎初起	鲜樱桃 50克	▶ 早晚各嚼1次。
○ 风湿性关节炎，偏瘫	樱桃 350克	▶ 将樱桃洗净，煎汤代茶饮。
○ 缺铁性贫血	鲜樱桃 2千克 + 白糖1千克	▶ 樱桃煮20分钟后加白糖煮沸。
○ 慢性气管炎	樱桃 适量 + 白糖适量	▶ 将樱桃洗净，蘸白糖服用。

 养生厨房

冬菇樱桃

 冬菇 + 樱桃 + 生姜 **补中益气+降压降脂+防癌抗癌**

● **材料**
【材料】冬菇80克、樱桃50枚、豌豆苗50克。
【调料】白糖、姜、酱油、淀粉、料酒、鲜汤适量。

● **做法**
① 冬菇、鲜樱桃洗净，豌豆苗洗净切段；
② 油锅烧热，放入冬菇炒熟，加入姜汁、料酒拌匀，再加酱油、白糖、精盐、鲜汤烧沸后，改为小火煨烧片刻；
③ 把豌豆苗、味精加入锅中，入味后用湿淀粉勾芡，然后淋上麻油，装盘，放上樱桃即可。

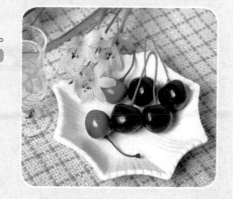

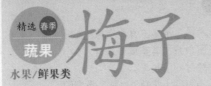

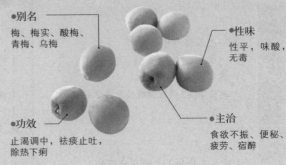

精选 春季
蔬果

水果/鲜果类

梅子

❀梅子是一种亚热带水果，原产自中国。自古以来，人们就认为梅子具有生津解渴、调气的作用，是一种宝贵的食疗佳品。

●别名
梅、梅实、酸梅、青梅、乌梅

●功效
止渴调中，祛痰止吐，除热下痢

●性味
性平，味酸，无毒

●主治
食欲不振、便秘、疲劳、宿醉

营养档案

100克梅子中含有

人体必需营养素	蛋白质	0.8克
	碳水化合物	5.7克
	脂肪	0.2克
	膳食纤维	1克
维生素	A	7微克
	B$_1$	0.01毫克
	B$_2$	0.05毫克
	B$_6$	0.05毫克
	C	9毫克
	E	0.81毫克
	生物素	19微克
	胡萝卜素	40微克
	叶酸	26微克
	泛酸	0.3毫克
	尼克酸	0.3毫克
矿物质	钙	14毫克
	铁	1毫克
	磷	8毫克
	钾	149毫克
	钠	0.7毫克
	镁	10毫克
	锌	0.14毫克
	硒	0.31微克
	铜	0.02毫克

疗效特征

○调节肠胃 梅子含有丰富的柠檬酸与苹果酸，柠檬酸能促进肠胃蠕动，增进食欲，消化蛋白质。由于梅子属酸性，因此不可生食，但加工成咸梅等食品后，却能抑制肠内的不良细菌，具有整肠的作用。

○强筋健骨 柠檬酸与钙结合后，能强化骨骼、促进铁的吸收和血液循环，而且它可避免血液中乳酸含量过高，因而也可防止肩膀酸痛、腰痛、肌肉疲劳或疼痛等症。

○保健防病 由于梅子富含维生素，因此具有预防感冒与改善宿醉的功效，另外柠檬酸能使血液循环顺畅，具有消除疲劳与减缓衰老的功效。

○抗菌 乌梅是由青梅加工熏制而成，能使胆囊收缩，促进胆汁分泌，并有抗蛋白过敏的作用。乌梅对大肠杆菌、痢疾杆菌、绿脓杆菌、伤寒杆菌、结核杆菌、霍乱弧菌等均有显著的抗菌作用，对各种皮肤真菌也有抑制作用。

选购小窍门

虽然梅子的品种及外形会因产地的不同而不同，但挑选时只需挑选大小均匀、无伤痕或斑点的即可。如果是用于浸泡梅酒的，就挑选翠绿的梅子；如果是用于浸渍咸梅的，则应选择成熟的梅子。

春季水果 春季菜谷 夏季水果 夏季菜谷 秋季水果 秋季菜谷 冬季水果 冬季菜谷

饮食宜忌

| 宜 | ✓ 一般人群均可食用；
✓ 适宜肥胖减肥者。 |
| 忌 | ✗ 胃酸过多、外感咳嗽、湿热泻痢者应忌食；
✗ 青梅果核内含有毒的氰化物，未成熟的青梅果核柔软，毒素会渗透到果肉上，因此最好不要吃生青梅。 |

 古代名医论

李时珍说：按陆机《诗义疏》所载，梅属于杏类，树、叶都有些像杏。梅叶有长尖，比其他树先开花。它的果实味酸，晒干成脯，可加到汤羹、肉羹中，也可含在嘴里吃，能香口。采半黄的梅子用烟熏制后为乌梅；青梅用盐腌后晒干，为白梅。也可将梅蜜煎，或用糖腌后制成果脯食用。取熟梅榨汁晒后成梅酱。只有乌梅、白梅可以入药。梅酱夏季可用来调水喝，能解暑渴。

 中医课堂

⟨ 主治 ⟩	⟨ 材料 ⟩	⟨ 用法 ⟩
呕吐腹泻	青梅 250克	▶ 适量白酒浸泡，每日一小杯。
鱼骨鲠喉	乌梅 10至20枚	▶ 水煎成浓液与乌梅频频含服。
消化不良	青梅 30克 + 黄酒100毫升	▶ 同蒸20分钟，分4次温服。
泻痢口干	乌梅 30克 + 麦门冬15克	▶ 加水煎汤，服用。

 养生厨房

枣芪梅子汤

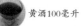 紫苏梅 + 丹参 + 黄芪 ▶ **活血化瘀+清热解毒+益气养阴**

 材料

【材料】紫苏梅5颗、黑枣5颗、丹参75克、黄芪75克、冰糖2大匙。

 做法

① 先将买来的材料分别清洗干净，沥水；黑枣不易软烂，可用温水先将其泡发；

② 然后将黑枣、丹参、黄芪与紫苏梅放入杯中，冲入热开水，盖上杯盖，约10分钟后开启；

③ 可先将冰糖溶化成冰糖水，冲入杯中。

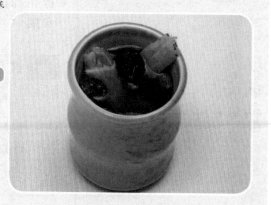

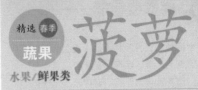

精选 春季 蔬果

菠萝

水果/鲜果类

菠萝原产于巴西，是热带和亚热带地区的著名水果。菠萝的主要成分为糖类，富含蛋白质、钙、维生素B₁、维生素C和食物纤维，最适合用作主菜的甜点。

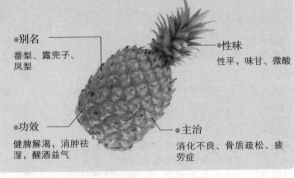

● 别名
番梨、露兜子、凤梨

● 功效
健脾解渴，消肿祛湿，醒酒益气

● 性味
性平，味甘、微酸

● 主治
消化不良、骨质疏松、疲劳症

营养档案

100克菠萝中含有

人体必需营养素	蛋白质	0.5克
	碳水化合物	10.8克
	脂肪	0.1克
	膳食纤维	1.3克
维生素	A	3微克
	B₁	0.04毫克
	B₂	0.02毫克
	B₆	0.08毫克
	C	18毫克
	生物素	51微克
	胡萝卜素	20微克
	叶酸	11微克
	泛酸	0.28毫克
	尼克酸	0.2毫克
矿物质	钙	12毫克
	铁	0.6毫克
	磷	9毫克
	钾	113毫克
	钠	0.8毫克
	镁	8毫克
	锌	0.14毫克
	硒	0.24微克
	铜	0.07毫克

疗效特征

● 促进消化 菠萝中所含的菠萝蛋白酶能软化肉类，菠萝的酸味来源于其所含的丰富的柠檬酸，因此其能促进胃液分泌，帮助消化，并促进营养吸收。但应注意的是，食用不成熟的菠萝反而会引起消化不良。

● 消肿利尿 菠萝蛋白酶能帮助蛋白质消化，具有消炎、消肿和分解肠内腐败物质的作用，因此能止泻、利尿、局部抗炎、消水肿，对于下痢或癌症等有一定的作用。

● 补充钙质 菠萝所含的维生素B₁能减缓衰老、消除疲劳。而且，菠萝还含有微量的矿物质——锰，锰能促进钙的吸收，预防骨质疏松症，还能治疗口渴及缓和不稳定的情绪。

● 缓解心脏病 菠萝所含的菠萝蛋白酶、生物苷能使血凝块消退，抑制血凝块形成，对于冠状动脉血栓引起的心脏病有缓解作用，是心脏病患者的良好食物。

选购小窍门

挑选时，应选外观饱满的菠萝，而且能散发出浓醇的香味。如果用手指压果实会稍微下陷，则表示已经成熟。

饮食宜忌

宜
- ✓ 一般人群均可食用；
- ✓ 尤其适宜消化不良、身热烦躁者；
- ✓ 适宜肾炎、高血压、支气管炎患者食用。

忌
- ✗ 患有溃疡病、肾脏病、凝血功能障碍的人忌食；
- ✗ 发热及患有湿疹疥疮的人也不宜多吃；
- ✗ 不宜与萝卜、牛奶、鸡蛋同时食用；
- ✗ 服用铁制剂时也不宜食用菠萝。

菠萝面面观

【出产地】原产自巴西。
【所属科系】属凤梨科草本植物。
【成熟周期】菠萝的花期在2~4月份，自然成熟期一般在6~8月份。
【食用部分】果肉、汁。
【药用部分】果肉：生津止渴，清热除烦，消肿利尿，健胃消食，益脾胃，防胃肠癌，解暑，解酒，助消化，降血压。果皮：利尿，止泻，治痢疾。茎：利湿，助消化，消食积，治腹泻。果汁：治热咳、支气管炎、咽喉痛。叶：抗氧化，止泻。

中医课堂

主治	材料	用法
糖尿病口渴	菠萝叶 适量	捣汁，开水送服或加红糖冲服。
肠炎腹泻	菠萝叶 30克	水煎后服用，每日2次。
中暑晕厥	鲜菠萝 1个	去皮，捣成浆状，饮服。
支气管炎	菠萝肉 120克 + 蜂蜜30克	水煎后服用，每日2次。

养生厨房

菠萝芹菜蜜汁

菠萝 + 柠檬 + 芹菜 + 蜂蜜

通便＋利尿＋消肿

材料
【材料】菠萝150克、柠檬1个、芹菜100克、蜂蜜15克、凉开水60毫升、冰块70克。

做法
① 菠萝去皮，切块；柠檬洗净，对切后取1/2榨汁；芹菜去叶，洗净，切小段；
② 把冰块及其他材料放入果汁机内，以高速搅打40秒即可。

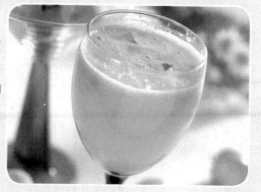

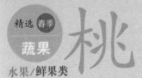

精选 春季
蔬果
水果/鲜果类

桃

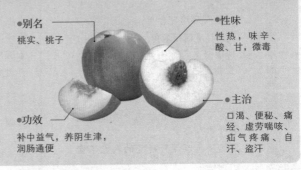

● 别名
桃实、桃子

● 性味
性热，味辛、酸、甘、微毒

● 主治
口渴、便秘、闭经、虚劳喘咳、疝气疼痛、自汗、盗汗

● 功效
补中益气，养阴生津，润肠通便

❀ 在我国传统文化中，桃子一直作为福寿祥瑞的象征，被人们冠以"寿桃"和"仙桃"的美称。在众多水果中，桃以其外形美观，口味香甜被誉为"天下第一果"。

🍚 营养档案 ●

100克桃中含有		
人体必需营养素	蛋白质	0.9克
	碳水化合物	12.2克
	脂肪	0.1克
	膳食纤维	1.3克
维生素	A	3微克
	B_1	0.01毫克
	B_2	0.03毫克
	B_6	0.02毫克
	C	7毫克
	E	1.54毫克
	胡萝卜素	20微克
	叶酸	5微克
	泛酸	0.13毫克
	尼克酸	0.7毫克
	生物素	45微克
矿物质	钙	6毫克
	铁	0.8毫克
	磷	20毫克
	钾	166毫克
	钠	5.7毫克
	镁	7毫克
	锌	0.34毫克
	硒	0.24微克
	铜	0.05毫克

➕ 疗效特征 ●

○ 补益气血 桃不仅营养丰富，而且有很高的食疗作用。桃含有丰富的铁元素，是缺铁性贫血患者的理想食物。

○ 利尿消肿 桃还含有大量钾元素，而含钠少，非常适合水肿病人食用，水肿病患者多吃桃，有利尿消肿作用。

○ 养阴生津 桃含有有机酸和纤维素，能促进消化液的分泌，增加胃肠蠕动，增进食欲，利消化。桃子可以养阴生津，是大病后气虚血亏、心悸气短者的营养佳果。

○ 药用价值 桃仁可以活血化瘀、润肠通便，能辅助治疗闭经、跌打损伤等症。并且桃仁提取物有止咳、抗凝血的功效，同时还能降血压，用于辅助治疗高血压病。桃仁有减少血管通透性，促进炎症渗出物的吸收而改善血行，消除血液浓黏凝聚的作用。

🍚 选购小窍门

选购桃子时，以形体较大，形状端正，表皮无疤痕，无虫蛀，颜色鲜亮为佳。而且质量好的桃子大多果肉白净，肉质细嫩，果汁多且甜味浓。

春季水果 春季菜谷 夏季水果 夏季菜谷 秋季水果 秋季菜谷 冬季水果 冬季菜谷

饮食宜忌

宜	✓ 一般人群均可食用； ✓ 适宜老年体虚、身体瘦弱者食用； ✓ 适宜肠燥便秘、阳虚肾亏者食用。
忌	✗ 糖尿病患者不宜多吃； ✗ 内热偏盛、易生疮疖的人不宜多吃； ✗ 婴儿及孕妇应忌食； ✗ 未成熟的桃子和已经烂的桃子忌吃。

 古代名医论

李时珍说：桃的品种很多，易于栽种，而且结实也早。桃花有红、紫、白、千叶、二色的区别；桃子有红桃、绯桃、碧桃、细桃、白桃、乌桃、金桃、银桃、胭脂桃，都是以颜色命名。有绵桃、油桃、御桃、方桃、扁桃、偏核桃、脱核桃，都是以外形命名。有五月早桃、十月冬桃、秋桃、霜桃，都是以时令命名。

 中医课堂

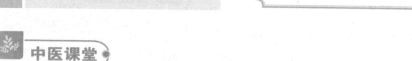

‹ 主治 ›	‹ 材料 ›	‹ 用法 ›
血瘀腹痛	桃根 75克	▶ 洗净切片，水煎代茶服。
高血压，头痛	桃仁 10克 ＋ 决明子10克	▶ 加适量水煎煮，熟后饮用。
淋巴腺炎	桃叶 适量 ＋ 黄酒少许	▶ 捣烂桃叶加黄酒炖热，敷于患处。
便秘	桃仁 20克 ＋ 蜂蜜40克	▶ 将桃仁捣烂，水煎去渣，加蜂蜜。

养生厨房

桃子香瓜汁

 ＋ ＋ ▶ **缓解便秘＋利尿＋改善肾病、心脏病**

桃子　香瓜　柠檬

● **材料**

【材料】桃子1个、香瓜200克、柠檬1个，冰块少许。

● **做法**

① 桃子洗净，去皮，去核，切块；香瓜去皮、去籽，切块；柠檬洗净，切片；

② 将桃子、香瓜、柠檬放进榨汁机中榨出果汁，再将果汁倒入杯中，加入少许冰块即可；

③ 依个人口味和喜好，也可以加入盐或蜂蜜调味。

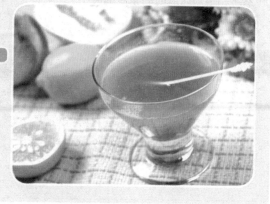

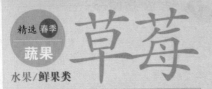

草莓

精选 春季 蔬果

水果/鲜果类

● 润肺生津·利尿止渴

✿ 草莓属于蔷薇科多年生草本植物，原产于南美智利。草莓含大量的维生素C，实验证明，只要吃5颗就能摄取到一天所需的维生素C。

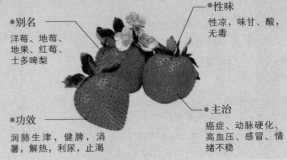

● 别名

洋莓、地莓、地果、红莓、士多啤梨

● 功效

润肺生津，健脾，消暑，解热，利尿，止渴

● 性味

性凉，味甘、酸，无毒

● 主治

癌症、动脉硬化、高血压、感冒、情绪不稳

[+] 疗效特征 ●

◦抗菌抑癌 草莓含丰富的维生素C，有非常重要的作用，它不仅可以产生组成皮肤或肌腱组织的骨胶原，而且可以帮助铁质的吸收，可抗菌，抑制致癌物质的产生。此外，它还可以预防感冒。

◦美肤护牙 对于女性来说，维生素C的功效就更重要了。它能促进肌肤的新陈代谢，是改善黑斑、雀斑、粉刺等肌肤问题的良药。而且它还能强健牙床，有预防牙床发炎的作用。

◦降低胆固醇 由于草莓富含水溶性食物纤维与果胶，因此能降低血液中的胆固醇，改善动脉硬化、冠心病、脑溢血等症。

◦滋补身体 草莓对胃肠道和贫血也具有一定的滋补调理作用，其所含的胺类物质，对白血病、再生障碍性贫血等血液病也有辅助治疗作用，同时还可预防坏血病。草莓中所含的天冬氨酸，可以自然平和地清除体内的重金属离子。

选购小窍门

选购草莓应以色泽鲜亮、颗粒大、香味浓郁、蒂头带有鲜绿叶片、没损伤的为佳。如果颜色过白或过青都表示还没成熟。

营养档案 ●

100克草莓中含有

人体必需营养素	蛋白质	1.0克
	碳水化合物	7.1克
	脂肪	0.2克
	膳食纤维	1.1克
维生素	A	5微克
	B_1	0.02毫克
	B_2	0.03毫克
	B_6	0.04毫克
	C	47毫克
	E	0.71毫克
	生物素	155微克
	胡萝卜素	30微克
	叶酸	90微克
	泛酸	0.33毫克
	尼克酸	0.3毫克
矿物质	钙	18毫克
	铁	1.8毫克
	磷	27毫克
	钾	131毫克
	钠	4.2毫克
	镁	12毫克
	锌	0.14毫克
	硒	0.7微克
	铜	0.04毫克

春季水果 春季菜谷 夏季水果 夏季菜谷 秋季水果 秋季菜谷 冬季水果 冬季菜谷

○●●●

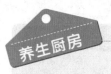养生厨房

草莓橘子蔬果汁

 + +
草莓　　杞果　　橘子

美容养颜+防治青春痘+预防过敏

● 材料

【材料】草莓5个、杞果1个、橘子1个、冰块少许、蒲公英少许。

● 做法

① 将草莓洗净，去蒂；橘子连皮切成块；杞果去皮，用汤匙挖取果肉；蒲公英洗净备用；

② 将草莓、橘子、杞果及蒲公英放入榨汁机，压榨成汁；

③ 加入少许冰块即可。

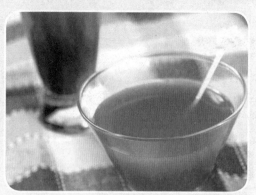

中医课堂

‹ 主治 ›	‹ 材料 ›	‹ 用法 ›
大便秘结	草莓 50克 + 麻油适量	草莓捣烂用麻油调匀，空腹服用。
消化不良	草莓 100克 + ●●●山楂30克	分别洗净，加适量水煎汤，饮汤。
气虚贫血	草莓 适量 + 红枣适量 + 荔枝适量 + 糯米适量	加适量水，熬粥食用。
肺热咳嗽	草莓汁 适量 + 柠檬汁适量 + 梨汁适量 + 蜂蜜适量	将4味混合调匀，分两次服用。

饮食宜忌

宜
- ✓ 一般人群均可食用；
- ✓ 声音嘶哑、风热咳嗽者适合食用；
- ✓ 烦热口干、咽喉肿痛者适合食用；
- ✓ 癌症患者适合食用。

忌
- ✗ 痰湿内盛者不宜多食；
- ✗ 肠滑便泻者不宜多食；
- ✗ 尿路结石者不宜多食。

草莓面面观

【出产地】原产于欧洲、南美等地，现我国各地都有种植。

【所属科系】属蔷薇科植物。

【成熟周期】草莓种植周期为三年，第一年收获很少，第二年收获很多，但第三年或三年之后，产量明显下降，需替换植株。

【种植时间】9月底至10月初。

【食用部分】果实。

【药用部分】果实：治干咳无痰、小便不利、痔疮、高血压、高脂血、牙龈出血等。

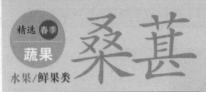

精选 春季
蔬果
水果/鲜果类

桑葚

●别名
桑果、桑枣、桑实、桑子

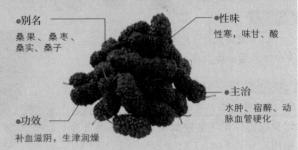

●性味
性寒，味甘、酸

●主治
水肿、宿醉、动脉血管硬化

●功效
补血滋阴，生津润燥

2000多年前，桑葚已是中国皇帝御用的补品，而且不论是传统医学还是现代医学都视其为防病保健之佳品。

疗效特征

调节气血 桑葚中的脂肪酸具有分解脂肪、降低血脂、防止血管硬化的作用。其中的多种活性成分，具有调整机体免疫功能、促进造血细胞生长、降血糖、降血压、护肝和抗艾滋病的作用。

延迟衰老 含有丰富的天然抗氧化成分维生素C、β–胡萝卜素、硒、黄酮等，可有效清除自由基，抗脂质过氧化，改善免疫功能，起到润肤美容的功效，常用于抗衰老、生发方面，常吃可延年益寿。

抑制癌症 桑葚中含有一种叫白黎芦醇的物质，能刺激人体内某些基因抑制癌细胞生长，并能阻止血液细胞中栓塞的形成，起到预防癌症和血栓性疾病的作用。

滋养身体 桑葚能提高机体免疫力，调节免疫平衡，并能生津补液，利水消肿，生津止渴，润燥滑肠。桑葚有滋阴补血、益肝肾、养阴血的作用，应用于血虚肠燥便秘、阴血不足的眩晕、失眠等症。

选购小窍门

选购桑葚，应挑选果实较大、色泽呈深紫红色的，而不要选择紫中带红的，一般这种桑葚味道较酸。

营养档案

100克桑葚中含有		
人体必需营养素	蛋白质	1.7克
	碳水化合物	13.8克
	脂肪	0.4克
	膳食纤维	4.1克
维生素	A	5微克
	B₁	0.02毫克
	B₂	0.06毫克
	B₆	0.07毫克
	C	22毫克
	E	9.87毫克
	生物素	85微克
	胡萝卜素	30微克
	叶酸	38微克
	泛酸	0.43毫克
	尼克酸	0.6毫克
矿物质	钙	37毫克
	铁	0.4毫克
	磷	33毫克
	钾	32毫克
	钠	2毫克
	镁	17毫克
	锌	0.26毫克
	硒	5.65微克
	铜	0.07毫克

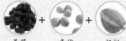桑葚青梅杨桃汁 甘

刺激胃液分泌+促进食欲

桑葚 + 青梅 + 杨桃

● 材料

【材料】桑葚80克、青梅40克、杨桃5克、冷开水适量。

● 做法

① 将桑葚洗净；青梅洗净，去皮、核；杨桃洗净后切块；
② 将材料放入果汁机中搅打成汁即可。

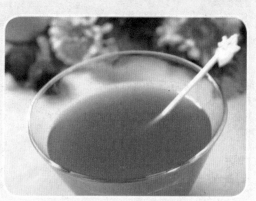

中医课堂

〈主治〉	〈材料〉		〈用法〉
盗汗	经霜桑叶 30克		▶ 炒焦，搓碎，煎汤代茶喝。
风湿性关节疼痛	鲜黑桑葚 30~60克		▶ 水煎服。
阴血亏虚	桑葚 适量 + 蜂蜜适量		▶ 桑葚水煎熬膏，加蜂蜜拌匀饮服。
肝肾亏虚	鲜桑葚 60克 + 糯米60克		▶ 煮粥，熟时调入冰糖即可食用。

饮食宜忌

宜
- ✓ 一般成人适合食用；
- ✓ 女性、中老年人适合食用；
- ✓ 过度用眼者更适合食用。

忌
- ✗ 桑葚性寒，不宜多吃，20~30颗最好；
- ✗ 桑葚忌与鸭蛋同食。

桑葚面面观

【出产地】我国新疆种植较多，主要是南疆。
【所属科系】属桑科植物果实。
【种植时间】3~5月。
【成熟时间】每年4~5月开花，5~6月果实成熟。
【食用部分】果穗(桑葚)。
【药用部分】桑叶：散风热而泄肺热，清肝火。桑葚：明耳目，黑须发，解酒毒。桑枝：清热，祛风利湿，通利关节。桑皮汁：清热解毒，止血。桑根皮(桑白皮)：泻肺平喘，利水消肿。桑根：清热定惊，祛风通络。

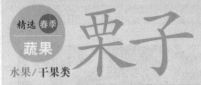

精选 春季 蔬果

水果/干果类

栗子

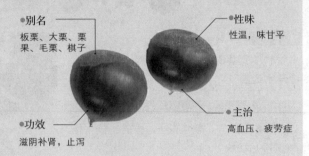

●别名
板栗、大栗、栗果、毛栗、棋子

●性味
性温，味甘平

栗子营养丰富，不仅含有大量淀粉，而且含有蛋白质、维生素等多种营养素，素有"干果之王"的美誉，与枣、柿子并称为"铁杆庄稼""木本粮食"。

●功效
滋阴补肾，止泻

●主治
高血压、疲劳症

疗效特征

益气补脾 栗子与其他种子类果实相同，都富含蛋白质与脂肪，不过它还含有在种子上极少发现的糖类物质，能为人体提供足够的热能，帮助脂肪代谢，保障人体基本营养物质的供应，具有益气健脾、厚补胃肠的功效。

提供营养 栗子中含有丰富的维生素C，100克栗子仁就含有24毫克维生素C。和芋头相同，栗子中的维生素C也是被淀粉包裹起来的，因此即使加热也不易流失。栗子还富含能将糖类热化、可产生气力与体力的维生素B₁，能帮助排出盐分的钾，因而成为相当优良的营养补充源。

强筋健骨 维生素C能够维持和确保牙齿、骨骼、血管肌肉的各种功效，对骨质疏松症有很好的预防和治疗效果，也可缓解腰腿酸软、筋骨疼痛、乏力等症状，强筋健骨，对老年人具有极佳的保健作用。

选购小窍门

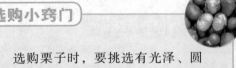

选购栗子时，要挑选有光泽、圆胖、具重量感的。如果是不新鲜的栗子，外壳会出现皱纹，而且也会失去光泽。

营养档案

100克栗子中含有		
人体必需营养素	蛋白质	5.3克
	碳水化合物	78.4克
	脂肪	1.7克
	膳食纤维	1.2克
维生素	A	5微克
	B₁	0.08毫克
	B₂	0.15毫克
	B₆	0.37毫克
	C	24毫克
	E	4.56毫克
	胡萝卜素	30微克
	叶酸	100微克
	泛酸	1.3毫克
	尼克酸	0.8毫克
矿物质	钙	5毫克
	铁	1.2毫克
	磷	89毫克
	钾	560毫克
	钠	8.5毫克
	镁	56毫克
	锌	1.32毫克
	硒	1.13微克
	铜	0.4毫克

板栗枸杞粥

栗子 + 大米 + 枸杞

补肝肾 + 益精血 + 辅助治疗眩晕症

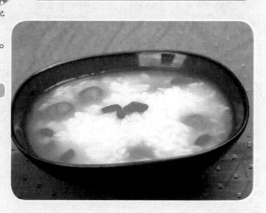

◎ 材料

【材料】栗子200克、大米100克、枸杞100克。

【调料】盐适量。

◎ 做法

① 将大米用清水淘洗干净；栗子用开水烫过、冲凉，剥壳；

② 砂锅中加入清水、栗子和大米，用大火煮沸转文火熬煮成粥，大约70分钟；

③ 快煮好时撒上枸杞，加入食盐，然后再煲煮入味即可。

🌿 中医课堂

〈 主治 〉	〈 材料 〉		〈 用法 〉
流鼻血	栗壳 20克		炒炭存性研细末，米汤送服。
老年消化不良	栗子 50克 +	粳米100克	煮成栗子粥食用。
失眠多梦，头昏头晕	栗子 10个 +	龙眼肉15克	加粳米煮粥食用，每日一次服完。

✖ 饮食宜忌

宜
- ✓ 一般人群均可食用；
- ✓ 中老年人肾虚、腰酸腰痛、腿脚无力、小便频多者宜多食；
- ✓ 适合气管炎咳喘、内寒泄泻者食用。

忌
- ✗ 糖尿病人应忌食；
- ✗ 婴幼儿应慎食；
- ✗ 脾胃虚弱、消化不良及风湿病者不宜多食。

古代名医论

李时珍说：栗只能播种长成，不能移栽。按《事类合璧》载，栗树高二三丈，苞上多刺像猬毛，每枝至少长苞四五个。苞的颜色有青、黄、红三色。苞中的子或单或双，或三或四。子壳生时黄色，熟时变紫，壳内有膜裹仁，到九月霜降时才成熟。只有苞自己裂开掉出来的子才能久藏，苞没裂的子容易腐坏。栗的花呈条状，大小如筷子头，长四五寸，可用来做灯芯。

精选 春季
蔬果

水果/干果类

开心果

◦开心果主要产于叙利亚、伊拉克、伊朗、俄罗斯西南部和南欧，我国仅在新疆等边远地区有栽培，是现在人们生活中十分常见的高营养休闲干果。

●别名
必思答、绿仁果、无名子、阿月浑子

●性味
性温，味辛、涩，无毒

●功效
补益肺肾，调中顺气，理气开郁

●主治
便秘、神经衰弱、水肿、贫血、营养不良

疗效特征

（延缓衰老）开心果中含丰富的食物纤维、维生素、矿物质和抗氧化元素，尤其是它含有充足的维生素E，不仅能增强人的体质，还有抗衰老的功效。

（润肠通便）开心果中含有大量的油脂，能够有效地帮助人体排出体内的毒素和杂质，有较强的润肠通便的作用。

（调理机体）开心果还具有很好的食疗作用，它可以温肾暖脾、理气开郁、调中顺气，对于神经衰弱、水肿、贫血、营养不良、慢性泻痢等病症的患者有很好的辅助治疗作用。

（保护眼睛）开心果中还含有大量的抗氧化叶黄素，具有保护眼睛健康的作用，对于长期看书的学生和一直对着电脑工作的白领来说，常吃开心果能有效地缓解眼睛的疲劳，有效保护视力。

选购小窍门

选购开心果时，应挑选颗粒大，果实饱满，果壳呈奶白色，果衣呈深紫色，果仁为翠绿色，开口率高的。若果壳呈现不自然的白色或果衣变成黄褐色，可能经过漂白，有害身体健康，不宜购买。

营养档案

100克开心果中含有

人体必需营养素		
	蛋白质	21克
	碳水化合物	19克
	脂肪	49克
	膳食纤维	7克

维生素		
	A	20微克
	B_1	0.43毫克
	B_2	0.24毫克
	B_6	1.22毫克
	E	4毫克
	K	29微克
	叶酸	59微克
	泛酸	1.06毫克
	尼克酸	1毫克

矿物质		
	钙	120毫克
	铁	3毫克
	磷	440毫克
	钾	970毫克
	钠	270毫克
	镁	120毫克
	锌	4.2毫克
	硒	0.88微克
	铜	1.15毫克

春季水果　春季菜谷　夏季水果　夏季菜谷　秋季水果　秋季菜谷　冬季水果　冬季菜谷

养生厨房

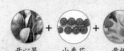

开心果沙拉

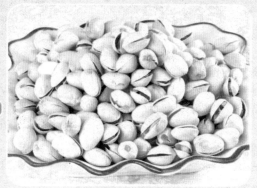

充分摄取各种营养

开心果 + 小番茄 + 黄椒

● 材料

【材料】开心果100克、小番茄4~6个、红椒、黄椒各1/2个、黄瓜1/2根。

【调料】柠檬汁2小匙，盐、胡椒粉少许，色拉酱适量。

● 做法

① 开心果炒熟，去壳；

② 小番茄、红椒、黄椒、黄瓜洗净，切块；

③ 将开心果、小番茄、红椒、黄椒、黄瓜拌匀，加入盐、柠檬汁、色拉酱即可。

 中医课堂

‹ 主治 ›   ‹ 用法 ›

○ 缓解眼睛疲劳 ▶ 开心果的果衣含有抗氧化物质，所以每天食用85克，能有效保护视网膜。

○ 保护心脏 ▶ 开心果中含有精氨酸，能有效降低血脂和胆固醇，降低心脏病发作的概率。

○ 抑制发胖 ▶ 每天食用开心果30克左右，易让人产生饱腹感，进而减少食量，抑制发胖。

○ 润肠通便 ▶ 开心果中蕴含丰富的油脂，有助于机体排毒，从而达到润肠通便的作用。

 饮食宜忌

 开心果面面观

 宜

✓ 一般人群均可食用；

✓ 富含精氨酸，可缓解急性精神压力，适宜心脏病患者食用。

 忌

✗ 热量很高，怕胖的人应少吃；

✗ 含有较多的脂肪，血脂高的人应少吃。

【出产地】主要产于地中海沿岸国家，我国以新疆为主要出产地。

【所属科系】属漆树科植物。

【种植时间】每年3月底4月初种植。

【成熟时间】花期为3~5月，果期为7~8月。

【食用部分】果仁。

【药用部分】果衣：抗氧化，保护视力。果仁：治神经衰弱、水肿、贫血、营养不良。

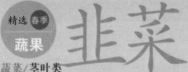

韭菜

蔬菜/茎叶类

韭菜自古以来就被视为是可增强体力的蔬菜。它含有丰富的维生素A、B族维生素、维生素E，还含有臭气成分——蒜素，因此被称为"精力蔬菜"。

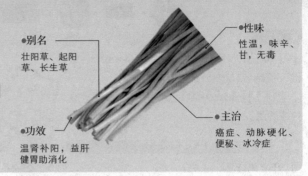

●**别名**
壮阳草、起阳草、长生草

●**功效**
温肾补阳，益肝健胃助消化

●**性味**
性温，味辛、甘，无毒

●**主治**
癌症、动脉硬化、便秘、冰冷症

营养档案

100克韭菜中含有

人体必需营养素	蛋白质	2.4克
	碳水化合物	4.6克
	脂肪	0.4克
	膳食纤维	1.4克
维生素	A	235微克
	B_1	0.02毫克
	B_2	0.09毫克
	B_6	0.16毫克
	C	24毫克
	E	0.96毫克
	K	180微克
	胡萝卜素	1410微克
	泛酸	0.6毫克
	尼克酸	0.8毫克
矿物质	钙	42毫克
	铁	1.6毫克
	磷	38毫克
	钾	247毫克
	钠	8.1毫克
	镁	25毫克
	锌	0.43毫克
	硒	1.38微克
	铜	0.08毫克

疗效特征

抗菌护肝 韭菜中的蒜素能提升促进糖类新陈代谢的维生素B_1在肠内的吸收利用率，而且还具有强烈的抗菌性，对大肠杆菌、金黄色葡萄球菌、痢疾杆菌及伤寒杆菌均有抑制杀灭作用，可以保护内脏，活化身体各种功能。

增强体力 如果想要增强体力，食用韭菜最能发挥效果。维生素B_1与含丰富蛋白质的猪肉、内脏等搭配食用后，能更好地发挥作用，防止夏热病的产生。

消除疾病 韭菜含有丰富的多种维生素类。一束韭菜的β–胡萝卜素刚好是一天所需的摄取量，不过维生素C则为一天所需摄取量的1/3，维生素E含量也是1/3，因此韭菜堪称为极优秀的食品。这些营养成分会综合运作其功效，可以改善冰冷症，预防感冒，健胃，整肠，消除眼睛疲劳及身体疲劳，顾名思义"起阳草"的确是相当适合韭菜的名称。

选购小窍门

韭菜虽然一年四季皆有，但冬季到春季所出产的韭菜，叶肉薄且柔软，夏季出产的韭菜则叶肉厚且坚实。选购时要选择韭叶上带有光泽，用手抓起时叶片不会下垂，结实而新鲜水嫩的。

春季水果 春季菜谷 夏季水果 夏季菜谷 秋季水果 秋季菜谷 冬季水果 冬季菜谷

饮食宜忌

宜
- ✓ 一般人群均能食用;
- ✓ 适宜便秘或寒性体质的人食用;
- ✓ 适宜产后乳汁不足的女性食用。

忌
- ✗ 韭菜易引起上火,阴虚火旺者不宜多食;
- ✗ 韭菜不易消化,胃肠虚弱的人不宜多食;
- ✗ 患有眼病者不宜多食。

中医课堂

主治	材料	用法
流鼻血	韭菜 适量	▶ 捣汁一杯,春夏冷服,秋冬温服。
急性胃肠炎	韭菜根 一把	▶ 洗净捣烂取汁,温开水冲服。
支气管炎	韭菜根 2把 + 大枣250克	▶ 水煎30分钟后食枣饮汤。
扭伤腰痛	生韭菜 30克 + 黄酒90毫升	▶ 切细连同黄酒煮沸后,趁热饮服。

养生厨房

韭菜炒鸡肉

韭菜 + 鸡肉 ▶ **补肾+健脾**

材料

【材料】韭菜300克、鸡肉100克、猪肾60克、虾米20克。
【调料】盐、味精适量。

做法

① 将韭菜用清水洗净,切成小段;鸡肉、猪肾洗净,切片;虾米也洗净;
② 在锅中放油,放入以上材料一起炒熟,调味即可佐餐食用。

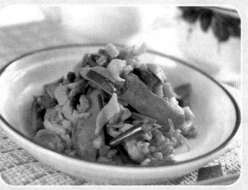

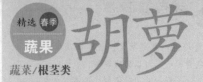

精选 春季
蔬果

蔬菜/根茎类

胡萝卜

胡萝卜原产于亚洲西南部，适宜在凉爽及温和的气候条件下种植。其之所以如此受欢迎，主要是因为含有大量的胡萝卜素，能有效地防癌。

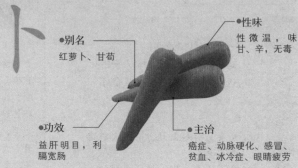

● 别名
红萝卜、甘荀

● 性味
性微温，味甘、辛，无毒

● 功效
益肝明目，利膈宽肠

● 主治
癌症、动脉硬化、感冒、贫血、冰冷症、眼睛疲劳

营养档案

100克胡萝卜中含有

人体必需营养素	蛋白质	1.0克
	碳水化合物	8.8克
	脂肪	0.2克
	膳食纤维	1.1克
维生素	A	688微克
	B₁	0.04毫克
	B₂	0.03毫克
	B₆	0.11毫克
	C	23毫克
	E	0.5毫克
	K	3微克
	胡萝卜素	4130微克
	叶酸	28微克
	泛酸	0.07毫克
	尼克酸	0.4毫克
矿物质	钙	68毫克
	铁	0.5毫克
	磷	24毫克
	钾	116毫克
	钠	85.4毫克
	镁	34毫克
	锌	0.17毫克
	硒	1.02微克
	铜	0.03毫克

疗效特征

○增强抵抗力 胡萝卜素在体内会转化成维生素A，从而提高身体的抵抗力，抑制导致细胞恶化的活性氧等。作为一种抗氧化剂，它具有抑制氧化及保护机体正常细胞免受氧化损害的防癌作用。

○补血降压 胡萝卜素具有造血功能，可补充人体所需的血液，从而改善贫血或冰冷症。同时胡萝卜中含有丰富的钾，具有降血压的作用，特别适合高血压和冠心病患者食用。

○益肝明目 胡萝卜还有补肝明目的作用，可治疗夜盲症，也可强健黏膜和皮肤，因此在美容方面也具有相当大的功效。

○利膈宽肠 胡萝卜还含有丰富的食物纤维，吸水性强，在肠道中体积容易膨胀，可促进肠道的蠕动，能发挥整肠的功效。胡萝卜富含营养，可健胃助消化，常食能防止维生素A 缺乏引起的疾病。种子为驱蛔虫药，也可做肾脏病的利尿剂。

选购小窍门

胡萝卜以形状坚实、颜色为浓橙色、表面光滑的为佳品。选购时，通常挑选表皮、肉质和心柱均呈橘红色，且心柱细的。此外，粗细整齐、大小均匀、不开裂的胡萝卜口感较好。

春季水果 春季菜谷 夏季水果 夏季菜谷 秋季水果 秋季菜谷 冬季水果 冬季菜谷

饮食宜忌

宜
- ✓ 一般人都可食用；
- ✓ 适宜癌症、高血压患者食用；
- ✓ 适宜夜盲症、干眼症患者食用；
- ✓ 适宜营养不良、食欲不振者食用；
- ✓ 适宜皮肤粗糙的人食用。

忌
- ✗ 酒与胡萝卜不能同食，否则胡萝卜素与酒精同时被吸收，会在肝脏中产生毒素，从而导致肝病；
- ✗ 萝卜主泻，胡萝卜为补，所以二者也不宜同食。

古代名医论

李时珍说：胡萝卜现在北方、山东多有种植，淮、楚也有种植。八月份下种，生苗像邪蒿，茎肥且有白毛，辛臭像蒿，不能吃。冬季挖根，生、熟都能吃，可作水果、蔬菜。根有黄、红两种颜色，微带蒿气，长五六寸，大的有手握满那么大，像刚挖的地黄及羊蹄根。三四月茎高二三尺，开碎小的白花，攒簇如伞的形状，又像蛇床花。胡萝卜子也像蛇床子，只是较蛇床子稍长而有毛，为褐色。又像莳萝子，也可作调料。

中医课堂

‹主治›	‹材料›	‹用法›
百日咳	胡萝卜500克	榨汁加适量冰糖温服，每日2次。
小儿营养不良	胡萝卜1个	每日饭后吃，连食数日。
夜盲症	胡萝卜500克 + 鳝鱼肉200克	均切丝，加调料翻炒，连食6天。
食欲不振	胡萝卜250克 + 粳米100克	胡萝卜洗净切片，煮粥食用。

养生厨房

胡萝卜　排骨　葱

胡萝卜炖排骨

汤汁鲜美+营养滋补

● 材料
【材料】胡萝卜300克，排骨200克。
【调料】盐、鸡精、葱、姜、料酒适量。

● 做法
① 排骨洗净剁块，放入开水中焯去血污；
② 胡萝卜去皮洗净切块，葱洗净切碎，姜洗净切丝；
③ 炖锅置火上，放入清汤烧开，加入排骨、姜丝、葱、料酒、盐炖1个小时，再放入胡萝卜块炖熟即可。

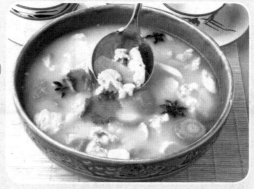

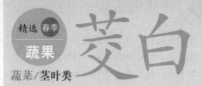

精选 春季
蔬果

茭白

蔬菜/茎叶类

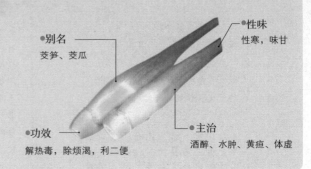

❀ 茭白原产于中国大陆，可食用部分是地下嫩茎，质地鲜嫩，味道甘实，被视为蔬菜中的佳品，并与莼菜、鲈鱼并称为"江南三大名菜"。

● 别名
茭笋、茭瓜

● 性味
性寒，味甘

● 功效
解热毒，除烦渴，利二便

● 主治
酒醉、水肿、黄疸、体虚

营养档案 ●

100克茭白中含有

人体必需营养素	蛋白质	1.2克
	碳水化合物	5.9克
	脂肪	0.2克
	膳食纤维	1.9克
维生素	A	5微克
	B₁	0.02毫克
	B₂	0.03毫克
	B₆	0.08毫克
	C	5毫克
	E	0.99毫克
	K	2微克
	胡萝卜素	30微克
	泛酸	0.25毫克
	尼克酸	0.5毫克
	叶酸	43微克
矿物质	钙	4毫克
	铁	0.4毫克
	磷	36毫克
	钾	209毫克
	钠	5.8毫克
	镁	8毫克
	锌	0.33毫克
	硒	0.45微克
	铜	0.06毫克

疗效特征 ●

○ 健体强身 茭白中含有较多的碳水化合物、蛋白质、脂肪等，能补充人体所需的多种营养物质，具有健壮机体的作用。

○ 解酒毒 茭白味甘、大寒、无毒，可清热通便，除烦解酒，其中含有丰富的维生素，对于解除酒毒有很好的效果，能轻松治疗酒醉不醒。

○ 营养丰富 嫩茭白不仅味道鲜美，而且其所含的有机氮素以氨基酸状态存在，能为人体提供硫元素，也很容易为人体所吸收。除此之外，茭白还含有多种矿物质，营养价值较高。

○ 利尿止渴 茭白甘寒，性滑而利，因此有利尿祛水的作用，同时对四肢水肿、小便不利等症有较好的辅助治疗效果。另外，茭白中所含有的丰富维生素，能清暑解烦止渴，非常适宜夏季食用。

🍎 选购小窍门

茭白盛产于5～10月，因此以春夏季出产的质量最佳。选购时，以新鲜幼嫩、外形肥满而带有光泽、体形匀称、肉色洁白且无灰心、带甜味者为佳。如果茭白是黑心的，表示茭白已老，不宜购买。

● ● ● ●

春季水果 春季菜谷 夏季水果 夏季菜谷 秋季水果 秋季菜谷 冬季水果 冬季菜谷

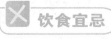 饮食宜忌

宜
- ✓ 一般人群均可食用；
- ✓ 适宜高血压、黄疸肝炎患者食用；
- ✓ 适宜酒精中毒的患者食用；
- ✓ 适宜产后乳汁缺少的妇女食用。

忌
- ✗ 茭白含有较多的草酸，其钙质不易被吸收，因此患有心脏病、尿路结石或尿中草酸盐类结晶较多的人，不宜多食；
- ✗ 茭白与豆腐同食，易形成结石。

茭白面面观

【出产地】原产自我国及东南亚地区。
【植物类别】属水生草本植物。
【种植时间】单季茭在清明至谷雨期间分墩定植；夏秋双季茭春栽种植在谷雨前后，秋栽在立秋前后。
【成熟时间】秋季开花结果。
【食用部分】嫩茎。
【药用部分】地下茎：利五脏，去烦热，除目黄，解酒毒。菰根：治烫伤、小儿风疮蛇伤、胃痼热、止渴、利尿。菰米：止渴，解烦热，润肠胃。叶：利五脏。

中医课堂

‹ 主治 ›	‹ 材料 ›	‹ 用法 ›
○ 热病烦渴，小便不利	茭白200克 + 白菜250克	▶ 二者切碎煮汤，调味饮汤吃菜。
○ 饮酒过度，食欲不振	茭白250克 + 鲫鱼500克	▶ 二者切块加水煮至鱼烂，调味即食。
○ 食欲不振，口淡	茭白适量 + 辣椒适量	▶ 二者一同炒食。
○ 催乳	茭白30克 + 通草10克 + 猪蹄500克	▶ 将茭白、通草与猪蹄共炖吃。

养生厨房

柠檬茭白瓜汁 🍴

柠檬 + 茭白 + 香瓜 + 猕猴桃 ▶ 保湿肌肤+淡化雀斑+清热解毒+除烦解渴

● **材料**

【材料】柠檬半个、茭白1根、香瓜60克、猕猴桃1个。

● **做法**

① 柠檬连皮切成三块；茭白洗净；香瓜去皮和籽，切块；猕猴桃削皮后对切为二；

② 将柠檬、猕猴桃、茭白、香瓜依序放入榨汁机榨汁，再加冰块即可。

注：榨汁机里先放冰块，可以防止榨汁过程产生泡沫。

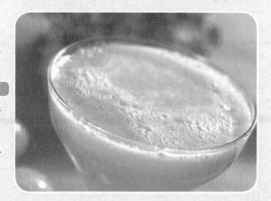

补血润肠·滋阴平肝

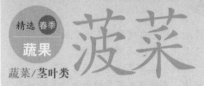

精选 春季
蔬果

菠菜

蔬菜/茎叶类

❀菠菜原产于波斯，2000年前就已经开始栽培，在公元647年左右传入我国唐朝。菠菜中含有的铁元素是所有蔬菜中最高的，可以用来预防贫血。

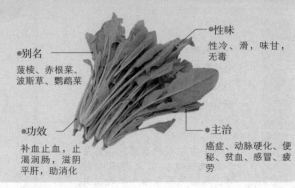

●别名
菠棱、赤根菜、波斯草、鹦鹉菜

●性味
性冷、滑，味甘，无毒

●功效
补血止血，止渴润肠，滋阴平肝，助消化

●主治
癌症、动脉硬化、便秘、贫血、感冒、疲劳

🥣 营养档案

100克菠菜中含有

人体必需营养素	蛋白质	2.6克
	碳水化合物	4.5克
	脂肪	0.30克
	膳食纤维	1.7克
维生素	A	487微克
	B₁	0.04毫克
	B₂	0.11毫克
	B₆	0.30毫克
	C	32毫克
	E	1.74毫克
	胡萝卜素	2920微克
	叶酸	110微克
	泛酸	0.20毫克
	尼克酸	0.60毫克
	硫胺素	0.04毫克
	核黄素	0.11毫克
矿物质	钙	66毫克
	铁	2.9毫克
	磷	47毫克
	钾	311毫克
	钠	85.2毫克
	铜	0.1毫克
	镁	58毫克
	锌	0.85毫克
	硒	0.97微克
	锰	0.66毫克

➕ 疗效特征

◦补充铁质 植物中所含的铁质被称为非血红蛋白铁，与动物中所含的铁质（血红蛋白铁）相比较，具有吸收率不高的缺点。因此，要促进铁元素的吸收就必须同时摄取蛋白质、柠檬酸、维生素C。而菠菜中含有能提升铁质吸收的维生素C，只要搭配蛋白质就可提高吸收率。

◦防癌抗衰老 菠菜中β–胡萝卜素的含量在所有蔬菜中排第二位。β–胡萝卜素具防癌效果，这种β–胡萝卜素属于脂溶性维生素，因此要有效摄取到养分，就必须与油脂或含油脂的食品一起摄取。此外，它与维生素C和E组合成的营养组合，能击退活性氧，预防癌症和延缓衰老。

◦抵抗疾病 常吃菠菜，可以使人体维持正常视力和上皮细胞的健康，防止夜盲，抵抗传染病，预防口角溃疡、口唇炎、舌炎、皮炎、阴囊炎及促进儿童生长。

🍎 选购小窍门

选购时要挑选叶片坚实，整株茂密，叶小茎短，根部带有红色的菠菜。

春季水果　春季菜谷　夏季水果　夏季菜谷　秋季水果　秋季菜谷　冬季水果　冬季菜谷

饮食宜忌

宜
- ✓ 菠菜软滑易消化，适合老幼病弱者食用；
- ✓ 电脑工作者、爱美的人也应常食菠菜；
- ✓ 糖尿病人吃菠菜有利于血糖保持稳定；
- ✓ 适宜高血压、便秘、贫血、坏血病患者、皮肤粗糙者及过敏者食用。

忌
- ✗ 不可与韭菜同食，同食有滑肠作用，易引起腹泻；
- ✗ 不可与蜂蜜同食，否则易引起心痛；
- ✗ 不可与牛肉同食，否则易令人发热动火。

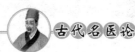

古代名医论

李时珍说：菠菜八九月下种的，可备冬天食用；正月二月种的，可备春天的蔬菜。它的茎柔脆且中间空心，叶绿色，细腻而柔厚，叶直出一个小尖，旁边再长出两个小尖，像鼓子花的叶，但比鼓子花叶要长些、大些。菠菜根长数寸，大如桔梗而为红色，味道比桔梗更加甘美。

中医课堂

‹ 主治 ›	‹ 材料 ›	‹ 用法 ›
高血压	鲜菠菜 200克	▶ 烫熟挤出水分，加香油拌匀。
便秘	菠菜 200克 + 猪血50克	▶ 二者同煮后饮汤。
糖尿病	鲜菠菜 200克 + 银耳9克	▶ 水煮服，每日3次。
脱发	菠菜 50克 + 黑芝麻20克	▶ 二者炒熟吃，每日1~2次。

养生厨房

 肉丝炒菠菜 🍴

菠菜 + 猪肉 + 虾 ▶ **益气健脾+适于咳嗽患者**

● 材料

【材料】猪瘦肉150克、菠菜300克、小虾15克。
【调料】豆油、醋、味精、香油适量。

● 做法

① 将菠菜去掉黄叶、老根，洗净后切成长段，用开水泡透后捞出，入凉水中过凉后取出，沥干水分装盘；

② 猪瘦肉切丝；小虾用温水泡发；锅内放入豆油烧热，下入肉丝、菠菜、小虾煸炒，再加少许酱油、醋、味精、香油拌匀即可。

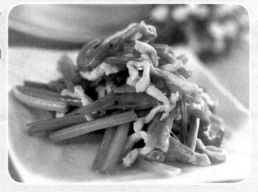

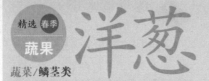

精选 春季
蔬果

洋葱

蔬菜/鳞茎类

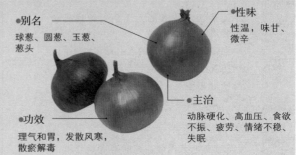

●别名
球葱、圆葱、玉葱、葱头

●性味
性温，味甘、微辛

●功效
理气和胃，发散风寒，散瘀解毒

●主治
动脉硬化、高血压、食欲不振、疲劳、情绪不稳、失眠

❀洋葱含有多种微量元素，营养丰富，在20世纪初传入我国，随后种植范围不断扩大，成为我国南北各地主要的蔬菜品种之一。

⊕ 疗效特征

○祛风散寒　洋葱含有丰富的营养，其气味辛辣，具有祛风散寒的作用。洋葱辛辣的气味来自洋葱鳞茎和叶子中所含的一种油脂性挥发物质，这种物质具有较强的杀菌能力，可以抗寒，抵御流感病毒。

○理气和胃　洋葱辛辣的气味还能刺激胃、肠及消化腺分泌，增进食欲，促进消化，而且洋葱不含脂肪，还可降低胆固醇，是一种良好的治疗消化不良、食欲不振的蔬菜。

○调理气血　洋葱是目前所知唯一含前列腺素A的蔬菜。前列腺素A具有扩张血管、降低血液黏度的作用，可以降血压、预防血栓的形成，因此高血压、高脂血和心脑血管病人都适宜吃洋葱。

○补充钙质　洋葱中含有很多微量元素，尤其是所含的钙质，能提高人体骨密度，有助于防治骨质疏松症，而硒元素则具有防癌、抗衰老的作用。

🍲 选购小窍门

　　选购洋葱时，以外皮干燥有脆性、形状漂亮、体积圆滚、头部尖细的为佳品。此外，一定要选择没有开口、坚硬的洋葱，不宜购买发芽和变霉的洋葱。

🍚 营养档案

100克洋葱中含有		
人体必需营养素	蛋白质	1.1克
	碳水化合物	9.0克
	脂肪	0.2克
	膳食纤维	0.9克
维生素	A	3微克
	B$_1$	0.03毫克
	B$_2$	0.03毫克
	B$_6$	0.16毫克
	C	8毫克
	E	0.14毫克
	生物素	210微克
	胡萝卜素	20微克
	叶酸	16微克
	泛酸	0.19毫克
	尼克酸	0.3毫克
矿物质	钙	24毫克
	铁	0.6毫克
	磷	39毫克
	钾	147毫克
	钠	4.4毫克
	镁	15毫克
	锌	0.23毫克
	硒	0.92微克
	铜	0.05毫克

春季水果　春季菜谷　夏季水果　夏季菜谷　秋季水果　秋季菜谷　冬季水果　冬季菜谷

养生厨房

洋葱炖乳鸽

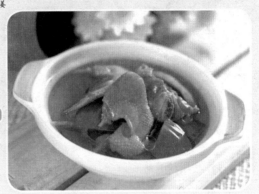

洋葱 + 乳鸽 + 生姜 ▶ **清热利胆+促进食欲**

● 材料

【材料】乳鸽500克、洋葱250克。
【调料】姜、白糖、酱油、胡椒粉、盐、味精适量。

● 做法

① 乳鸽洗净剁成小块，洋葱洗净切成角状；
② 锅中加油烧热，洋葱片爆炒至出味；
③ 下入乳鸽，加高汤用文火炖20分钟，放白糖等调料至入味后出锅。

中医课堂

◇ 主治 ◇	◇ 材料 ◇	◇ 用法 ◇
○ 高血压，高脂血	洋葱 120克	▶ 切丝，炒熟加调料即可食用。
○ 腹胀腹泻	洋葱 适量	▶ 将洋葱捣烂取汁，温水送服。
○ 改善视力	新鲜洋葱 适量	▶ 用洋葱外皮煎水喝，或直接炒食。
○ 消化不良，胃酸不足	洋葱 500克	▶ 洋葱切瓣腌浸2～4日即可食用。

饮食宜忌

宜
- ✓ 适宜与猪肝、猪肉或鸡蛋搭配食用，具有很好的营养保健功效；
- ✓ 适合高血压、高脂血患者食用；
- ✓ 适合动脉硬化、糖尿病患者食用；
- ✓ 适合急慢性肠炎及消化不良患者食用。

忌
- ✗ 每次不宜食用过多，否则易引起目视不清和发热的症状；
- ✗ 患有皮肤瘙痒以及胃病的人应少吃。

洋葱面面观

【出产地】原产于亚洲西南部伊朗、阿富汗的高原地区，现在我国是洋葱四大生产国之一。
【所属科系】属百合科葱属。
【种植时间】一般在秋季播种。
【成熟时间】每年5月底至6月上旬为成熟期。
【食用部分】鳞片叶，鳞芽。
【药用部分】整体：入心、脾、胃经。主治外感风寒无汗、鼻塞、宿食不消、高血压、高脂血、腹泻痢疾等症。

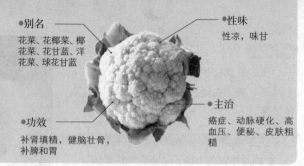

精选 春季 蔬果

蔬菜/花类

菜花

别名
花菜、花椰菜、椰花菜、花甘蓝、洋花菜、球花甘蓝

性味
性凉，味甘

功效
补肾填精，健脑壮骨，补脾和胃

主治
癌症、动脉硬化、高血压、便秘、皮肤粗糙

✿ 菜花含有丰富的维生素C，被形象地称为"维生素C的宝库"。美国《时代》周刊曾经推荐了十大健康食品，菜花则排在第四位。

疗效特征

美肤健体 从含量来看，在未烹调的状态下100克菜花中含有61毫克的维生素C，而且菜花中的维生素C，不会因加热而流失。维生素C能提高身体抵抗力，能防癌，创造美丽肌肤，具有强健身体的功效。此外，要注意的地方是菜花中的维生素C位于根茎部位，要善加利用，才能确保维生素C的摄取量。

健脑壮骨 菜花还有一个不容忽视的地方就是含有丰富的食物纤维。食物纤维具有消除便秘、整肠、防癌的作用。除此之外，菜花还能分解及排泄胆固醇，菜花中的维生素K具有强化骨骼的作用。

抗癌 菜花中还含有蔗糖、果糖等糖类，因此口味甘甜。现代研究发现，菜花中含有具抗癌作用的异硫氰酸酯，因此越来越受到人们的瞩目。

选购小窍门

选购菜花时，应选择呈白色或淡乳白色，干净、坚实、紧密，而且叶子部分保留紧裹花蕾的菜花，同时叶子应新鲜、饱满呈绿色。

营养档案

100克菜花中含有		
人体必需营养素	蛋白质	2.1克
	碳水化合物	4.6克
	脂肪	0.2克
	膳食纤维	1.2克
维生素	A	5微克
	B_1	0.03毫克
	B_2	0.08毫克
	B_6	0.23毫克
	C	61毫克
	E	0.43毫克
	K	17微克
	胡萝卜素	30微克
	叶酸	94微克
	泛酸	1.3毫克
	尼克酸	0.6毫克
矿物质	钙	23毫克
	铁	1.1毫克
	磷	47毫克
	钾	200毫克
	钠	31.6毫克
	镁	18毫克
	锌	0.38毫克
	硒	0.73微克
	铜	0.05毫克

春季水果 春季菜谷 夏季水果 夏季菜谷 秋季水果 秋季菜谷 冬季水果 冬季菜谷

养生厨房

香菇烧菜花 🍴

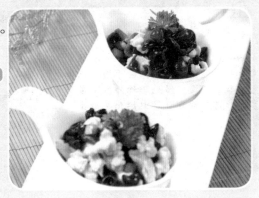

益于高血压、动脉硬化及糖尿病患者

香菇 + 菜花

◉ 材料

【材料】菜花250克、小香菇15克、鸡汤200克。

【调料】淀粉、鸡油、葱、姜、盐少许。

◉ 做法

① 将菜花洗净，掰成小块，用开水烫透，小香菇洗净待用；

② 待花生油烧热后，放入葱、姜，煸出香味；

③ 将菜花、香菇分别放入锅内，用微火稍炒，加盐入味后，淋入淀粉、鸡油，稍微翻炒即成。

中医课堂

⟨ 主治 ⟩	⟨ 材料 ⟩	⟨ 用法 ⟩
○ 慢性胃炎，消化不良	菜花 适量 + 🥚 鸡蛋2个	▶ 菜花洗净切开，与鸡蛋同煮食用。
○ 慢性胃炎，倦怠	菜花 适量 + 🥣 蚝油适量	▶ 洗净切开，用蚝油炒熟食用。
○ 肺结核病	菜花 茎叶15克 + 🍷 蜂蜜适量	▶ 茎叶洗净榨汁，加蜂蜜调服。
○ 高脂血病	菜花 适量 + 🍄 香菇适量	▶ 洗净切开，可炒也可煮汤食用。

饮食宜忌

宜	✓ 适宜食欲不振、消化不良、心脏病、中风患者； ✓ 适宜生长发育期的儿童； ✓ 菜花与番茄同食可健胃消食、生津； ✓ 菜花与鸡肉同食，可预防乳腺癌。
忌	✗ 不宜与猪肝搭配，菜花中的醛糖酸基与猪肝中的铁、锌等微量元素反应，维生素C氧化，失去原来的功效，也会降低人体对微量元素的吸收。

菜花面面观

【出产地】原产于地中海东部海岸。

【所属科系】属十字花科植物。

【成熟周期】从播种到收获一般需要90~95天的时间。

【种植时间】春季菜花在10~12月播种，次年3~6月收获；秋季菜花在6~8月播种，10~12月收获。

【食用部分】头状花。

【药用部分】头状花：预防牙周痛，便秘。茎叶：防治咳嗽，肺结核。

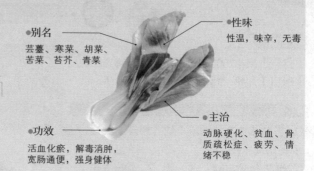

精选春季
蔬果

油菜

蔬菜/茎叶类

❀ 油菜属于油菜科植物，是从"青芫"改良为叶菜，由于当初只能在冬季采收，因此又称为冬菜或雪菜，它是所有蔬菜中钙含量最丰富的。

●别名
芸薹、寒菜、胡菜、苦菜、苔芥、青菜

●性味
性温，味辛，无毒

●功效
活血化瘀，解毒消肿，宽肠通便，强身健体

●主治
动脉硬化、贫血、骨质疏松症、疲劳、情绪不稳

疗效特征

○**强骨抗压** 油菜属于黄绿色蔬菜的代表，其营养特征为含有非常丰富的钙质，这种钙质以100克的小油菜量来计算的话，就可摄取到一天所需量的1/2左右，能强健骨骼或牙齿，而且还具有缓和压力的作用。

○**抑制癌症** 以100克油菜来计算β–胡萝卜素，就可摄取到一天所需量的75%。β–胡萝卜素能强健皮肤与黏膜，维持免疫功能，抑制黏膜产生癌症，而且与维生素E组合的话，还能提升抑制癌症的能力。

○**宽肠通便** 油菜含大量的植物纤维素，有促进肠道的蠕动、缩短粪便在肠腔内停留的时间等作用，另外，油菜有增强肝脏的排毒机制、缓解便秘及预防肠道肿瘤的功效。

○**降低血脂** 油菜是低脂肪蔬菜，其中所含的膳食纤维能与胆酸盐和食物中的胆固醇及甘油三酯结合从粪便排出，可减少脂类的吸收，降血脂。

选购小窍门

要挑选新鲜、油亮、无虫、无黄叶的嫩油菜，如果用两指轻轻一掐即断的油菜就比较嫩。此外，还要仔细观察菜叶的背面有无虫迹和药痕，应选择无虫迹、无药痕的油菜。

营养档案

100克油菜中含有		
人体必需营养素	蛋白质	1.8克
	碳水化合物	3.8克
	脂肪	0.5克
	膳食纤维	1.1克
维生素	A	103微克
	B_1	0.04毫克
	B_2	0.11毫克
	C	36毫克
	E	0.88毫克
	胡萝卜素	622微克
	硫胺素	0.01毫克
	核黄素	0.08毫克
	尼克酸	0.7毫克
矿物质	钙	108毫克
	铁	1.2毫克
	磷	39毫克
	钾	210毫克
	钠	55.8毫克
	镁	22毫克
	锌	0.33毫克
	锰	0.23毫克
	硒	0.79微克
	铜	0.06毫克

春季水果
春季菜谷
夏季水果
夏季菜谷
秋季水果
秋季菜谷
冬季水果
冬季菜谷

养生厨房

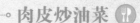
肉皮炒油菜

嫩滑爽口+营养滋补

油菜 + 肉皮 + 葱

 材料

【材料】肉皮400克、小油菜若干棵。

【调料】盐、鸡精、酱油、料酒、葱、姜、花椒、淀粉适量。

做法

① 葱、姜洗净切碎，淀粉勾兑成汁；小油菜在热水中焯一下，捞出沥干；

② 肉皮洗净切片，在热水中焯一下除去血污，捞出沥干；

③ 油锅烧热，放入葱、姜爆香，翻炒肉皮，加入调料炒至八成熟；

④ 放小油菜翻炒均匀，淋入薄芡，收汁即可食用。

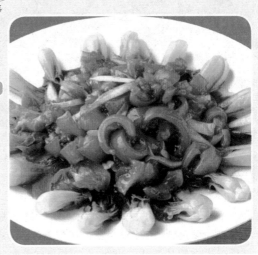

中医课堂

主治	材料	用法
宽肠通便	嫩油菜 500克	洗净焯烫后沥水以调料拌食。
风热肿毒	油菜苗叶根 15克 +  蔓菁根15克	研烂，用鸡蛋清调匀敷于患处。
血痢腹痛	油菜叶 适量 + 蜂蜜适量	油菜叶捣汁后加入蜂蜜，温服。
习惯性便秘	油菜 适量 + 蘑菇适量	油菜蘑菇炒熟后浇上热鸡油即可。

饮食宜忌

宜
- ✓ 一般人均可食用；
- ✓ 特别适宜口腔溃疡、口角湿白者；
- ✓ 齿龈出血、牙齿松动者宜食用；
- ✓ 适宜瘀血腹痛、癌症患者食用。

忌
- ✗ 疥疮、目疾患者、小儿麻疹后期、疥疮、狐臭等慢性病患者要少食；
- ✗ 孕妇不易多吃；
- ✗ 过夜的熟油菜不宜吃，易造成亚硝酸盐沉积，引发癌症。

古代名医论

李时珍说：芸薹（即油菜）在九、十月间播种，叶子的形状、颜色都有点像白菜。冬、春两季可以采薹心当菜吃，到三月就老得不能吃了。芸薹开黄色小花，花有四瓣，像芥花。结荚收子，其子也像芥子，为灰赤色。将子炒过后榨油，油为黄色，点灯照明较亮，吃起来不如麻油味美。

精选 **春季** 蔬果

蔬菜/根茎类

马铃薯

● 别名
土豆、洋芋、山药蛋、馍馍蛋

● 性味
性平，味甘

✿ 马铃薯原产于安第斯山脉，在1589年由荷兰人经过雅加达带入东亚地区。马铃薯是一种十分健康的蔬菜，在欧洲它被称为"大地的苹果"。

● 功效
和胃健中，解毒消肿

● 主治
癌症、高血压、消化不良、便秘、感冒、疲劳

疗效特征

○ **宽肠通便** 马铃薯的主要成分为淀粉，同时还含有丰富的蛋白质、B族维生素、维生素C等，能很好地促进脾胃的消化。此外，它还含有大量膳食纤维，能帮助机体及时排泄，起到宽肠通便、预防肠道疾病的作用。

○ **预防动脉硬化** 马铃薯含大量有特殊保护作用的黏液蛋白，能使消化道、呼吸道以及关节腔保持润滑，因此可以预防心血管系统的脂肪沉积，保持血管的弹性，从而有利于预防动脉粥样硬化的发生。

○ **解毒消肿** 马铃薯富含钾元素，可以将盐分排出体外，降低血压，消除水肿。同时马铃薯还是一种碱性蔬菜，可以保持体内酸碱平衡，因此具有美容和抗衰老的作用。

○ **和胃健中** 马铃薯对消化不良和排尿不畅有很好疗效，也是治疗胃病、心脏病、糖尿病、习惯性便秘、皮肤湿疹等病症的优质保健食物。

选购小窍门

马铃薯的盛产季节为秋季到初冬。无论选购何种马铃薯，都应挑选形状丰满、表面无伤痕或皱纹的为佳。切记不可挑选外皮呈现绿色或发芽的马铃薯。

营养档案

100克马铃薯中含有

人体必需营养素	蛋白质	2.0克
	碳水化合物	17.2克
	脂肪	0.2克
	膳食纤维	0.7克
维生素	A	5微克
	B$_1$	0.08毫克
	B$_2$	0.04毫克
	B$_6$	0.18毫克
	C	16毫克
	E	0.34毫克
	胡萝卜素	30微克
	叶酸	21微克
	泛酸	1.3毫克
	尼克酸	1.1毫克
矿物质	钙	8毫克
	铁	0.8毫克
	磷	40毫克
	钾	342毫克
	钠	2.7毫克
	镁	23毫克
	锌	0.37毫克
	硒	0.78微克
	铜	0.12毫克

春季水果 春季菜谷 夏季水果 夏季菜谷 秋季水果 秋季菜谷 冬季水果 冬季菜谷

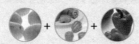

养生厨房

炝拌土豆丝

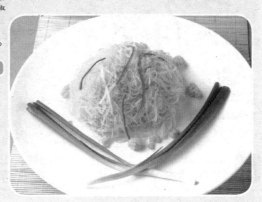

脂肪低+减肥

土豆　青椒　红椒

材料

【材料】土豆2个、青椒红椒各1个。

【调料】盐、糖、大料、醋、味精、蒜适量。

做法

① 将土豆洗净切丝，过冷水；青椒、红椒洗净切丝；

② 将红椒、青椒、土豆先后在沸水中焯熟，捞出冲凉，控干水分；

③ 炒锅上火，放油烧热，放入大料爆出香味，淋在土豆丝上，加适量盐、味精、糖、醋，搅拌均匀，撒上蒜末即可。

 中医课堂

＜ 主治 ＞	＜ 材料 ＞	＜ 用法 ＞
烫伤	鲜马铃薯 1个	切薄片，贴在烫伤处可止痛消肿。
膝关节痛	鲜马铃薯 适量 + 生姜适量	将二者捣烂后敷在红肿的关节处。
慢性便秘	鲜马铃薯 20克 + 鲜莲藕30克 	将二者洗净捣烂，挤汁服用。
头晕目眩，四肢乏力	马铃薯 30克 + 樱桃 10克  + 苹果 10克	共同榨汁饮用即可。

 饮食宜忌

宜

✓ 一般人群均可食用；

✓ 适宜脾胃气虚、营养不良、胃及十二指肠溃疡患者；

✓ 适宜癌症、高血压、动脉硬化、习惯性便秘患者。

忌

✕ 已经长芽的马铃薯禁止食用，以免中毒；

✕ 消化不良者，不宜多食。

 马铃薯面面观

【出产地】俄罗斯、波兰、中国、美国是世界上主要的马铃薯生产国，而中国以西南山区、西北、东北地区和内蒙古为主产区。

【所属科系】属茄科草本植物。

【成熟周期】马铃薯有一年生和一年两季生两种，其周期随之不同。

【种植时间】最佳时间是在惊蛰后、春分前。

【食用部分】块茎。

【药用部分】汁：治消化性溃疡、烫伤、胁痛。

块茎：治便秘、胃溃疡、十二指肠溃疡、腹痛、脾胃虚弱、消化不良、急性胃肠炎、腮腺炎、胃痛、心悸等。

香菇

精选 春季 蔬果
蔬菜/菌类

香菇是世界上著名的食用菌之一，因为它含有一种特有的香味物质——香菇精，具有独特的菇香，味道特别鲜美，所以被称为"香菇"。

别名
冬菇、香菌、爪菰、花菇、香蕈、香菰

性味
性平、凉，味甘

功效
益智安神，补肝益肾，健脾利胃，益气补血

主治
食欲不振、身体虚弱、小便失禁、便秘、肥胖、肿瘤

营养档案

100克香菇中含有

人体必需营养素	蛋白质	20克
	碳水化合物	61.7克
	脂肪	1.2克
	膳食纤维	31.6克
维生素	A	3微克
	B$_1$	0.19毫克
	B$_2$	1.26毫克
	B$_6$	0.45毫克
	B$_{12}$	1.7微克
	C	5毫克
	D	17微克
	E	0.66毫克
	胡萝卜素	20微克
	叶酸	240微克
	泛酸	16.8毫克
	尼克酸	20.5毫克
矿物质	钙	83毫克
	铁	10.5毫克
	磷	258毫克
	钾	464毫克
	钠	11.2毫克
	镁	147毫克
	锌	8.57毫克
	硒	6.42微克
	铜	1.03毫克

疗效特征

益气补血 香菇不但营养丰富，具有低脂肪、高蛋白、含多种维生素、多种氨基酸和多糖的特点，同时还具有很高的药用价值，富含可以降血压、降胆固醇、降血脂的物质，因此对预防动脉硬化、肝硬化、血管病变等疾病有一定的积极意义。

健体防病 香菇中所含的多糖可以提高机体的免疫功能，而菌盖部分所含的核糖核酸又具有防癌抗癌的功效。此外，常食香菇还能治疗糖尿病、肺结核、传染性肝炎、神经炎等疾病，又可防治消化不良、便秘等。

健脾利胃 香菇味甘，性平，有补脾胃、益气、促进免疫功能、抗肝炎、抗肿瘤、抗病毒等作用，所含香菇多糖或香菇热水提取物有抗氧化作用。

抗衰老 对于女性来说，香菇也是一种食疗佳品，因为香菇的水提取物具有延缓衰老的功效，是一种不可多得的美容佳品。

选购小窍门

香菇以菌盖肥厚，边缘曲收，伞盖皱褶明显，内侧为乳白色，菇柄短粗，菇苞未开且菇肉厚实的为佳。有些香菇伞盖呈裂开状，挑选时要仔细观察是否是自然生成，若是人为，则最好不要购买。

饮食宜忌

 香菇面面观

宜	✓ 一般人群均可食用； ✓ 适宜贫血、抵抗力低下患者； ✓ 适宜高脂血、高血压、动脉硬化患者； ✓ 糖尿病、癌症及肾炎患者可多吃； ✓ 宜与木瓜、豆腐、鸡腿、薏苡仁等搭配食用。
忌	✗ 患有皮肤瘙痒症和脾胃寒湿气滞的人应忌食； ✗ 不宜与鹌鹑肉、鹌鹑蛋同食，易引起身体不适； ✗ 不宜与河蟹、番茄同食，否则阻碍营养吸收。

【出产地】我国是香菇的主产地，其中浙江省龙泉市、景宁县、庆元县为最早培植的地区。
【所属科系】属口蘑科菌类。
【种植时间】人工培植的时间因区域而有所不同。
【食用部分】子实体。
【药用部分】子实体全体：治脾胃虚弱、食欲不振、高血压、高脂血、动脉硬化、慢性肝炎、抗肿瘤、糖尿病、贫血等。

 中医课堂

‹ 主治 ›	‹ 材料 ›	‹ 用法 ›
脾胃虚弱	香菇 适量 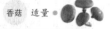	▶ 油煎后再煮汤食之。
食欲不振	干香菇 10克 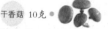	▶ 水发香菇后加水和调料煮汤食用。
高脂血	鲜香菇 250克 + 大蒜50克 	▶ 用植物油炒后，加水煮汤食。
小儿荨麻疹，慢性胃炎	水发香菇 适量 + 猪瘦肉 适量 + 大米 适量 	▶ 香菇切丝，猪肉切末与大米共煮。

养生厨房

 + + ▶ **香菇炖杏仁** 🔥

香菇 杏仁 青豆

低脂肪+高蛋白+健肝护肝

● **材料**

【材料】水发香菇150克，杏仁50克，青豆30克。
【调料】味精、酱油、白糖、湿淀粉、麻油、花生油适量。

● **做法**

① 水发香菇去杂质洗净，沥干水分；杏仁洗净，下油锅中略炸；
② 炒锅烧热，放入花生油，放入香菇和杏仁、青豆略煸炒；
③ 加白糖、高汤、酱油、味精，用旺火烧沸后改小火，炖至入味，再用湿淀粉勾芡，淋上麻油即可。

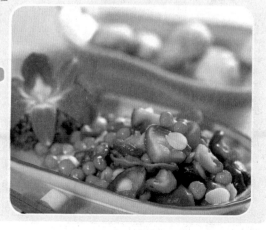

金针菇

精选**春季**
蔬果

蔬菜/**菌类**

金针菇不仅含丰富的营养，而且最新研究表明，它还具有一种抗癌的物质，能有效地抑制癌细胞，越来越受到人们的青睐。

- **别名**
  朴菰、冻菌、金菇、毛柄金钱菌、智力菇

- **性味**
  性寒，味甘、咸

- **功效**
  补肝，益肠胃

- **主治**
  肝病、胃肠道炎症、溃疡、癌症

营养档案

100克金针菇中含有

人体必需营养素		
	蛋白质	2.4克
	碳水化合物	6克
	脂肪	0.4克
	膳食纤维	2.7克
维生素	A	5微克
	B_1	0.15毫克
	B_2	0.19毫克
	C	2毫克
	D	1微克
	E	1.14毫克
	胡萝卜素	30微克
	硫胺素	0.15毫克
	核黄素	0.19毫克
	尼克酸	4.1毫克
矿物质	铁	1.4毫克
	锰	0.1毫克
	磷	97毫克
	钾	195毫克
	钠	4.3毫克
	镁	17毫克
	锌	0.39毫克
	硒	0.28微克
	铜	0.14毫克

疗效特征

益智补脑 金针菇不仅味道鲜美，而且营养丰富，是拌凉菜和火锅食品的原料之一。金针菇含有丰富的人体必需的氨基酸，尤其赖氨酸和精氨酸含量较多。而且锌含量也比较高，锌元素对增强智力，尤其是对儿童的身高和智力发育有重要的作用。

防癌抗癌 金针菇中含有一种叫朴菇素的物质，可以增强机体对癌细胞的抵抗能力，因此常食金针菇可起到防癌、抗癌的作用。金针菇还具有抑制血脂升高、降低胆固醇的功效，可以防治心脑血管疾病。

强体健身 金针菇能有效地增强机体的生物活性，促进身体的新陈代谢，有利于人体对食物中各种营养素的吸收和利用，因此对生长发育的帮助很大。经常食用金针菇可以缓解疲劳，抗菌消炎，清除体内的杂质，同时还可以预防肝脏疾病和肠胃道溃疡，增强机体抗病能力，强健身体。

选购小窍门

购买金针菇时，要选择纯白色、淡黄色或黄褐色，新鲜亮泽的，要有一定的水分，菌盖和茎上没有斑点、无缺损、无褶皱、根部切割整齐、无杂质的。白色的金针菇和黄色的营养价值基本相同。

饮食宜忌

宜	✓ 一般人群均可食用; ✓ 适合气血不足、营养不良的老人、儿童食用; ✓ 癌症、肝脏病及胃肠道溃疡、心脑血管疾病患者宜多吃。
忌	✗ 金针菇性凉,脾胃虚寒的人不宜吃得太多。

金针菇面面观

【出产地】我国东起江苏,西至新疆,南起云南,北至黑龙江,均出产金针菇。

【所属科系】属白蘑科菌类。

【成熟周期】江南各省以3个月为出菇周期;长江以北的省份和高海拔低气温的山区则以2个月为出菇周期。

【种植时间】一般人工栽培在秋冬与早春时。

【食用部分】子实体。

【药用部分】子实体全体:主治肝病、胃肠道炎症、溃疡、癌瘤等。

中医课堂

‹ 主治 ›	‹ 材料 ›	‹ 用法 ›
肝炎	金针菇100克 + 猪肝300克	▶ 猪肝切片用薯粉拌匀,与金针菇同煮,加入调料即可。
气血不足	金针菇100克 + 童子鸡250克	▶ 将童子鸡炖至九成熟,放入金针菇,炖熟即可。
胃弱	金针菇150克 + 猪瘦肉250克	▶ 先将肉片煮沸,再放入金针菇和调料,炖熟即可。

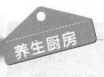

养生厨房

小油菜炖金针菇

金针菇 + 小油菜 ▶ **营养滋补+对高血压、糖尿病人都有补益作用**

材料

【材料】金针菇100克、小油菜4棵。

【调料】盐少许,鸡精、香油适量。

做法

① 金针菇泡发,去蒂洗净;小油菜择干净,叶子一片片撕下来,淘洗干净;

② 水锅置上,放入鸡汤烧热,加入金针菇、盐煮熟;

③ 加入小油菜再煮2分钟,淋入香油即可。

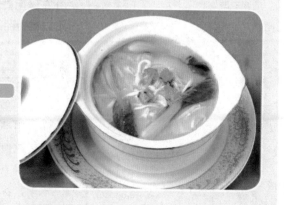

小米

小米属禾本科，性喜温暖，适应性强。小米粒小，颜色淡黄或深黄，质地较硬，制成品有甜香味。小米熬粥营养丰富，有"代参汤"之美称。

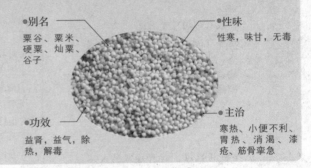

● 别名
粟谷、粟米、硬粟、灿粟、谷子

● 性味
性寒，味甘，无毒

● 功效
益肾，益气，除热，解毒

● 主治
寒热、小便不利、胃热、消渴、漆疮、筋骨挛急

营养档案

100克小米中含有

人体必需营养素	蛋白质	9.0克
	碳水化合物	75.1克
	脂肪	3.1克
	膳食纤维	1.6克
维生素	A	17微克
	B₁	0.33毫克
	B₂	0.1毫克
	B₆	0.18毫克
	B₁₂	73微克
	E	3.63毫克
	生物素	143微克
	胡萝卜素	100微克
	叶酸	29微克
	泛酸	1.7毫克
	尼克酸	1.5毫克
矿物质	钙	41毫克
	铁	5.1毫克
	磷	229毫克
	钾	287毫克
	钠	4.3毫克
	镁	107毫克
	锌	1.87毫克
	硒	4.74微克
	铜	0.54毫克

疗效特征

○补虚养血 我国北方许多妇女在生育后，都用小米加红糖来调养身体。因为小米具有滋阴养血的功能，可以使产妇虚寒的体质得到调养，帮助她们恢复体力。

○益气养身 小米富含维生素B₁、B₁₂，具有防止消化不良及口角生疮的功效，还有防止反胃、呕吐的作用。此外，多吃小米可美容，具有减轻皱纹、色斑、色素沉着的功效。

○壮阳 小米中所含的锰和硒，有利于生成谷胱甘肽，改善性功能，从而能维持性欲、精子数量、交配能力、生殖功能的健康正常。

○滋阴优生 小米中含丰富的维生素B₂，对女性会阴瘙痒、阴唇皮炎和白带过多等症有很好的预防作用；同时还能有效地改善男性阴囊皮肤出现渗液、糜烂、脱屑等现象。另外，妊娠期妇女多补充维生素B₂，可以保证胎儿所需，避免骨骼畸形，维持胎儿的生长发育正常。

选购小窍门

一般小米呈鲜艳自然黄色，光泽圆润，用手轻捏时手上不会染上黄色。若用姜黄或地板黄等色素染过，在用手轻捏时会在手上染上黄色。也可把少量小米放入水中，若水变黄则该小米染过色。

养生厨房

红枣小米粥

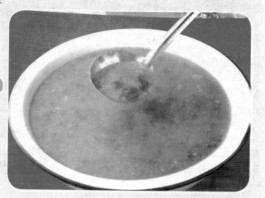

小米 + 红枣

养胃下乳+补益肾气

● 材料

【材料】小米50克、红枣适量。

● 做法

① 小米挑净泥沙杂质，再用清水淘洗干净；

② 在锅中加适量的水和红枣，大火煮沸后改小火慢慢熬煮，待米煮烂即可。

中医课堂

‹ 主治 ›	‹ 材料 ›	‹ 用法 ›
贫血	小米 100克 + 龙眼肉30克	▶ 二者煮熟后加入红糖，空腹食用。
血虚	小米 适量 + 花生适量	▶ 二者洗净共同熬浓粥。
白带过多	小米 75克 + 黄芪50克	▶ 黄芪煎煮后去渣留药液熬煮小米。
糖尿病	小米 100克 + 南瓜500克	▶ 二者煮熟后加入冰糖即可食用。

饮食宜忌

宜	✓ 一般人均可食用； ✓ 老人、病人、产妇宜用； ✓ 适宜体虚者、消化不良者、口角生疮者食用。
忌	✗ 气滞者应忌用； ✗ 身体虚寒、小便清长者要少食； ✗ 小米忌与杏仁同食。

古代名医论

李时珍说：粟（小米）即梁。穗大而毛长颗粒大的是梁；穗小而毛短颗粒小的就是粟。它们的苗都像茅。粟的成熟分早、晚，大多早熟的皮薄米多，晚熟的皮厚米少。

《滇南本草》："主滋阴，养肾气，健脾胃，暖中。"

《日用本草》："和中益气。"

《纲目》："煮粥食益丹田，补虚损，开肠胃。"

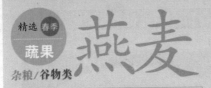

>> ● 益肝和胃 · 护肤美容

精选 春季 蔬果

燕麦

杂粮/谷物类

燕麦在我国种植历史悠久，遍及各山区、高原和北部高寒冷凉地带。燕麦的医疗价值和保健作用，已被古今中外医学界所公认。

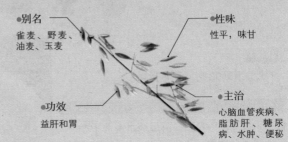

● 别名
雀麦、野麦、油麦、玉麦

● 性味
性平，味甘

● 功效
益肝和胃

● 主治
心脑血管疾病、脂肪肝、糖尿病、水肿、便秘

营养档案

100克燕麦中含有

人体必需营养素	蛋白质	15克
	碳水化合物	61.6克
	脂肪	6.7克
	膳食纤维	5.3克
维生素	A	420微克
	B_1	0.3毫克
	B_2	0.13毫克
	B_6	0.16毫克
	B_{12}	54.4微克
	E	3.07毫克
	生物素	73微克
	叶酸	25微克
	泛酸	1.1毫克
	尼克酸	1.2毫克
矿物质	钙	186毫克
	铁	7毫克
	磷	291毫克
	钾	214毫克
	钠	3.7毫克
	镁	177毫克
	锌	2.59毫克
	硒	4.31微克
	铜	0.45毫克

疗效特征

○ 调节气血 燕麦可以降低人体中的胆固醇，对中老年人的主要威胁——心脑血管病能起到一定的预防作用。裸燕麦能预防和治疗由高脂血引发的心脑血管疾病，对于因肝肾病变、脂肪肝等引起的继发性高脂血症也有同样明显的疗效。

○ 预防糖尿病 长期食用燕麦片，有利于糖尿病和肥胖病的控制。燕麦中的膳食纤维长时间停留在胃里，延缓淀粉的消化吸收，进而延缓餐后血糖上升的速度，使胰岛素有足够的时间被合理利用，从而起到调节血糖、预防糖尿病的作用。

○ 瘦身美容 燕麦含有高黏稠度的可溶性纤维，能延缓胃的排空，增加饱腹感，控制食欲，达到瘦身的效果。燕麦富含的维生素E、铜、锌、硒、镁，能清除人体内多余的自由基，对皮肤有益；丰富的膳食纤维能滑肠通便，有效地排出毒素，从而起到养颜的作用。

选购小窍门

甜味很浓的燕麦片，50%以上是糖分；口感细腻黏度不足的产品中燕麦片含量不高；添加奶精、植脂末的产品对健康不利，不宜选购。应选择能看得见燕麦片特有形状的产品。

春季水果

春季菜谷

夏季水果

夏季菜谷

秋季水果

秋季菜谷

冬季水果

冬季菜谷

饮食宜忌

宜
- ✓ 一般人群均可食用；
- ✓ 产妇、婴幼儿、老年人宜食；
- ✓ 空勤、海勤人员宜食；
- ✓ 慢性病、脂肪肝、糖尿病、水肿、习惯性便秘、高血压、高脂血、动脉硬化患者宜食。

忌
- ✗ 肠道敏感的人不宜吃太多，以免引起胀气、胃痛或腹泻。

古代名医论

苏恭说：雀麦到处都有，生长在废墟野林中。它的苗叶像小麦但较弱，实像麦但更细。

周定王说：燕麦穗非常细，每穗又分小叉十多个，子也非常细小。将其舂去皮，作面蒸食，或做成饼吃，都可救济荒年。

🌿 中医课堂

‹ 主治 ›	‹ 材料 ›	‹ 用法 ›
体虚自汗，盗汗	燕麦 适量	▶ 研磨成粉状，蒸食。
祛痘	燕麦 适量 + 牛奶适量	▶ 二者混成糊状，涂在脸上10~15分钟，用温水清洗。
皮肤瘙痒	燕麦片 半杯 + 牛奶1/4杯 + 蜂蜜2汤匙	▶ 将三者混合调成干糊状，洗澡时当做沐浴露来用。

养生厨房

薏仁绿豆燕麦粥 🍴

燕麦 + 绿豆 + 薏仁 ▶ **延缓肌肤衰老+美肤**

● 材料

【材料】绿豆30克、粗燕麦片30克、薏仁80克、葡萄干15克、腰果5粒、纯杏仁粉15克、黑芝麻粒3克。

● 做法

① 将薏仁、绿豆洗净，用1000毫升水泡2小时；

② 把所有材料放入锅内同煮，煮沸后转小火续煮至熟烂即可。

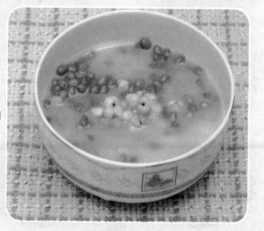

樱桃

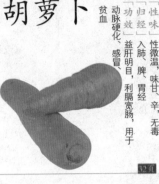

[性味] 性温，味甘、微酸

[归经] 入脾、肾、胃、心、肝经

[功效] 解表透疹，补中益气，健脾和胃，祛风除湿，祛风止痛

14页

胡萝卜

[性味] 性微温，味甘、辛，无毒

[归经] 入肺、脾、胃经

[功效] 益肝明目，利膈宽肠，用于动脉硬化、感冒、贫血

32页

木瓜

[性味] 性温，味酸，无毒

[归经] 入肝、脾、胃、大肠经

[功效] 消食驱虫，清热祛风，杀虫，通乳用于肾炎、便秘

6页

桃

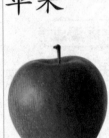

[性味] 性热，味辛、酸、甘，微毒

[归经] 入肺、大肠经

[功效] 补中益气，养阴生津，润肠通便，用于虚劳喘咳、盗汗

20页

梨

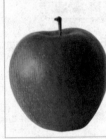

[性味] 性寒，味甘、微酸，无毒

[归经] 入肺、胃、心经

[功效] 润肺清心，消痰止咳，解毒疮，促进消化，增强体力

12页

苹果

[性味] 性凉，味甘、酸

[归经] 入脾、胃、大肠经

[功效] 生津润肺，开胃醒酒，止泻，整肠，消除宿醉，除烦解暑

10页

马铃薯

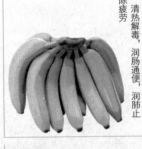

[性味] 性平，味甘

[归经] 入胃、大肠经

[功效] 和胃健中，解毒消肿，用于高血压、感冒、便秘

44页

香蕉

[性味] 性寒，味甘

[归经] 入肺、脾、大肠经

[功效] 清热解毒，润肠通便，润肺止咳，消除疲劳

8页

栗子

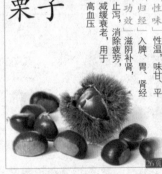

[性味] 性温，味甘、平

[归经] 入脾、胃、肾经

[功效] 滋阴补肾，止泻，消除疲劳，减缓衰老，用于高血压

26页

桑葚

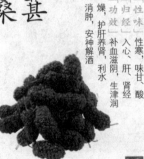

[性味] 性寒，味甘、酸

[归经] 入心、肝、肾经

[功效] 补血滋阴，生津润燥，护肝养肾，利水消肿，安神解酒

34页

洋葱

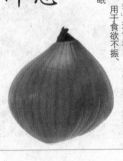

[性味] 性温，味甘、微辛

[归经] 入心、脾、胃经

[功效] 理气和胃，发散风寒，散瘀解毒，用于食欲不振、失眠

38页

菠菜

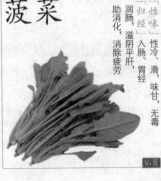

[性味] 性冷、滑，味甘，无毒

[归经] 入肠、胃经

[功效] 润肠，滋阴平肝，助消化，消除疲劳

36页

金针菇

[性味] 性寒，味甘、咸
[归经] 入心、脾、胃经
[功效] 补肝，益肠胃，防癌，用于肝病、胃肠道炎症、溃疡

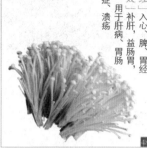

48页

草莓

[性味] 性凉，味甘、酸，无毒
[归经] 入胃、肺、脾经
[功效] 润肺生津，健脾，消暑，解热，利尿，止渴

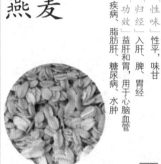

22页

梅子

[性味] 性平，味酸，无毒
[归经] 入肝、脾、肺、大肠经
[功效] 止渴调中，祛痰止吐，除热下痢，用于食欲不振、疲劳

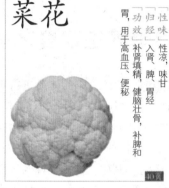

16页

燕麦

[性味] 性平，味甘
[归经] 入肝、脾、胃经
[功效] 益肝和胃，用于心脑血管疾病、脂肪肝、糖尿病、水肿

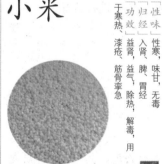

52页

菜花

[性味] 性凉，味甘
[归经] 入肾、脾、胃经
[功效] 补肾填精，健脑壮骨，补脾和胃，用于高血压、便秘

40页

香菇

[性味] 性平，凉，味甘
[归经] 入肝、脾、胃经
[功效] 益智安神，益气补血，健脾利胃，用于身体虚弱

46页

小米

[性味] 性寒，味甘，无毒
[归经] 入肾、脾、胃经
[功效] 益气，除热，解毒，用于寒热、漆疮、筋骨挛急

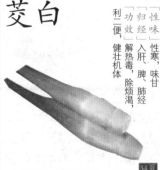

50页

开心果

[性味] 性温，味辛、涩，无毒
[归经] 入肝、胃经
[功效] 补益肺肾，调中顺气，润肠通便，抗衰老，缓解神经衰弱

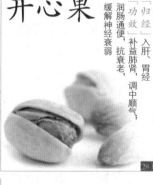

28页

菠萝

[性味] 性平，味甘、微酸
[归经] 入脾、胃、肝、肾、大肠经
[功效] 健脾解渴，消肿祛湿，醒酒益气，预防骨质疏松症，减缓衰老

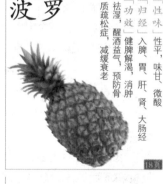

18页

茭白

[性味] 性寒，味甘
[归经] 入肝、脾、肺经
[功效] 解热毒，除烦渴，利二便，健壮机体

34页

油菜

[性味] 性温，味辛，无毒
[归经] 入肝、脾、肺经
[功效] 活血化瘀，解毒消肿，宽肠通便，强化骨骼与牙齿

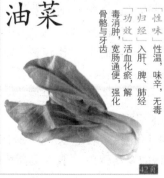

42页

韭菜

[性味] 性温，味辛、甘，无毒
[归经] 入肝、胃、肾经
[功效] 除胃中烦热，健胃整肠，用于便秘、冰冷症、癌症

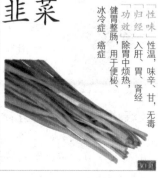

30页

春季养生饮食宜忌

春季养生饮食之宜

⊙春季宜坚持平补或清补原则

春季是各种流行病多发的季节，所以饮食的调节显得尤为重要。中医学认为，春季的进补宜选用清淡且有疏散作用的食物，平补或清补都符合养生之道。其中，春季平补的食物有小麦、荞麦、薏苡仁等谷类，豆浆、豆腐等豆类，橘子、橙子、金橘等果类，这些食物以甘平为主，不寒不热，不腻不燥。在春季一定要根据自己的体质进行平补或清补。不同体质的人，在选取食物时该有针对性，如一些身体虚弱、胃弱、消化吸收能力差的人或阴虚不足者、肢冷畏寒者应选用凉性的食物，需要进行清补，这类食物如甘蔗、荸荠、鸭肉、紫菜、海带、绿豆等。

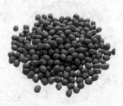

⊙春季饮食宜讲究"三优"原则

春季饮食除了讲究平补和清补外，还要讲究"三优"。一优在于摄取热量较高的主食，平时可选食谷类、芝麻、花生、核桃和黄豆等热量高的食物，以补充冬季的热量消耗以及提供春季的活动所需。二优在于摄取蛋白质丰富的食物，如鱼肉、畜肉、鸡肉、奶类和豆制品，这些食物有利于在气候多变的春季增强机体抗病能力。三优在于摄取维生素和无机盐含量较多的食物，维生素含量多的食物有番茄、韭菜、芹菜、苋菜、白菜等新鲜蔬菜，而海带等海产品，黄、红色水果中含无机盐比较多。春季应多吃"三优"食物。

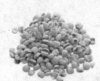

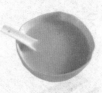

⊙春季提高免疫力宜补充维生素

春季气候乍暖还寒，是呼吸道传染病的高发季节，防止疾病最关键的要素就在于提高身体的免疫力。而从养生的角度讲，关键不在于服用药物，而是通过运动和饮食来提高免疫力。除了主要营养素蛋白质之外，维生素是提高免疫力的首选。如维生素C就能制造干扰素（能破坏病毒、保护白细胞），在感冒时，可用维生素C来增强免疫力。再如维生素E能增强抗体免疫力，清除过滤性病毒、细菌和癌细胞，维持白细胞的稳定。而如果人体缺乏β-胡萝卜素，就会严重削弱身体对病菌的抵抗力。叶酸、维生素B12和人体免疫力也是密切相关的，春季提高免疫力必须保证营养素的充足。

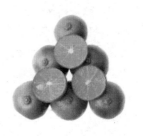

⊙春季饮食宜适当吃点甜食

人体饮食要五味调和，才能身强体健。在春天，从养生的角度讲，应该适当增加甜味食物的摄入，这对身体健康是很有好处的。古代养生著作《摄生消息论》里就曾指出："当春之时，食味宜减酸益甘，以养脾气。"春季饮食应以养肝为先，多吃甜食有利于加强肝、脾、胃的功能。春季应当进食的甜味食物主要有红糖、蜂蜜、花菜、胡萝卜等。同时，春季不能吃过多的酸味食物，更不能过食大辛大热如羊肉、狗肉等食物，否则耗气伤阴。

⊙春季助阳活血宜吃韭菜

韭菜又名起阳菜、长生韭、扁菜等，性温、味甘、辛。据研究，韭菜叶内含有蛋白质、矿物质、粗纤维和硫化物等，具有降低血脂的作用，对高脂血和冠心病患者有益。不过，韭菜最为人称道的还是它的温肾壮阳作用。韭菜有"春香，夏辣，秋苦，冬甜"之说，以春韭为最好。春天气候冷暖不一，需要保养阳气，而韭菜又是性温之物，最宜养人体阳气。韭菜无论是叶、根，还是种子，都可以入药。正是它的性味，也决定了夏天应该少食韭菜。

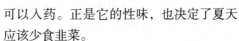

⊙春季养血明目宜多吃荠菜

荠菜又叫护生草、地米菜、香荠、鸡心菜等，属于十字花科，是一种营养丰富、极具药效的野菜。其性味平和，气清香，无毒，诸无所忌。荠菜的幼茎叶可供食用，富含蛋白质、胡萝卜素和多种维生素，还含有钙、磷、铁及大量粗纤维等成分，其营养价值比一般的家种蔬菜高，值得一提的是胡萝卜素含量和胡萝卜相当，维生素C的含量比番茄还要高。荠菜气味清香甘甜、味道鲜美，全草可入药。荠菜对高血压、尿血、鼻出血等病症有较好的防治作用，还能健脾、利水、止血、清热及明目。《现代实用中药》里说："止血，治肺出血，子宫出血，流产出血，月经过多，头痛，目痛或视网膜出血。"因此，荠菜被称为野菜中的上品。荠菜食用烹制方法很多，可拌、可炒、可烩、可做汤，还可做馅包饺子。如荠菜炒鸡片、荠菜烩豆腐、荠菜肉丝汤、荠菜春饼、荠菜馄饨等，都是春日餐桌上不可多得的野蔬佳肴。

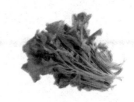

⊙春季调中养颜宜吃樱桃

樱桃素有"春果第一枝"的美誉，目前在中国各地都有栽培。樱桃果实肉厚，味美多汁，色泽鲜艳，营养丰富，其铁的含量尤为突出，超过柑橘、梨和苹果20倍以上，居水果首位；其维生素、矿物质和钾含量也很高。樱桃性温，味甘、微酸，具有补中益气、调中益颜、健脾开胃的功效。春天食用樱桃可发汗、益气、祛风及透疹。樱桃不仅能调中止泄，亦可养

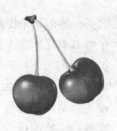

颜美容，能使皮肤嫩白光滑，面色红润。对于烧伤、烫伤、冬日皮肤干燥皲裂均有奇效，如果用樱桃挤水涂搽患处，能使疼痛立止，防止起疱化脓。新鲜的樱桃如外涂还能治疗汗斑等病。不过需要注意，樱桃食多了会使人上火，身体阴虚火旺、鼻出血等症及患热病者应忌食或少食。

⊙春季化痰养肺宜吃枇杷

枇杷又叫卢橘，与樱桃、梅子并称为"三友"。枇杷除了含有一般水果中的维生素等营养素之外，胡萝卜素的含量丰富，在水果中高居第三位。而且，其含糖的种类相当丰富，主要由葡萄糖、果糖和蔗糖组成。枇杷清香鲜甜，果味甘、酸，性平，具有润燥、清肺、止咳、和胃、降逆之功效。其中所含的有机酸，能刺激消化腺分泌，对增进食欲、帮助消化吸收、止渴解暑有一定的作用；所含的苦杏仁苷，能够润肺止咳、祛痰，治疗各种咳

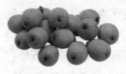

嗽，用于肺痿咳嗽、胸闷多痰。除果实外，枇杷叶及核也是常用的中药材：枇杷叶中含有以橙花叔醇和金合欢醇为主要成分的挥发油类，是有效的镇咳祛痰药，具有清肺胃热、降气化痰的功能，多用于治疗肺热干咳、胃痛、流鼻血、胃热呕秽；枇杷核则多用于治疗疝气、消除水肿。如此看来，在气候多变、万物复苏的春季，枇杷对我们人体的医疗保健作用的确不容小视。

⊙春季消食化痰宜食春笋

阳春三月，细雨绵绵，气温渐暖，春笋旺发，因其肉质鲜嫩，洁白如玉，清香纯正，营养丰富，在宴席上配肉类烹炒，常作为山珍佳肴，故在民间有"蔬中第一品"的美誉。春笋含有充足的水分、丰富的植物蛋白、脂肪、糖类和维生素以及钙、磷、铁等矿物质，所含氨基酸高达16～18种，包括人体必需的赖氨酸、色氨酸、苏氨酸、苯丙氨酸、谷氨酸及胱氨酸等营养素。春笋作为佳蔬，可烧、炒、煮、炖、

焖、煨，还可以和多种食物相配，既可以和肉、禽类及海鲜等荤料合烹，也可辅以食用菌、叶菜类等素菜。中医临床研究认为，春笋味甘性寒，具有"利九窍，通血脉，化痰涎，消食胀"等功效，中国历代中医常用春笋治病保健：鲜春笋煮熟切片，以麻油、盐、姜、醋拌食，对热痰咳喘有良好的辅助治疗作用；用春笋煮粥、拌食，有解酒作用；春笋具有吸附脂肪、促进食物发酵、消化和排泄的功能，所以常食春笋对肥胖者、血脂较高者都大有裨益。

春季养生饮食之忌

⊙春季忌多食温热、辛辣食物

春季因为胃肠积滞较为严重，肝脏处于劣势状态，饮食方面忌多食温热、辛辣食物。中医认为"春日宜省酸增甘，以养脾气"，春季阳气升发，而辛辣发散为阳气，会加重体内的阳气上升、肝功能偏亢，人容易上火伤肝。而此时的胃部也处于虚弱状态，如果食用温热、辛辣的食物，必定有损胃气。所以春天宜多吃点甜味食物，以轻松疏散之品为主，这样既能吸收丰富营养，又具有发散作用，忌多吃温热、辛辣食物。适合春季食用的食物很多，主要有谷物、豆类、蛋类、食用菌和海产品等。

⊙春季孕妇忌食用荠菜

春季的荠菜能养血明目，但是孕妇在春季却是不能吃荠菜的。实验表明，荠菜的提取物有类似催产素的效果，可以促进子宫收缩。如果孕妇食用荠菜，很容易导致妊娠下血或胎动不安，甚至流产。

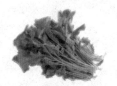

⊙春季食用菠菜忌去根

菠菜以其营养丰富、味道鲜美而成为春季餐桌上受欢迎的时令蔬菜之一。菠菜含有丰富的维生素和矿物质，如叶酸、钾和维生素 D、维生素 E 等。但人们在择菠菜时，往往喜欢把根丢掉，原因就在于根太老，其实这是错误的。菠菜根除含有纤维素、维生素和矿物质外，大量的糖分营养都集中在菠菜的根部。如果把菠菜根配以洋生姜使用，可以控制或预防糖尿病的发生；把菠菜根在水中略烫之后，用芝麻油拌食，有利于肠胃，可治疗高血压和便秘等病症。不过为了求得最佳口感，菠菜根应该在菠菜抽薹开花之前食用。另外，儿童不宜多食菠菜根。菠菜（根）中过多的草酸进入人体后，能和体内的锌、钙结合成难以被吸收的物质排出体外，而锌和钙这两种矿物质的缺乏对儿童的生长发育，尤其骨骼、牙齿的发育极不利，严重的还会导致软骨病。

⊙春季忌无节制食香椿

香椿营养丰富，味道鲜美，深受大家的喜爱，但不可无节制食用，尤其是患痢疾或有慢性皮肤病、淋巴结核、恶性肿瘤的人更应少食。这是因为香椿性平而偏凉，苦降行散，且为大发之物，需温中补虚或患有上述疾病的人食用香椿后会加重病情。唐朝孟诜在《食疗本草》中载："动风，多食令人神昏，血气微。"《随息居饮食谱》云："多食壅气动风，有宿疾者勿食。"所以，不能因为自己喜欢吃香椿，就完全忽视自己的身体状态而不节制地食用。另外，香椿为发物，多食易诱使痼疾复发，所以慢性疾病患者应少食或不食。

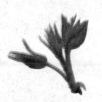

第二章·夏季篇

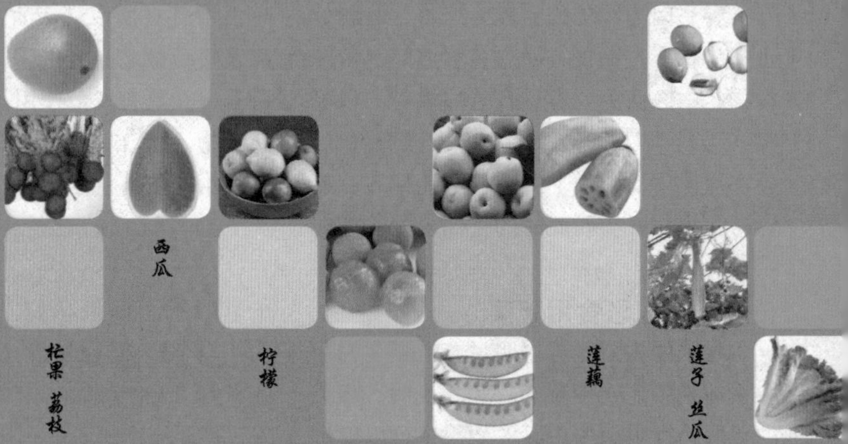

西瓜

杧果 荔枝

柠檬

龙眼

杏豌豆

莲藕

莲子 丝瓜

生菜

闷热的夏季，体内易积热，喝水过多易导致水肿。身体发懒无力、无精打采、无食欲、中暑等是夏季常见症状。另外，在炎热的夏季，人体的胃消化液稀释，致使消化功能减弱，所以人们很容易在

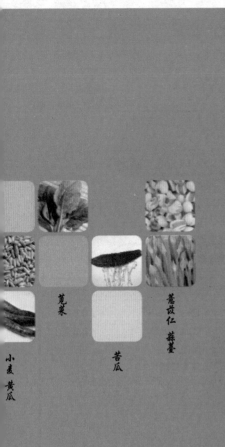

小麦 黄瓜

苋菜

苦瓜

薏苡仁 蒜薹

这个时候出现肠胃不适、消化不良的现象。因此这个时节饮食应以调养为主，可选择具有清热利尿作用的食物，将多余热量及水分排出体外是夏季食物养生的基础。

要注意的是，夏季不宜大量进补，补品大多都

是性温热的，夏季食用容易引起上火，而且人体在这个季节的代谢比较快，补充的养分很快会流失，造成浪费。此外，由于夏季出汗较多，水分流失大，所以宜饮用清暑解毒的饮品，如绿豆汤、柠檬汁、西瓜汁等。

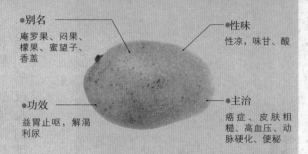

精选 夏季
蔬菜
水果/鲜果类

杜果

杜果原产于热带地区，其味道酸甜，有浓郁的香气，集热带水果精华于一身，有"热带水果之王"的美誉。

●别名
庵罗果、闷果、檬果、蜜望子、香盖

●功效
益胃止呕，解渴利尿

●性味
性凉，味甘、酸

●主治
癌症、皮肤粗糙、高血压、动脉硬化、便秘

疗效特征

益胃止呕 杜果味甘、酸，性凉，能养阴，健脾开胃，防止呕吐，增进食欲，对慢性气管炎有祛痰止咳作用；富含维生素A、维生素C，可用于治慢性胃炎、消化不良、呕吐等症；而且还具有益胃、解渴、利尿、清肠胃的功效，对于晕车、晕船有一定的止吐作用。

防癌抗癌 杜果含有大量的维生素A、杜果酮酸、异杜果醇酸等三醋酸和多酚类化合物，具有抗癌的作用。杜果汁也具有增加胃肠蠕动、排出体内垃圾的作用，因此常食杜果对防治结肠癌有很大益处。

明目美肤 由于杜果中含有大量的维生素，因此常食杜果，可以滋润肌肤，美容养颜。尤其是维生素A的含量是其他水果所无法比的，具有很好的明目作用。

食疗功效 杜果含有多种营养素及维生素C、矿物质等，对动脉硬化及高血压等症有很好的食疗作用。

选购小窍门

选购杜果时，一般以果粒较大，果色鲜艳均匀，表皮无黑斑、无伤疤的为佳。首先闻味道，好的杜果味道浓郁；其次掂重量，较重的杜果水分多，口感好；第三，轻按果肉，成熟的杜果有弹性。

营养档案

100克杜果中含有

人体必需营养素	蛋白质	0.6克
	碳水化合物	8.3克
	脂肪	0.2克
	膳食纤维	1.3克
维生素	A	150微克
	B1	0.01毫克
	B2	0.04毫克
	B6	0.13毫克
	C	23毫克
	E	1.21毫克
	生物素	12微克
	P	120微克
	胡萝卜素	897微克
	叶酸	84微克
	泛酸	0.22毫克
	尼克酸	0.3毫克
矿物质	钙	15毫克
	铁	0.2毫克
	磷	11毫克
	钾	138毫克
	钠	2.8毫克
	镁	14毫克
	锌	0.09毫克
	硒	1.44微克
	铜	0.06毫克

杜果橘子奶 🍴

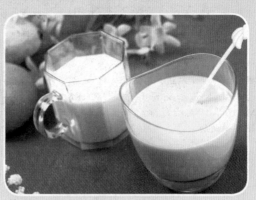

杜果 + 橘子 ► **止渴利尿 + 消除疲劳**

● 材料

〖材料〗杜果150克、橘子1个、鲜奶250毫升。

● 做法

① 将杜果洗干净，去外皮，切成块备用；将橘子去掉外皮，去籽，去内膜；

② 将所有材料一起倒入果汁机内搅打2分钟即可。

🌿 中医课堂 ●

‹ 主治 ›	‹ 材料 ›		‹ 用法 ›
湿疹瘙痒	鲜杜果叶 适量 ●		► 煎水洗患处。
慢性咽喉炎	杜果 1~2个 ●		► 洗净后水煎，代茶饮用。
铁屑入肉	鲜杜果叶 适量 ●		► 捣烂敷在患处。
气逆呕吐	杜果片 40克 +	生姜20克	► 二者加水煎煮，分2次服用。

❌ 饮食宜忌 ●

宜
- ✓ 一般人群均能食用；
- ✓ 晕船者宜食用；
- ✓ 孕妇作闷作呕时宜食用。

忌
- ✗ 皮肤病、肿瘤、糖尿病患者需忌食；
- ✗ 饱饭后不可食用；
- ✗ 不可与大蒜等辛辣食物同食；
- ✗ 过敏体质的人可引起皮炎，应慎食。

杜果面面观

【出产地】原产自马来西亚和印度。

【所属科系】属漆树科果实。

【成熟周期】杜果从子房膨大到完全成熟需要110~150天，果实在五月中下旬至八九月间成熟。

【食用部分】果实。

【药用部分】果核：驱虫，治疝气痛、肠寄生虫。根皮：清暑热，止血，解疮毒。叶：气胀，止痒，疳积，止血，消肿。花：消炎，治胃气虚弱、咽干口渴、眩晕呕逆、高血压、动脉硬化。

精选 夏季 蔬果

西瓜

水果/鲜果类

四五世纪时，由西域传入我国，因为是从西方进入，所以便命名为"西瓜"。英语称为"Water Melon"，它的成分中90%是水，10%则是糖。

别名
寒瓜、夏瓜、水瓜

性味
性寒，味甘、淡，无毒

功效
清热除烦，解暑生津，利尿

主治
高血压、动脉硬化、膀胱炎、肾脏病、水肿、宿醉

疗效特征

利尿 西瓜汁内含有利尿作用的钾与瓜氨酸，由于西瓜有较强的利尿作用，因此被用于治疗多种疾病。它除了能改善水肿之外，还能将多余的盐分与尿一起排出，因此对高血压、动脉硬化、膀胱炎、肾炎具有良好的治疗效果，而且西瓜外皮的利尿作用比果瓤更强。

美容养颜 西瓜还具有美容养颜的功效，新鲜的西瓜汁和鲜嫩的瓜皮都可增加皮肤弹性，减少皱纹，为皮肤增加光泽。

利水消肿 西瓜所含的糖和钾盐有利水消肿、消除肾炎的功效；含有的蛋白酶能把不溶性蛋白质转为可溶性的蛋白，并含有能使血压降低的物质，所以对肝硬化腹水或慢性肾炎水肿均有利水消肿作用。

解暑生津 西瓜皮甘凉，可消暑止渴，常用于暑热烦渴、小便短赤、水肿、肾炎水肿、高血压、糖尿病、口舌生疮等症。

选购小窍门

瓜皮光滑、花纹清晰明显、底面发黄的西瓜已成熟；瓜皮有茸毛、暗淡无光、花斑和纹路不清楚的不熟。用手指弹瓜，发出"嘭嘭"声的则熟；"当当"声则表示没熟；"噗噗"声表示过于成熟。

营养档案

100克西瓜中含有

人体必需营养素		
	蛋白质	0.6克
	碳水化合物	5.8克
	脂肪	0.1克
	膳食纤维	0.3克

维生素		
	A	75微克
	B₁	0.02毫克
	B₂	0.03毫克
	B₆	0.07毫克
	C	6毫克
	E	0.1毫克
	生物素	22微克
	胡萝卜素	450微克
	叶酸	3微克
	泛酸	0.2毫克
	尼克酸	0.2毫克

矿物质		
	钙	8毫克
	铁	0.3毫克
	磷	9毫克
	钾	87毫克
	钠	3.2毫克
	镁	8毫克
	锌	0.1毫克
	硒	0.17微克
	铜	0.05毫克

养生厨房

西瓜香蕉蜜汁

西瓜 + 香蕉 + 菠萝 + 苹果 ▶ 利尿+纤体+减肥

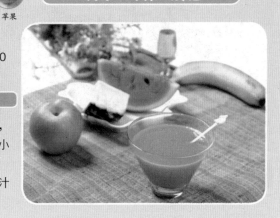

● 材料

【材料】西瓜70克、香蕉1根、菠萝70克、苹果1/2个、蜂蜜30克、碎冰60克。

● 做法

① 菠萝去皮，切块；苹果洗净，去皮，去籽，切成小块备用；香蕉去皮后切成小块；西瓜去皮后切成小块；

② 将碎冰、西瓜块及其他材料放入果汁机，以高速搅打30秒即可。

中医课堂

‹ 主治 ›	‹ 材料 ›		‹ 用法 ›
月经过多	西瓜子 15克		研末开水冲服，早晚各1次。
急性尿道炎，膀胱炎	西瓜皮 30～60克		加水煎服。
高血压	西瓜子仁 9～15克		煎汤内服，或生吃，或炒熟嚼食。
血尿，尿痛	西瓜 30克 +	鲜莲藕25克	榨汁服用，每日2～3次。

饮食宜忌

宜
- ✓ 一般人群均可食用；
- ✓ 适宜急慢性肾炎、高血压、胆囊炎患者；
- ✓ 适宜高热不退者食用。

忌
- ✗ 西瓜含糖量高，糖尿病患者应少食；
- ✗ 脾胃虚寒、湿盛便溏的人也不宜食用；
- ✗ 西瓜不能与羊肉同食。

 古代名医论

　　李时珍说：按胡峤的《陷虏记》所说，峤征回纥，得此种归，名西瓜。则西瓜自五代时进入中国，现南北都有种植，而南方所出的味道稍逊于北方。西瓜也属甜瓜之类，二月下种，蔓生，花叶都像甜瓜。七八月果实成熟，有围长超过一尺的，甚至达二尺的。皮上棱线或有或无，颜色或青或绿，瓜瓤或白或红，红的味尤好，子或黄或红，或黑或白，白的味不好。味有甘，有淡，有酸，酸的为下。

荔枝

精选 夏季
蔬果

水果/鲜果类

荔枝营养丰富，果肉中含糖量高达20%，每100毫升果汁中，维生素C含量可达70毫克，还含有蛋白质、脂肪、柠檬酸、果酸、磷、钙、铁等营养成分。

● 别名

丹荔、丽枝、香果、勒荔、离支

● 性味

性平，味甘，无毒

● 功效

补脾益肝，理气补血，温中止痛，补心安神

● 主治

失眠、健忘、出血、糖尿病、皮肤粗糙

疗效特征

补心安神 荔枝所含的丰富糖分具有补充能量、增加营养的作用。研究证明，荔枝对大脑有补养的作用，能够改善失眠、健忘、疲劳等症状。荔枝果肉所含的丰富的维生素C和蛋白质，有助于增强机体免疫力，提高抗病能力。

美容祛斑 荔枝中含有多种人体所需的维生素，可以有效促进血液循环，防止雀斑的产生，使皮肤光滑细腻，红润有光泽。

补脾益肝 中医认为荔枝可止呃逆，治腹泻，是顽固性呃逆及五更泻患者的食疗佳果。不仅如此，长期食用荔枝还有消肿解毒、止血止痛、开胃益脾和促进食欲的功效。

理气补血 荔枝对B型肝炎病毒表面抗原有抑制作用。还可使血糖下降，肝糖元含量降低，可应用于治疗糖尿病。对身体虚弱，病后津液不足者，可作为补品食用。俗语说："吃龙眼会流鼻血，而吃荔枝不会流鼻血。"

选购小窍门

选购荔枝时，以色泽鲜艳、个大均匀、鲜嫩多汁、皮薄肉厚、气味香甜的为佳。质量好的荔枝轻捏时手感发紧且有弹性。如果荔枝外壳的龟裂片平坦、缝合线明显，表示味道一定会很甜。

营养档案

100克荔枝中含有

人体必需营养素	蛋白质	0.9克
	碳水化合物	16.6克
	脂肪	0.2克
	膳食纤维	0.5克
维生素	A	2微克
	B$_1$	0.1毫克
	B$_2$	0.04毫克
	B$_6$	0.09毫克
	C	41毫克
	E	0.1毫克
	生物素	12微克
	胡萝卜素	10微克
	叶酸	100微克
	泛酸	1毫克
	尼克酸	1.1毫克
矿物质	钙	2毫克
	铁	0.4毫克
	磷	24毫克
	钾	151毫克
	钠	1.7毫克
	镁	12毫克
	锌	0.17毫克
	硒	0.14微克
	铜	0.16毫克

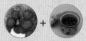

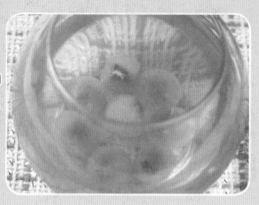

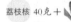

养生厨房

荔枝醋饮

荔枝 + 醋 ▶ 润肺补肾+排出毒素+润泽皮肤

● 材料

【材料】醋500毫升、荔枝500克。

● 做法

① 将荔枝洗净放入瓶中，倒入醋；

② 发酵2个月后饮用，3~4个月以后饮用风味更佳。

注：荔枝食用过多容易上火，有内热者应少食。

中医课堂

主治	材料	用法
哮喘	荔枝干 15克	去壳取肉，加水炖烂服用。
毒疮	荔枝肉 适量	捣烂，外敷患处。
气管炎咳嗽	鲜荔枝 50克 + 红茶1克	开水浸泡代茶饮。
胃脘胀痛	荔枝核 40克 + 木香25克	二者晒干研末，每次用水送服3克。

饮食宜忌

宜
- ✓ 一般人群均可食用；
- ✓ 产妇、老人及病后调养者尤其适宜食用；
- ✓ 贫血、胃寒、身体虚弱者宜食。

忌
- ✗ 糖尿病患者忌食；
- ✗ 咽喉干疼、牙龈肿痛者忌食；
- ✗ 鼻出血者应忌食。

古代名医论

李时珍说：荔枝是热带果实，最怕寒冷。荔枝易种植而根浮，很耐久，有数百年的荔枝树还能结果实。荔枝新鲜时肉色白，晒干后则为红色。日晒火烘，卤浸蜜煎，都能久存。荔枝最忌麝香，若接触到，则花果尽落。

《玉楸药解》：荔枝，甘温滋润，最益脾肝精血，阳败血寒，最宜此味。干者味减，不如鲜者，而气质和平，补益无损，不至助火生热，则大胜鲜者。

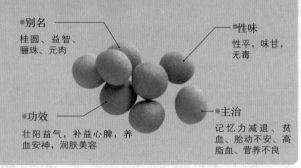

精选 夏季
蔬果

龙眼

水果/鲜果类

❀ 龙眼俗称"桂圆"，是我国南亚热带特产，果实营养丰富，被视为珍贵的补品，历来备受人们喜爱。李时珍曾有"资益以龙眼为良"的评价。

● **别名**
桂圆、益智、骊珠、元肉

● **性味**
性平，味甘，无毒

● **功效**
壮阳益气，补益心脾，养血安神，润肤美容

● **主治**
记忆力减退、贫血、胎动不安、高脂血、营养不良

疗效特征

○ **养血安神** 龙眼富含多种营养，因而有很高的食疗价值。它含有丰富的葡萄糖、蔗糖及蛋白质等，含铁量也较高，在提高热能、补充营养的同时，又能促进血红蛋白再生以补血；有镇静作用，对神经性心悸有一定的疗效。

○ **益气补脑** 龙眼肉除对全身有补益作用外，还对脑细胞特别有益，能增强记忆力，消除疲劳。

○ **补益心脾** 龙眼中还含有大量尼克酸，可用于治疗因尼克酸缺乏而引起的腹泻、痴呆、皮炎，甚至精神失常等症。食用龙眼后少喝开水，以免胀肚。常流鼻水者少吃。

○ **滋补身心** 龙眼营养丰富，自古以来就深受人们喜爱，更被看作是珍贵补品，其滋补功能不言而喻。龙眼肉有抗衰老作用；煎剂对痢疾杆菌有抑制作用；此外龙眼肉还可以安胎，并具有降血脂、增加冠状动脉血流量的作用。

选购小窍门

选购龙眼，应挑选外壳粗糙、颜色黯淡的，若外壳发亮、发黄，则表示不新鲜。也可以剥开外壳看果实的颜色，新鲜果实的颜色应洁白光亮，若出现红褐色血丝纹，则为不新鲜果实。

营养档案

100克龙眼中含有

类别	营养成分	含量
人体必需营养素	蛋白质	1.2克
	碳水化合物	16.6克
	脂肪	0.1克
	膳食纤维	0.4克
维生素	A	3微克
	B_1	0.01毫克
	B_2	0.14毫克
	B_6	0.2毫克
	C	43毫克
	生物素	20微克
	胡萝卜素	20微克
	叶酸	20微克
	尼克酸	1.3毫克
矿物质	钙	6毫克
	铁	0.2毫克
	磷	30毫克
	钾	248毫克
	钠	3.9毫克
	镁	10毫克
	锌	0.4毫克
	硒	0.83微克
	铜	0.1毫克

左侧栏：春季水果　春季菜谷　夏季水果　夏季菜谷　秋季水果　秋季菜谷　冬季水果　冬季菜谷

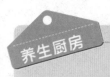
养生厨房

龙眼芦荟冰糖露

 龙眼 ＋ 芦荟 ▶ 补血+滋润皮肤+防止皱纹产生

 材料

【材料】龙眼80克、芦荟100克、冰糖适量、开水300毫升。

做法

① 将龙眼洗净，剥去外壳，取肉；芦荟洗净，去皮；

② 龙眼放入小碗中，加沸水，加盖闷约5分钟，让它软化，放凉；

③ 将准备好的材料放入果汁机中，加开水，快速搅拌，再加入适量冰糖即可。

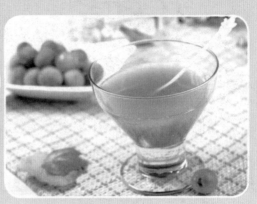

中医课堂

‹ 主治 ›	‹ 材料 ›		‹ 用法 ›
急性胃肠炎	龙眼核 适量		▶ 研末温水送服，每次25克。
妇女经闭	龙眼肉 40克 +	红枣5枚	▶ 加适量水，炖食。
胃口不佳，脾虚泄泻	龙眼肉 20克 +	白术10克	▶ 加水煎，早晚各服1次。
气血两虚，胃下垂	龙眼肉 15克 +	白糖15克	▶ 加水炖食，连食10天。

饮食宜忌

宜

✓ 一般人群均可食用；
✓ 适宜体质弱、记忆力低下、头晕失眠者食用；
✓ 虚弱的老年人及妇女宜食用；
✓ 适宜与酸枣仁、生姜、莲肉、芡实搭配食用。

忌

✗ 若有上火发炎的症状时，不宜食用；
✗ 孕妇不宜过多食用。

 古代名医论

苏颂说：今闽、广、蜀地出荔枝的地方都有龙眼。龙眼树高二三丈，像荔枝而枝叶微小，冬季不凋。春末夏初，开细白花。七月果实成熟，壳为青黄色，有鳞甲样的纹理，圆形，大如弹丸，核像木子但不坚，肉薄于荔枝，白而有浆，甘甜如蜜。龙眼树结果实非常多，每枝结二三十颗，成穗状像葡萄。

李时珍说：龙眼为正圆形。龙眼树性畏寒，白露后才可采摘，可晒焙成龙眼干。

精选 夏季
蔬果
柠檬
水果/鲜果类

柠檬的果实汁多肉脆，具有芳香的气味，它含有丰富的柠檬酸，因此被誉为"柠檬酸仓库"。又因其味极酸，受到孕妇的喜爱，所以又称"益母果"或"益母子"。

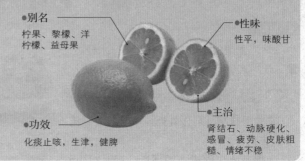

● 别名
柠果、黎檬、洋柠檬、益母果

● 功效
化痰止咳，生津，健脾

● 性味
性平，味酸甘

● 主治
肾结石、动脉硬化、感冒、疲劳、皮肤粗糙、情绪不稳

营养档案

100克柠檬中含有

人体必需营养素	蛋白质	1.1克
	碳水化合物	6.2克
	脂肪	1.2克
	膳食纤维	1.3克
维生素	A	4微克
	B₁	0.05毫克
	B₂	0.02毫克
	B₆	0.08毫克
	C	22毫克
	E	1.14毫克
	生物素	37微克
	P	560微克
	胡萝卜素	130微克
	叶酸	31微克
	泛酸	0.2毫克
	尼克酸	0.6毫克
矿物质	钙	101毫克
	铁	0.8毫克
	磷	22毫克
	钾	209毫克
	钠	1.1毫克
	镁	37毫克
	锌	0.65毫克
	硒	0.5微克
	铜	0.14毫克

疗效特征

祛斑美肤 柠檬的强烈酸味源自于其所含的维生素C与柠檬酸，它们都具有美白肌肤的功效。据研究，100克柠檬中含有22毫克的维生素C，食用1个柠檬就可摄取一天所需维生素C的1/2，能有效促进皮肤的新陈代谢，预防黑斑或雀斑的生成。

女性补品 柠檬酸味的另一个来源就是柠檬酸，它不仅可以止血，还具有缓解肌肤疲劳的作用。生食还有安胎止呕的作用，所以柠檬是最适合女性的水果。

防治肾结石 柠檬汁中含有大量的柠檬酸盐，可以防止肾结石的形成，甚至可以溶解已形成的结石，所以常食柠檬能防治肾结石。

生津止渴 柠檬味酸，入肝，开胃健脾，生津止渴，可做夏天清凉饮料，适量的汁加冷开水及白糖服用，可消暑生津，除烦安神。柠檬对食欲不振、维生素C缺乏症、中暑烦渴、暑热呕吐等有明显效果。

选购小窍门

选购时，应挑选色泽鲜艳，没有疤痕的，而且皮比较薄，捏起来比较厚实的柠檬。

饮食宜忌

宜
- ✓ 一般人群均可食用；
- ✓ 尤其适宜肾结石、高血压、心肌梗死患者；
- ✓ 适宜消化不良、维生素C缺乏者；
- ✓ 胎动不安的孕妇宜食用；
- ✓ 宜榨汁饮用，避免柠檬外皮残留的农药侵入人体。

忌
- ✗ 胃溃疡、胃酸分泌过多者应慎食；
- ✗ 龋齿者或糖尿病患者应慎食。

柠檬面面观

【出产地】原产地说法不一，尚无定论。现在主产国为中国、希腊、意大利、西班牙和美国。

【所属科系】属芸香科乔木植物。

【成熟周期】栽种后1年开花，第3年开始结果，每年可收果实6~10次。

【食用部分】果汁，果肉。

【药用部分】果皮：治脾胃气滞、食欲不振、脘腹胀痛。叶：治慢性支气管炎、气滞腹胀、咳喘痰多。花：治高血压引起的头晕。根：治胃痛、疝气痛、咳嗽、跌打损伤。

中医课堂

‹ 主治 ›	‹ 材料 ›	‹ 用法 ›
乳腺炎	柠檬 1~2个	将柠檬榨汁，湿敷患处。
小儿咳嗽	柠檬 1个 + 蜂蜜适量	切碎加蜂蜜，蒸20分钟后饮用。
咳嗽痰多	鲜柠檬 1个 + 冰糖适量	将二者炖烂服用，早晚各1次。
高血压，血浊	柠檬 1个 + 白糖适量	柠檬去皮后和开水、白糖共榨汁。

养生厨房

柠檬生菜莓汁

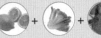

柠檬 + 生菜 + 草莓 ▶ **缓解青春痘+淡化雀斑、黑斑+治疗皮肤晒伤**

材料

[材料] 柠檬1个、生菜80克、草莓4颗、冰块少许。

做法

① 将柠檬连皮切成三块，草莓洗净后去蒂，生菜洗净；

② 将柠檬和草莓直接放进榨汁机里榨成汁，生菜卷成卷，放入榨汁机里榨汁，然后在果汁中加入少许冰块即可。

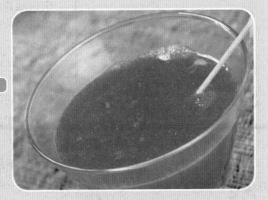

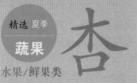

精选 夏季
蔬果
水果/鲜果类

杏

❀ 杏是我国北方常见的水果之一，是一种营养价值较高的水果，其果实早熟，色泽鲜艳，果肉多汁，口味酸甜，深受人们的喜爱。

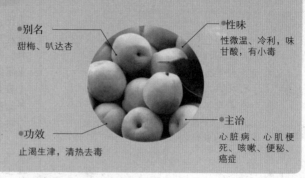

● 别名
甜梅、叭达杏

● 功效
止渴生津，清热去毒

● 性味
性微温、冷利，味甘酸，有小毒

● 主治
心脏病、心肌梗死、咳嗽、便秘、癌症

营养档案

100克杏中含有

人体必需营养素	蛋白质	0.9克
	碳水化合物	9.1克
	脂肪	0.1克
	膳食纤维	1.3克
维生素	A	75微克
	B_1	0.02毫克
	B_2	0.03毫克
	B_6	0.05毫克
	C	4毫克
	E	0.95毫克
	生物素	11微克
	P	220微克
	胡萝卜素	450微克
	叶酸	2微克
	泛酸	0.3毫克
	尼克酸	0.6毫克
矿物质	钙	14毫克
	铁	0.6毫克
	磷	15毫克
	钾	226毫克
	钠	2.3毫克
	镁	11毫克
	锌	0.2毫克
	硒	0.2微克
	铜	0.11毫克

疗效特征

● 滋补身体 含有多种有机成分和人体所必需的维生素及无机盐类。值得一提的是，杏仁的营养更丰富，其含有丰富的蛋白质、粗脂肪、糖类、多种维生素以及磷、铁、钾等多种微量元素，是一种滋补佳品。

● 预防心脏病 杏也具有很好的食疗作用。未熟的杏中含有很多类黄酮，此类物质可预防心脏病，并能降低心肌梗死的发病率。其含有丰富的维生素C和多酚类成分，能显著降低心脏病和很多慢性病的发病概率，还能够降低人体内胆固醇的含量。

● 抗癌 杏还含有丰富的维生素B_{17}，而维生素B_{17}是极有效的抗癌物质，可以有效地杀灭癌细胞。

● 润肠补肺 杏仁的药用价值也是不容忽视的，具有止咳平喘、润肠通便的功效，其所含的苦杏仁苷，在体内慢慢分解，逐渐产生氢氰酸，对呼吸中枢起作用，使呼吸活动趋于安静而达到平喘、镇咳的功能。

选购小窍门

选购杏时，要挑选个大，色泽漂亮，味甜汁多，纤维少，核小，有香味，表皮光滑的。要观察其成熟度，过于生的果实酸而不甜，过熟的果实肉质酥软而缺乏水分。一般果皮颜色为黄泛红的口感较好。

春季水果 春季菜谷 夏季水果 夏季菜谷 秋季水果 秋季菜谷 冬季水果 冬季菜谷

饮食宜忌

宜
- ✓ 适宜慢性气管炎、咳嗽患者食用;
- ✓ 适宜肺癌、鼻咽癌、乳腺癌患者化疗后食用。

忌
- ✗ 产妇、幼儿忌吃杏;
- ✗ 糖尿病患者忌食杏制品;
- ✗ 杏不宜与黄瓜、胡萝卜同食;
- ✗ 未成熟的杏不可吃。

古代名医论

李时珍说:各种杏的叶子都圆而有尖,二月开红色花,也有叶多但不结果的。味甜而沙的叫沙杏,色黄而带酸味的叫梅杏,青而带黄的是柰杏。其中金杏个大如梨,色黄如橘。

王祯《农书》上说,北方有种肉杏很好,色红,大而扁,有金刚拳之称。凡是杏熟时,将其榨出浓汁,涂在盘中晒干,再磨刮下来,可以和水调麦面吃。

中医课堂

主治	材料	用法
痢疾	杏树叶 60克 	▶ 水煎服。
小儿脐烂	杏仁 适量	▶ 去皮研成末敷在患处。
胃阴虚,口干	杏子蜜饯 8个	▶ 沸水浸泡后服用。
热咳不止	杏仁 15克 + 冰糖10克	▶ 杏仁研末,冰糖化水,调匀服用。

养生厨房

百合拌杏仁

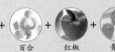
杏仁 + 百合 + 红椒 + 青椒

▶ 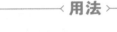 润肺止咳+瘦身养颜

● 材料

【材料】百合100克、杏仁200克、红椒青椒少许。

【调料】盐、味精、香油、蒜末各适量。

● 做法

① 将百合洗净,掰开成片状;将杏仁洗净去皮;红青椒洗净后去籽切块;

② 将百合、杏仁、红青椒分别在沸水中焯一下,捞出控干水分;

③ 加入适量盐、味精、香油在百合、杏仁上,搅拌均匀,撒上少许蒜末即可。

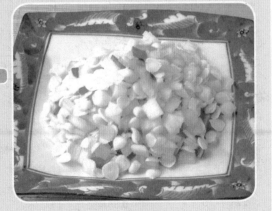

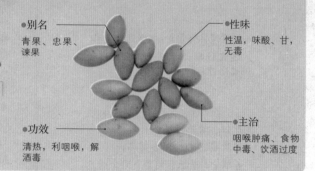

精选 夏季
蔬果
水果/鲜果类

橄榄

✿ 橄榄是南方特有的亚热带水果之一。橄榄鲜食味酸或甜，有的略带涩味，但回味甘甜，且有特殊的香气，深得人们喜爱。

● **别名**
青果、忠果、谏果

● **性味**
性温，味酸、甘，无毒

● **功效**
清热，利咽喉，解酒毒

● **主治**
咽喉肿痛、食物中毒、饮酒过度

营养档案

100克橄榄中含有

人体必需营养素	蛋白质	0.8克
	碳水化合物	11.1克
	脂肪	0.2克
	膳食纤维	4克
维生素	A	22微克
	B$_1$	0.01毫克
	B$_2$	0.01毫克
	C	3毫克
	生物素	40微克
	胡萝卜素	0.13毫克
	尼克酸	0.7毫克
矿物质	钙	49毫克
	铁	0.2毫克
	磷	18毫克
	钾	23毫克
	钠	44.1毫克
	镁	10毫克
	锌	0.25毫克
	硒	0.35微克

疗效特征

补充钙质 橄榄含有多种营养物质，其中维生素C的含量是苹果的10倍，梨、桃的5倍，而且钙含量也很高，易被人体吸收。儿童经常食用橄榄，有益于骨骼的发育。

清热润喉 橄榄的食疗价值很高。橄榄中含有大量鞣酸、挥发油、香树脂醇等，具有润喉、消炎、抗肿的作用，对咽喉肿痛、音哑、咳嗽有一定的辅助疗效，并且能预防白喉、流感等。

生津止渴 橄榄味道甘酸，含有大量水分及营养物质，能有效地补充人体的体液及所需营养。橄榄富含钙、磷、铁及维生素C 等成分，能开胃、生津润喉，除烦热，很适于儿童、孕妇、体弱多病的中老年人。

醒酒解毒 橄榄所含有的大量碳水化合物、维生素、鞣酸、挥发油及微量元素等，能帮助解除酒毒，并安神定志，同时也可以解河豚、毒蕈之毒。此外橄榄还具有一定的防癌作用。

选购小窍门

　　不同品种中，青橄榄檀香，以果实圆形、果皮光滑、绿色或深绿色，香味浓郁为佳；茶橄榄，以果实狭长，果皮深绿色，肉质细嫩，脆甜，无涩味者为佳。

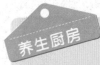

养生厨房

橙榄萝卜饮

橄榄 + 白萝卜 ▶ **清热解毒+防治流行性感冒、白喉**

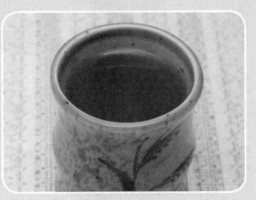

● 材料

【材料】新鲜橄榄50克、生白萝卜500克。

● 做法

① 将橄榄洗净，捣烂备用；生白萝卜洗净切成块，捣碎，与橄榄泥混和；

② 锅中加水500毫升，文火煎20分钟即可；

③ 滤汁当茶饮，每日1次。

中医课堂

‹ 主治 ›	‹ 材料 ›	‹ 用法 ›
外伤出血	鲜橄榄果 5个	▶ 去核，捣烂，外敷。
疮疡肿毒	鲜橄榄果 8个	▶ 去核取肉捣烂，外敷患处。
鱼骨鲠喉	橄榄核 2~3个	▶ 加冷开水将橄榄核打成汁，含咽。
解酒	鲜橄榄果 5~10个 + 白糖50克	▶ 去核将果肉捣烂，加白糖煎汁。

饮食宜忌

宜

✓ 一般人群均可食用；

✓ 适宜醉酒者；

✓ 毒草中毒、鱼骨鲠喉者宜食用；

✓ 咽喉疼痛、烦热口渴、肺热咳嗽、咯血、流感、白喉、动脉硬化、高胆固醇患者宜食用。

忌

✗ 寒性哮喘患者不宜多吃。

古代名医论

马志说：橄榄生于岭南。橄榄树像木子树高，端直可爱。结子形状如生诃子，无棱瓣，八九月采摘。

李时珍说：橄榄树高，在果子将熟时用木钉钉树，或放少许盐在树皮内，果实一夜之间自落。橄榄果生食很好，蜜渍、腌藏后可贩运到远方。

《滇南本草》言其"治一切喉火上炎，大头瘟症，能解湿热、春温，生津止渴，利痰，解鱼毒、酒、积滞"。

精选 夏季
蔬果
水果/鲜果类

椰子

椰子是棕榈科植物椰子树的果实，在我国的种植历史已有2000多年。椰子营养丰富，几乎全身是宝。

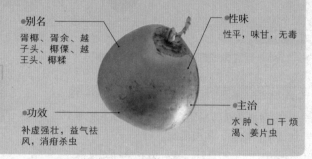

○别名
胥椰、胥余、越子头、椰㔶、越王头、椰糅

○功效
补虚强壮，益气祛风，消疳杀虫

●性味
性平，味甘，无毒

●主治
水肿、口干烦渴、姜片虫

营养档案

100克椰子中含有

人体必需营养素	蛋白质	4克
	碳水化合物	31.3克
	脂肪	12.1克
	膳食纤维	4.7克
维生素	A	21微克
	B_1	0.01毫克
	B_2	0.01毫克
	C	6毫克
	生物素	26微克
	叶酸	1微克
	尼克酸	0.5毫克
矿物质	钙	2毫克
	铁	1.8毫克
	磷	90毫克
	钾	475毫克
	钠	55.6毫克
	镁	65毫克
	硒	6.21微克
	铜	0.19毫克

疗效特征

○补充营养 椰肉中含有蛋白质、碳水化合物；椰油中含有糖分、维生素B_1、维生素B_2、维生素C等；椰汁含有更多的营养成分，如果糖、葡萄糖、蔗糖、蛋白质、脂肪、维生素B、维生素C以及钙、磷、铁等微量元素。

○杀虫消疳 中医学认为，椰肉味甘，性平，具有益气祛风、杀虫消疳的功效，而且还可以治疗小儿绦虫、姜片虫、癣和杨梅疮等病。

○清热生津 椰汁则有生津、利水等功能，能治疗暑热、津液不足引起的口渴，服用后能清凉透心，除烦渴，若水肿者服用，有利尿消肿作用；吐血者服用有凉血止血的功效。

○补益脾胃 椰子是一种药食兼用的食疗佳品。椰子果肉善健脾益气，经常食用能令人面部润泽，增强体质及耐受饥饿，对于脾虚乏力、食欲不振、四肢疲倦、小儿疳积等有调治作用。

选购小窍门

　　挑选椰子主要靠摇晃听其声音，如果水声清晰，则品质较好。若喜欢吃椰子肉，则应选择手感较重，摇起来较沉的椰子。

左侧栏（竖排）：春季水果　春季菜谷　夏季水果　夏季菜谷　秋季水果　秋季菜谷　冬季水果　冬季菜谷

饮食宜忌

宜	✓ 一般人群均可食用。
忌	✗ 脑血管、高血压、糖尿病患者需忌食； ✗ 脂肪肝、支气管哮喘、病毒性肝炎、胰腺炎等患者忌食； ✗ 大便清泻者需忌食椰肉； ✗ 体内热盛的人不宜常吃椰子。

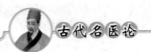 **古代名医论**

李时珍说：椰子在果中属个大的。它的叶生在树顶，长四五尺，直耸指天，状如棕榈，势如凤尾。二月开花成穗，出于叶间，长二三尺，大如五斗容器。上连果实，一穗有数枚，小的如栝楼，大的如寒瓜，长七八寸，直径四五寸，悬在树端。椰子在六七月成熟，外有粗皮包着。皮内有核，圆而黑润，很是坚硬，厚二三分。壳内有白肉瓤，如凝雪一般，味甘美像牛乳。瓤肉空外，有浆数合，清美如酒，如放久了则混浊不好。

 中医课堂

‹ 主治 ›	‹ 材料 ›	‹ 用法 ›
热病口干，中暑发热	椰子 1个	▶ 取汁喝，早晚各1次。
皮肤湿疹	椰壳 1粒	▶ 打碎加水煮浓汁，外洗患处。
神经性皮炎	椰子油 适量	▶ 涂擦患处。
四肢乏力，食欲不振	椰子肉 适量 + 糯米 适量 + 鸡肉 适量 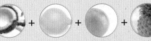	▶ 椰子肉切小块，与糯米、鸡肉同蒸。

养生厨房

柳橙菠萝椰奶

椰奶 + 柠檬 + 柳橙 + 菠萝 ▶ **消除水肿+美白肌肤**

● **材料**

[材料] 柳橙1个、柠檬半个、菠萝60克、椰奶35毫升、冷开水适量、碎冰少许。

● **做法**

① 将柳橙、柠檬洗净，对切后榨汁；菠萝去皮，切块；

② 将碎冰除外的其他材料放入果汁机内，高速搅打30秒，再倒入杯中加入碎冰即可。

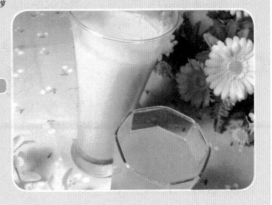

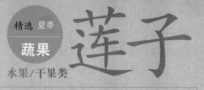

精选 夏季
蔬果
水果/干果类

莲子

❀ 莲子是一种常见的滋补佳品，古人认为经常服食，可祛百病，因此历来为宫中御膳房必备食疗之品。

● 别名
莲宝、莲米、藕实、水芝、丹泽芝、莲蓬子、水笠子

● 性味
性平，味甘、涩

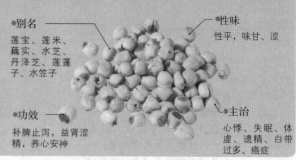

● 功效
补脾止泻，益肾涩精，养心安神

● 主治
心悸、失眠、体虚、遗精、白带过多、癌症

疗效特征

补虚强身 莲子营养丰富，有很高的食疗价值。中医学认为，莲子补养五脏，通畅经脉气血，常食有助于健康。莲子中所含的棉子糖，是老少皆宜的营养滋补品，对于久病、妇女产后或老年体虚者有极好的疗效。

防癌抗癌 据现代医学研究，莲子含有氧化黄心树宁碱，其对鼻咽癌有很好的抑制作用，因此莲子具有防癌抗癌的保健功效。

益肾涩精 莲子主治肾虚、脾虚泄泻、久痢、淋浊、崩漏、带下等。莲子含有一种生物碱即莲子碱结晶，有短暂降血压作用，若转化为季铵盐则会有持久的降血压作用。而且莲子碱可平抑性欲，青年人多梦、遗精频繁或滑精者，食用莲子，可止遗涩精。

养心强心 莲子心所含的生物碱具有显著的强心作用，可以辅助治疗心律失常、心肾不交所引起的心悸等；含的莲子碱有抗癌、抗心律不整作用。

选购小窍门

选购时要看莲子表皮的颜色，若呈淡嫩绿黄色，表明莲子较嫩；若呈深绿色，则表明莲子已开始变老；若呈颜色较深的绿黄色，则表明莲子已老了。吃时应去除莲心，否则会有苦味。

营养档案

100克莲子中含有

人体必需营养素	蛋白质	17.2克
	碳水化合物	67.2克
	脂肪	2克
	膳食纤维	3克
维生素	B₁	0.16毫克
	B₂	0.08毫克
	C	5毫克
	E	2.71毫克
	尼克酸	4.2毫克
矿物质	钙	97毫克
	铁	3.6毫克
	磷	550毫克
	钾	846毫克
	钠	5.1毫克
	镁	242毫克
	锌	2.78毫克
	硒	3.36微克
	铜	1.33毫克
	锰	8.23毫克

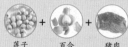

莲子百合煲肉

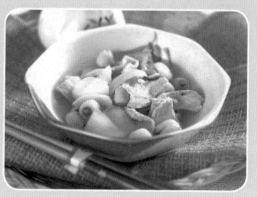

莲子 + 百合 + 猪肉 ▶ 补肾+固摄精+治疗遗精

◎ 材料

【材料】莲子30克、百合30克、猪瘦肉250克。

◎ 做法

① 将莲子去心，百合洗净，猪瘦肉洗净，切片；

② 将莲子、百合、猪瘦肉放入锅中，加适量水，置文火上煲熟，调味后即可食用。

 中医课堂

〈 主治 〉	〈 材料 〉	〈 用法 〉
滋补强健，泻痢	莲子 适量	洗净炒熟，每次吃6个。
口舌生疮	莲心 5克 + 甘草5克	将二者水煎2次，早晚服用。
体虚，气血两虚	莲子 适量 + 猪肚1个	将二者加入适量的水炖食。
中暑烦热	莲子心 20克 + 白糖25克	将二者用开水冲泡当茶饮用。

 饮食宜忌

宜
- ✓ 一般人群均可食用；
- ✓ 适宜体质虚弱、脾气虚、心慌、失眠多梦者食用；
- ✓ 慢性腹泻、遗精者宜食；
- ✓ 癌症患者适宜食用；
- ✓ 脾肾亏虚的妇女适宜食用。

忌
- ✗ 大便干结或腹部胀满的人应忌食。

莲子面面观

【出产地】我国大部分地区都有生产，其中以福建建宁、江西广昌产质最佳。

【所属科系】属睡莲科水生草本植物莲的种子。

【成熟周期】从萌芽、展叶、开花、结实到结藕、休眠，其生长周期为一年。

【食用部分】莲子。

【药用部分】石莲子：除湿热，开胃进食。莲子心：消暑去热，生津止渴，涩精，止血。莲房：破血止血，收敛涩精，缩尿止带。莲须：清心肺虚热，清暑，生津止渴。

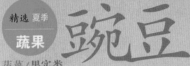

精选 夏季
蔬果

豌豆

蔬菜/果实类

❀ 豌豆在我国的种植历史已经有2000多年，其生长适应能力较强，主要分布在四川、江苏、湖北、湖南等地，具有极高的营养价值。

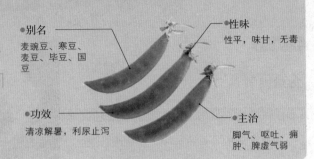

●别名
麦豌豆、寒豆、麦豆、毕豆、国豆

●性味
性平，味甘，无毒

●功效
清凉解暑，利尿止泻

●主治
脚气、呕吐、痈肿、脾虚气弱

疗效特征

◦提高机体免疫力 豌豆中含有人体所需的多种营养物质，尤其是含有丰富的蛋白质，可以提高机体的抗病能力和康复能力。

◦防癌抗癌 在豌豆荚和豆苗的嫩叶中富含维生素C和能分解亚硝胺的酶，这种酶具有抗癌防癌的作用。豌豆中所含的胡萝卜素，也可防止人体致癌物质的合成，从而减少癌细胞的形成，预防癌症的发生。

◦抗菌消炎 豌豆还含有止权酸、赤霉素和植物凝素等物质，这些物质都具有抗菌消炎、增强新陈代谢的功效。

◦利肠通便 豌豆和豆苗中含有较为丰富的糖类、蛋白质、脂肪、胡萝卜素、磷、钙、铁、尼克酸、维生素B₁、B₂等成分，可以促进胃肠蠕动，防止便秘，益脾和胃，生津止渴，起到清肠、利尿的作用。

选购小窍门

选购豌豆时，扁圆形表示成熟度最佳；若荚果正圆形表示已经过老，筋凹陷也表示过老。手握豌豆若咔嚓作响，表示很新鲜。豌豆上市的早期要选择饱满的，后期要选择较嫩的。

营养档案

100克豌豆中含有

人体必需营养素	蛋白质	20.3克
	碳水化合物	65.8克
	脂肪	1.1克
	膳食纤维	10.4克
维生素	A	42微克
	B₁	0.49毫克
	B₂	0.14毫克
	B₆	0.09毫克
	C	43毫克
	E	8.47毫克
	K	33微克
	胡萝卜素	250微克
	叶酸	53微克
	泛酸	0.7毫克
	尼克酸	2.4毫克
矿物质	钙	97毫克
	铁	4.9毫克
	磷	259毫克
	钾	823毫克
	钠	9.7毫克
	镁	118毫克
	锌	2.35毫克
	硒	1.69微克
	铜	0.47毫克

养生厨房

 豌豆 雪梨 南瓜 百合

雪梨豌豆炒百合

清热降火+止痛+治疗牙周病

● 材料

【材料】雪梨和豌豆各200克、南瓜150克、柠檬半个。

【调料】油50克，百合1个，盐、味精各5克，太白粉少许。

● 做法

① 雪梨削皮切块，豌豆、鲜百合掰开洗净，南瓜切薄片，柠檬挤汁；

② 雪梨、豌豆、百合、南瓜过沸水后捞出，锅中油烧热，放入材料、调料翻炒；

③ 用太白粉勾芡出锅即可。

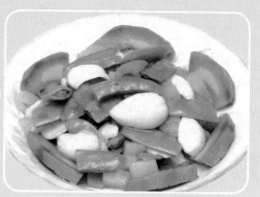

中医课堂

主治	材料	用法
产后乳少	豌豆 250克	以水煮熟，空腹食用，每日2次。
高血压，冠心病	豌豆苗 适量	洗净捣烂榨汁，每次饮50毫升。
吐泻	豌豆 适量 + 面粉适量	豌豆和面油煎，煲汤食用。
脾胃不和	豌豆 120克 + 陈皮 10克 + 香菜 60克	加水煎汤，分2～3次温服。

饮食宜忌

宜
- ✓ 一般人群均可食用；
- ✓ 适合糖尿病患者食用；
- ✓ 适宜腹胀、下肢水肿的人食用；
- ✓ 适宜产后乳汁不下的妇女食用。

忌
- ✗ 消化不良、脾胃虚弱者应忌食；
- ✗ 肾功能不全者不宜食用。

古代名医论

李时珍说：北方产豌豆。它在八九月间下种，豆苗柔弱如蔓，有须。叶像蒺藜叶，两两对生，嫩的时候可以吃。三四月间开小花，像小飞蛾形状，花呈淡紫色。结的豆荚长约一寸，里面的子圆如药丸，也像甘草子。胡地所产的豌豆子像杏仁一般大。豌豆煮、炒都很好，用来磨粉又白又细腻。在各种杂粮之中，以豌豆为上。还有一种野豌豆，颗粒很小不堪食用，只有苗可吃，叫翘摇。

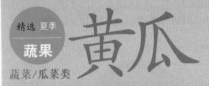

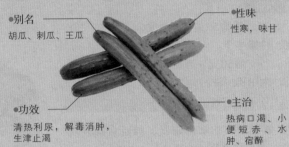

精选 夏季
蔬果

黄瓜

蔬菜/瓜菜类

●别名
胡瓜、刺瓜、王瓜

●性味
性寒，味甘

❀黄瓜是在完全酷热的环境中栽种而成，自古以来在东方医疗上就被用来作为降低体温、改善夏季食欲不振的食疗佳蔬，被视为"消暑蔬菜"而广为食用。

●功效
清热利尿，解毒消肿，生津止渴

●主治
热病口渴、小便短赤、水肿、宿醉

疗效特征

消热降暑 黄瓜是在相对酷热的环境中栽种而成，因此最符合夏季蔬菜的称号，自古以来在东方就被用来作为降低体温、改善夏季食欲缺乏的食疗佳蔬。

利尿消肿 黄瓜具有较好的利尿效果，这是因为黄瓜含有水分及钾，有利尿和消解水肿的作用。

补充钾元素 钾还能将盐分排出体外，防止血压上升，促进肌肉运动。夏天容易排出大量的汗水，钾会随汗水一起流失，这是形成夏热病的主要因素，因此应积极摄取钾营养素，多吃黄瓜就可以及时补充身体所需的钾元素。

延迟衰老 黄瓜所含的维生素B₁有增强大脑和神经系统功能、辅助治疗失眠等作用。黄瓜中还含有丰富的维生素E，可起到延年益寿、抗衰老的作用。黄瓜中的黄瓜酶，有很强的生物活性，能有效地促进机体的新陈代谢。

选购小窍门

选购黄瓜时，要挑选新鲜水嫩、有弹力、深绿色、较硬，而且表面有光泽、整体粗细一致的黄瓜。那种粗尾、细尾、中央弯曲的变形小黄瓜，则属于营养不良或有其他障碍问题的品种，风味不佳。

营养档案

100克黄瓜中含有

人体必需营养素	蛋白质	0.80克
	碳水化合物	2.90克
	脂肪	0.20克
	膳食纤维	0.50克
维生素	A	15微克
	B₁	0.02毫克
	B₂	0.03毫克
	C	9毫克
	E	0.49毫克
	胡萝卜素	90微克
	尼克酸	0.2毫克
矿物质	钙	24毫克
	铁	0.50毫克
	磷	24毫克
	钾	102毫克
	钠	4.90毫克
	镁	15毫克
	锌	0.18毫克
	硒	0.38微克
	铜	0.05毫克
	锰	0.06毫克

春季水果 春季菜谷 夏季水果 夏季菜谷 秋季水果 秋季菜谷 冬季水果 冬季菜谷

养生厨房

黄瓜炒虾仁

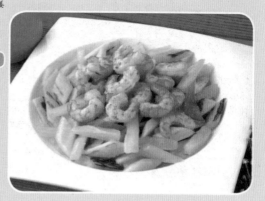

营养低脂+减肥美容

黄瓜 + 虾 + 生姜

● 材料

【材料】黄瓜200克、虾仁100克。

【调料】姜丝、盐、鸡精各适量。

● 做法

① 将黄瓜洗净去皮后斜切成块，虾仁去壳挑去线洗净；

② 将虾仁放在沸水中焯一下，将黄瓜放入碗内，加盐适量搅拌均匀；

③ 炒锅上火加油，烧热后姜丝爆香，将虾仁、黄瓜放入快炒；

④ 加入适量的盐、味精调味即可出锅。

 ## 中医课堂

主治	材料	用法
痱子	鲜黄瓜 1个	▶ 切片擦患处，每日2～3次。
大腹水肿，小便不利	黄瓜 1个	▶ 分两半，水、醋各一半煮至烂熟。
湿热下痢	嫩黄瓜 2～4个	▶ 蘸蜂蜜食用，每日2～3次。
蜂蜇伤	老黄瓜 适量	▶ 捣烂取汁，每日涂患处数次。

 ## 饮食宜忌

宜

- √ 适宜热病患者、肥胖、水肿者食用；
- √ 高血压、高脂血、癌症患者可多吃；
- √ 嗜酒的人宜多吃；
- √ 糖尿病患者首选的食品之一。

忌

- ✗ 不宜加碱或高热煮后食用；
- ✗ 不宜和辣椒、菠菜、芹菜同食，破坏维生素C；
- ✗ 不宜与花菜、小白菜、番茄、柑橘同食；
- ✗ 不宜与花生搭配食用，易引起腹泻。

 ### 古代名医论

李时珍说：胡瓜（即黄瓜）到处都有。它正月二月下种，三月生苗牵藤。叶像冬瓜叶，也有毛。四五月开黄色花，结的瓜围度有二三寸，长的可达一尺多。瓜皮青色，皮上有小结像疣子，皮到老的时候则变为黄赤色。子与菜瓜子相同。有一种五月下种，霜降时结瓜，白色而短，生熟都可食用的，兼作蔬菜和瓜果。

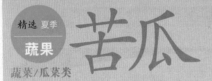

精选 夏季

蔬果

苦瓜

蔬菜/瓜菜类

❀ 苦瓜在我国约有600年的栽培历史，除供观赏外，还供菜用。它不仅风味独特，还具有一般蔬菜无法比拟的神奇作用，深受大众的喜爱。

●别名

凉瓜、癞瓜、锦荔枝、癞葡萄

●性味

性寒，味苦，无毒

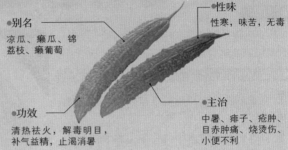

●功效

清热祛火，解毒明目，补气益精，止渴消暑

●主治

中暑、痱子、疮肿、目赤肿痛、烧烫伤、小便不利

🔖 疗效特征

○**富含维C** 苦瓜中含有各种营养物质，每100克苦瓜中含有56毫克维生素C，仅次于辣椒，是瓜类蔬菜中含维生素C较高的一种，能有效预防坏血病、动脉粥样硬化等疾病。

○**补脾和胃** 苦瓜中的苦瓜苷和苦味素能增进食欲，健脾开胃；苦瓜苷所含的生物碱类物质奎宁，可利尿活血、消炎退热、清心明目。

○**防癌抗癌** 苦瓜中大量的蛋白质及维生素C能加强免疫细胞杀灭癌细胞的作用，提高机体的免疫功能。苦瓜籽中含有的胰蛋白酶抑制剂，可以抑制癌细胞所分泌出来的蛋白酶，阻止恶性肿瘤生长，所以苦瓜是一种预防癌症的极佳蔬菜。

○**降低血糖** 苦瓜中含有类似胰岛素的物质，具有良好的降血糖作用，适合于糖尿病患者食用；其所含的纤维素和果胶，可加速胆固醇在肠道的代谢与排泄，有降低胆固醇、刺激胃肠蠕动、防治便秘的作用。

🍎 选购小窍门

挑选苦瓜时，要观察苦瓜上的果瘤，颗粒越大越饱满，表示瓜肉越厚；颗粒越小，瓜肉则越薄。好的苦瓜一般翠绿漂亮，如果苦瓜发黄，就代表已经过熟，果肉柔软不够脆，已失去应有的口感。

🍅 营养档案

100克苦瓜中含有

人体必需营养素	蛋白质	1.0克
	碳水化合物	4.9克
	脂肪	0.1克
	膳食纤维	1.4克
维生素	A	17微克
	B₁	0.03毫克
	B₂	0.03毫克
	B₆	0.06毫克
	C	56毫克
	E	0.85毫克
	K	41微克
	胡萝卜素	100微克
	叶酸	72微克
	泛酸	0.37毫克
	尼克酸	0.4毫克
矿物质	钙	14毫克
	铁	0.7毫克
	磷	35毫克
	钾	256毫克
	钠	2.5毫克
	镁	18毫克
	锌	0.36毫克
	硒	0.36微克
	铜	0.06毫克

春季水果 春季菜谷 夏季水果 夏季菜谷 秋季水果 秋季菜谷 冬季水果 冬季菜谷

养生厨房

° 苦瓜拌百合

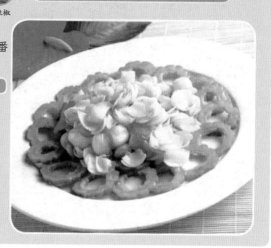

苦瓜 + 百合 + 红辣椒 ▶ 清暑去热+清心明目

 材料

【材料】苦瓜300克、百合300克、红辣椒1个。

【调料】盐、鸡精、香油、酱油、醋、花椒、番茄酱适量。

● 做法

① 苦瓜用盐水浸泡1小时，再用开水焯一下，捞出沥干；

② 百合去根须，洗净切片；红辣椒去籽、蒂并洗净切丝；

③ 油锅烧热，花椒爆香后捞出花椒，将热油淋入苦瓜，直至苦瓜变色，晾凉；

④ 将苦瓜与百合放入盘中，加入调味料拌匀即可。

中医课堂

主治	材料	用法
阳痿	苦瓜子 10克	▶ 炒熟研末，黄酒送服，每日3次。
痱子	苦瓜 1个	▶ 切片拭擦身上患处，很快痊愈。
清热止呕	苦瓜根 6克	▶ 水煎后连续服用多次。
痈肿，疖疮	鲜苦瓜 1个	▶ 捣烂敷于患处。

饮食宜忌

宜
- ✓ 适宜糖尿病、癌症、痱子患者；
- ✓ 适宜与辣椒搭配，可健美、抗衰老。

忌
- ✗ 不宜与虾同食，二者结合成的"草酸钙"，人体无法吸收；
- ✗ 苦瓜不宜与豆腐、芝麻酱、胡萝卜、黄瓜、南瓜搭配食用；
- ✗ 苦瓜性凉，脾胃虚寒者不宜多食。

 古代名医论

李时珍说：苦瓜原出自南番，现在闽、广都有种植。它在五月下种，生苗引蔓，茎叶卷须，形状像葡萄但小些。七八月开黄色的小花，花有五瓣如碗形。它结的瓜，长的有四五寸，短的只有二三寸，青色，皮上有细齿如癞，也像荔枝皮的样子，瓜熟时为黄色而自己裂开，里面有红瓤裹子。瓤味甘美可食。其子形扁如瓜子。南方人将青苦瓜去瓤后煮肉及用盐、酱做成菜食用，苦涩有青气。

第二章 夏季篇

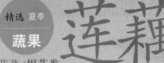

精选 夏季
蔬果

莲藕

蔬菜/根茎类

❀ 莲藕是我们较常食用的一种蔬菜，其主要成分为碳水化合物和蛋白质，矿物质含量较少，但维生素C含量丰富。

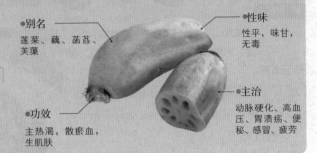

● **别名**
莲菜、藕、菡苔、芙蕖

● **功效**
主热渴，散瘀血，生肌肤

● **性味**
性平，味甘，无毒

● **主治**
动脉硬化、高血压、胃溃疡、便秘、感冒、疲劳

营养档案

100克莲藕中含有

人体必需营养素	蛋白质	1.9克
	碳水化合物	16.4克
	脂肪	0.2克
	膳食纤维	1.2克
维生素	A	3微克
	B$_1$	0.09毫克
	B$_2$	0.03毫克
	C	44毫克
	E	0.73毫克
	K	200微克
	胡萝卜素	20微克
	尼克酸	0.3毫克
矿物质	钙	39毫克
	铁	1.4毫克
	磷	58毫克
	钾	243毫克
	钠	44.2毫克
	镁	19毫克
	锌	0.23毫克
	硒	0.39微克
	铜	0.11毫克

疗效特征

○ **强健黏膜**　维生素C可以与蛋白质一起发挥效用，能结合各种细胞，促进骨胶原的生成，起到强健黏膜的作用。

○ **预防贫血**　在莲藕中含有丰富的食物纤维，以及维生素B$_{12}$，这种维生素能预防贫血、协助肝脏的运动。

○ **改善肠胃**　莲藕切开一段时间后切口处就会产生褐变，这是因为其含有丹宁的缘故。丹宁具有消炎和收敛的作用，可以改善肠胃疲劳。如果想要改善肠胃发炎或溃疡的症状时，将莲藕直接榨汁生饮，就能获得很好的效果。莲藕还含有黏蛋白的一种醣类蛋白质，能促进蛋白质或脂肪的消化，因此可以减轻肠胃负担。

○ **止血**　藕节含鞣质，有较好的收敛作用，对血小板减少性紫癜有一定疗效，也是著名的止血药，对血热引起的出血也有疗效。另外，藕粉调补脾肾，滋肾养肝，补髓益血，止血。

选购小窍门

　　选购莲藕时，要选择切口处水嫩新鲜，表面光泽、无伤痕、无褐变现象，而且每节之间的距离长且粗，藕孔小的。如果藕孔中带红或出现茶色黏液，就表示已经不新鲜了。

○○○○

春季水果　春季菜谷　夏季水果　夏季菜谷　秋季水果　秋季菜谷　冬季水果　冬季菜谷

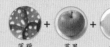

莲藕苹果柠檬汁

莲藕 + 苹果 + 柠檬 ▶ **改善感冒引起的发烧、喉咙痛**

材料

【材料】莲藕150克、苹果1个、柠檬半个。

做法

① 将莲藕洗干净后切成小块，将苹果洗干净后去皮、切成小块，将柠檬切成小片；
② 将准备好的材料放入榨汁机内榨成汁即可。

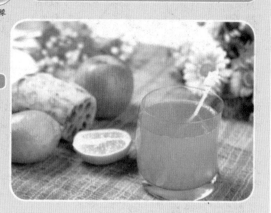

中医课堂

主治	材料	用法
防暑	鲜藕 250克	▶ 洗净切片，加糖煎汤代茶饮。
产后出血	鲜藕 适量	▶ 榨汁每次服2匙，每日服3次。
急性肠胃炎	鲜嫩藕 1500克	▶ 捣烂取汁，分2次用沸水冲服。
白带	藕汁 半碗 + 红鸡冠花3朵	▶ 水煎，调红糖服用，每日2次。

饮食宜忌

宜
- ✓ 一般人群皆可食用；
- ✓ 适宜老幼妇孺、体弱多病、食欲不振、缺铁性贫血、营养不良者食用；
- ✓ 吐血、高血压、肝病患者宜食；
- ✓ 宜同贝类、鱼虾等水产品搭配食用，可改善肝脏功能。

忌
- ✗ 藕性偏凉，产妇不宜过早食用；
- ✗ 脾胃消化功能低下、大便溏泄者不要生吃藕。

古代名医论

李时珍说：莲藕，荆、扬、豫、益各处湖泊塘池皆可生长。其芽穿泥而成白蒻，即蕅。节生两茎，一为藕荷，其叶贴水，其下旁行生蕅；一为芰荷，其叶贴水，其旁茎生花。其叶清明后生。六七月开花，花心有黄须，蕊长寸余，须内即为莲蓬。花褪后，莲房中结莲子，莲子在房内像蜂子在窠中的样子。冬季至春掘藕食用，藕白有孔有丝，大的像肱臂，长六七尺，有五六节。

利水消炎·除烦止渴

精选 夏季 蔬果

冬瓜

蔬菜/瓜菜类

冬瓜果肉肥厚，疏松多汁，味淡，嫩瓜或老瓜均可食用。冬瓜营养丰富，是一种有益健康的优质食物。

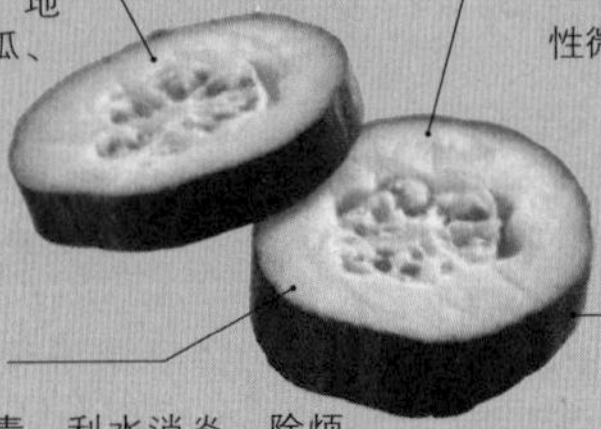

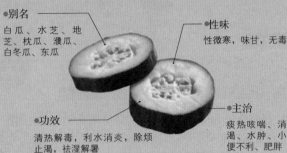

●别名
白瓜、水芝、地芝、枕瓜、濮瓜、白冬瓜、东瓜

●性味
性微寒，味甘，无毒

●功效
清热解毒，利水消炎，除烦止渴，祛湿解暑

●主治
痰热咳喘、消渴、水肿、小便不利、肥胖

营养档案

100克冬瓜中含有

人体必需营养素	蛋白质	0.4克
	碳水化合物	2.6克
	脂肪	0.2克
	膳食纤维	0.7克
维生素	A	13微克
	B_1	0.01毫克
	B_2	0.01毫克
	B_6	0.03毫克
	C	18毫克
	E	0.08毫克
	K	1微克
	胡萝卜素	80微克
	叶酸	26微克
	泛酸	0.21毫克
	尼克酸	0.3毫克
矿物质	钙	19毫克
	铁	0.2毫克
	磷	12毫克
	钾	78毫克
	钠	1.8毫克
	镁	8毫克
	锌	0.07毫克
	硒	0.22微克
	铜	0.07毫克

疗效特征

清热化痰 冬瓜种子含有脂肪油、腺嘌呤、蛋白质、糖类、维生素B_1、维生素B_2、菸酸及葫芦巴碱等成分，有清热化痰、消痈利湿作用。

减肥降脂 冬瓜中膳食纤维含量高达0.7%，具有改善血糖水平、降低体内胆固醇、降血脂、防止动脉粥样硬化的作用。冬瓜中富含丙醇二酸，能有效控制体内的糖类转化为脂肪，还能把多余的脂肪消耗掉，防止体内脂肪堆积，对防治高血压、减肥有良好的效果。

防癌抗癌 防治癌症效果的维生素B_1和抗癌功能的硒在冬瓜子中含量相当丰富，冬瓜中的粗纤维还能刺激肠道蠕动，使肠道里积存的致癌物质尽快排出体外。

润肤美容 冬瓜还有美容的作用，是比较受妇女喜欢的蔬菜之一。冬瓜籽中的油酸，可以抑制体内黑色素的沉积，具有良好的润肤美容功效。

选购小窍门

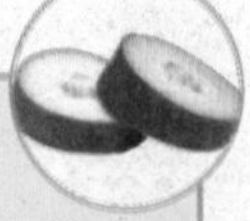

挑选冬瓜时，应选择皮色青绿，带白霜，形状端正，表皮无斑点和外伤，且皮不软、不腐烂的。挑选时可用指甲掐一下，表皮硬，肉质紧密，种子已成熟变成黄褐色的冬瓜口感比较好。

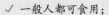 饮食宜忌

宜
- ✓ 一般人都可食用；
- ✓ 缺乏维生素C者宜多吃；
- ✓ 适宜与鸡肉、甲鱼搭配食用；
- ✓ 适合肾脏病、糖尿病、高血压、冠心病、水肿、肝硬化腹水、癌症、动脉硬化、肥胖患者食用。

忌
- ✗ 冬瓜性寒，脾胃虚寒者要慎用；
- ✗ 久病与体寒怕冷者应忌食；
- ✗ 避免与鲫鱼同食，会导致身体脱水。

 古代名医论

李时珍说：冬瓜三月生苗引蔓，大叶圆而有尖，茎叶都有刺毛。六七月开黄色的花，结的瓜大的直径有一尺，长三四尺。瓜嫩时绿色有毛，老熟后则为苍色，皮坚厚有粉，瓜肉肥白。瓜瓤叫作瓜练，白虚如絮，可用来洗衣服。子叫瓜犀，在瓜囊中排列生长。霜后采收冬瓜，瓜肉可煮来吃，也可加蜜制成果脯。子仁也可以食用。凡收瓜忌酒、漆、麝香及糯米，否则必烂。

中医课堂

‹ 主治 ›	‹ 材料 ›	‹ 用法 ›
鱼蟹中毒	鲜冬瓜 300克	▶ 捣烂绞汁饮服。
痔疮	冬瓜子 适量	▶ 煎浓汤日洗数次。
咳嗽	冬瓜子 15克 + 红糖适量	▶ 捣烂研细，开水冲服，每日2次。
冻疮	冬瓜皮 250克 + 茄子根250克	▶ 熬水煎汤洗患处。

养生厨房

虾皮烧冬瓜 🍴

冬瓜 + 虾皮 ▶ **利水利尿 + 补钙 + 补碘**

● 材料

【材料】虾皮10克、冬瓜300克。
【调料】植物油20克、盐3克。

● 做法

① 将冬瓜削皮后切成小块，虾皮用清水洗一下；

② 将锅置于火上，放油烧热；可先下虾皮炸一下捞出，这样菜味更鲜更香，然后下冬瓜翻炒，随后加入虾皮和精盐，略加清水，调匀，盖上锅盖，烧透入味即成。

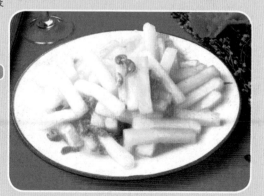

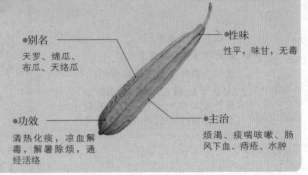

精选 夏季
蔬果

丝瓜

蔬菜/瓜菜类

❀ 丝瓜含有丰富的营养物质，它所含的蛋白质、淀粉、钙、磷、铁、胡萝卜素、维生素C等在瓜类蔬菜中都是较高的。

●别名
天罗、绵瓜、布瓜、天络瓜

●性味
性平，味甘，无毒

●功效
清热化痰，凉血解毒，解暑除烦，通经活络

●主治
烦渴、痰喘咳嗽、肠风下血、痔疮、水肿

营养档案

100克丝瓜中含有

人体必需营养素		
	蛋白质	1克
	碳水化合物	4.2克
	脂肪	0.2克
	膳食纤维	0.6克

维生素		
	A	15微克
	B₁	0.02毫克
	B₂	0.03毫克
	B₆	0.07毫克
	C	5毫克
	E	0.22毫克
	K	12微克
	胡萝卜素	90微克
	叶酸	92微克
	泛酸	0.2毫克
	尼克酸	0.4毫克

矿物质		
	钙	14毫克
	铁	0.4毫克
	磷	29毫克
	钾	115毫克
	钠	2.6毫克
	镁	11毫克
	锌	0.21毫克
	硒	0.86微克
	铜	0.06毫克

疗效特征

○润肤美白 丝瓜中含防止皮肤老化的B族维生素和增白皮肤的维生素C等，能保护皮肤、消除斑块，使皮肤洁白、细嫩，是不可多得的美容佳品。丝瓜藤和茎的汁液具有保持皮肤弹性的特殊功能，能美容去皱，因此丝瓜汁有"美人水"之称。

○健脑 丝瓜中的维生素B还有利于小儿大脑发育及中老年人大脑健康，而且丝瓜提取物对乙型脑炎病毒有明显的预防作用。

○活血通络 丝瓜可用于抗坏血病及预防各种维生素C缺乏症。丝瓜为利尿剂，而且丝瓜叶味苦性微寒，有化痰止咳、凉血解毒作用，外用可止血消炎。另外，女士多吃丝瓜还对调理月经有帮助。

○药效特性 丝瓜含有一种抗过敏的物质，具有很强的抗过敏作用；丝瓜藤味苦性凉，有通筋活络、祛痰镇咳作用；丝瓜络味甘性平，有清热解毒、利尿消肿作用。

选购小窍门

无论是挑选普通丝瓜还是有棱丝瓜，都应选择头尾粗细均匀的。挑选有棱丝瓜时，还要注意其皱褶间隔是否均匀，越均匀表示味道越甜。

春季水果 春季菜谷 夏季水果 夏季菜谷 秋季水果 秋季菜谷 冬季水果 冬季菜谷

饮食宜忌

宜	✓ 一般人都可吃丝瓜； ✓ 月经不调、身体疲乏、痰喘咳嗽、产后乳汁不通的妇女适宜多吃。

忌	✗ 体虚内寒、易腹泻者不宜多食； ✗ 阳痿者不宜多食丝瓜； ✗ 脾虚者及孕妇，慎服丝瓜子； ✗ 阳素大虚者，不宜多食丝瓜皮，以免引起滑精。

 古代名医论

李时珍说：丝瓜二月下种，生苗牵藤，攀附在树上、竹枝上，或给它搭棚架，让它攀援其上。丝瓜叶大如蜀葵却多丫，有细毛刺，取汁可作绿色染料。它的茎上有棱。六七月开黄花，花为五瓣，有点像胡瓜花，花蕊和花瓣都是黄色的。丝瓜直径一寸左右，长一二尺，甚至可达三四尺，为深绿色，有皱点，瓜头像鳖头。丝瓜嫩时去皮，可烹饪，可晒干，煮汤、做菜都很好。丝瓜的花苞、嫩叶和卷须，都可以食用。

 中医课堂

主治	材料	用法
哮喘	生小丝瓜 2条	▶ 切断煮烂，饮服浓汁，每日3次。
咽喉炎	嫩丝瓜 适量	▶ 捣汁，每次服1汤匙，每日3次。
小儿百日咳	鲜丝瓜 100克 + 蜂蜜适量	▶ 榨汁加蜂蜜口服，每日2次。
腮腺炎	老丝瓜皮 5克  + 瓠瓜皮5克	▶ 二者晒干研末，用油调敷患处。

  养生厨房

 丝瓜银花饮

丝瓜 + 银花 ▶ **通络活血+辅助治疗丹毒症**

● 材料

【材料】丝瓜500克、银花100克。

● 做法

① 丝瓜、银花洗净，丝瓜切块；
② 锅中下入丝瓜、银花，加水1000毫升，煮开即可。
注：每次饮用200毫升，每日3~5次。

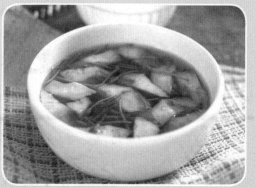

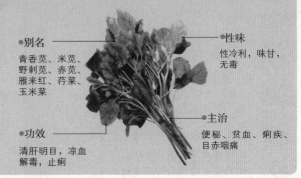

精选 夏季
蔬果

蔬菜/茎叶类

苋菜

苋菜的嫩苗和嫩茎叶皆可食用，而且富含多种人体需要的维生素和矿物质，都易被人体吸收，有"长寿菜"之称。

● 别名
青香苋、米苋、野刺苋、赤苋、雁来红、荇菜、玉米菜

● 功效
清肝明目，凉血解毒，止痢

● 性味
性冷利，味甘，无毒

● 主治
便秘、贫血、痢疾、目赤咽痛

营养档案

100克苋菜中含有

人体必需营养素	蛋白质	2.8克
	碳水化合物	5.9克
	脂肪	0.4克
	膳食纤维	1.8克
维生素	A	248微克
	B₁	0.03毫克
	B₂	0.1毫克
	C	30毫克
	E	1.54毫克
	胡萝卜素	1490微克
	尼克酸	0.6毫克
	K	78微克
矿物质	钙	178毫克
	铁	2.9毫克
	磷	63毫克
	钾	340毫克
	钠	42.3毫克
	镁	38毫克
	锌	0.7毫克
	硒	0.09微克
	铜	0.07毫克

疗效特征

清热解毒 苋菜性味甘凉，清利湿热，清肝解毒，凉血散瘀，对于湿热所致的赤白痢疾及肝火上升所致的目赤目痛、咽喉红肿等，均有一定的辅助治疗作用。

增强体质 苋菜中富含蛋白质、脂肪、糖类及多种维生素和矿物质，其所含的蛋白质比牛奶更能充分被人体吸收，所含胡萝卜素比茄果类高2倍以上，可为人体提供丰富的营养物质，有利于提高机体的免疫力，强身健体，有"长寿菜"之称。

有益生长发育 苋菜中铁的含量是菠菜的1倍，钙的含量则是3倍，不含草酸，所含钙、铁进入人体后很容易被吸收利用，能促进小儿的生长发育，对骨折的愈合具有一定的食疗价值。

防止肌肉痉挛 苋菜含有丰富的铁、钙和维生素K，能维持正常的心肌活动，具有促进凝血、增加血红蛋白含量并提高携氧能力、促进造血等功能。

选购小窍门

挑选苋菜时，应选叶片新鲜、无斑点、无花叶的。一般来说，叶片厚、皱的苋菜比较老，叶片薄、平的比较嫩。选购时也可以手握苋菜，手感软的较嫩，手感硬的较老。

春季水果 春季菜谷 夏季水果 夏季菜谷 秋季水果 秋季菜谷 冬季水果 冬季菜谷

养生厨房

苋菜豆腐羹

苋菜 + 豆腐 + 蒜 ▶ **清热解毒+生津润燥**

◉ 材料

【材料】苋菜、海米、豆腐适量。

【调料】蒜、食油、盐、味精少许。

◉ 做法

① 苋菜洗净，放入沸水中焯一下，捞出沥干；

② 水发海米切末，豆腐切成块，蒜捣成泥；

③ 油锅热后放蒜泥，煸出香味后放入海米和豆腐块，加少许盐焖1分钟，然后再加水和适量盐；

④ 汤烧开后，下苋菜一滚即可盛入盘中，放入味精即可。

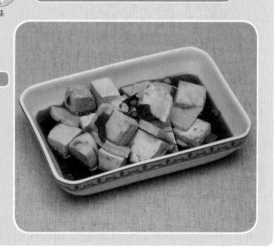

中医课堂

主治	材料	用法
痢疾	苋菜 500克	用食油煸炒，调以盐、醋、大蒜。
早期麻疹	苋菜 200克	加水煎服，每日2次。
产后腹痛	红苋菜子 15克	炒黄后研末，冲红糖开水服用。
小便不利，湿热水肿	苋菜 60克 + 空心菜100克	切碎，水煎服，或代茶饮。

饮食宜忌

宜

✓ 一般人都可食用；

✓ 适合老、幼、妇女、减肥者食用。

忌

✕ 苋菜性寒凉，阴盛阳虚体质、脾虚便溏或慢性腹泻者，不宜食用。

✕ 苋菜不宜与甲鱼同食，否则易引起中毒。

古代名医论

李时珍说：苋都在三月撒种，六月以后就不能吃了。苋老了则抽出如人高的茎，开小花成穗，穗中有细子，子扁而光黑，与青葙子、鸡冠子没有什么区别，九月收子。细苋即野苋，北方人叫糠苋，茎柔，叶细，长出来就结子，味道比家苋更好。俗称青葙苗为鸡冠苋，也可以食用。

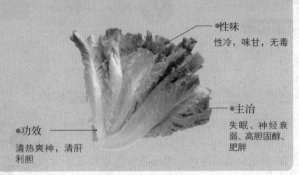

精选 夏季
蔬果
蔬菜/茎叶类

生菜

●性味
性冷，味甘，无毒

❀ 生菜是叶用莴苣的俗称，原产于欧洲，传入我国的历史较悠久，东南沿海，特别是大城市近郊、两广地区栽培较多，而台湾种植尤为普遍。

●功效
清热爽神，清肝利胆

●主治
失眠、神经衰弱、高胆固醇、肥胖

疗效特征

○**消脂减肥** 生菜中含有丰富的膳食纤维和维生素C，有消除多余脂肪的作用，故又叫减肥生菜。对于爱美、希望保持苗条身材的女性来说，将生菜洗净，直接加入适量沙拉酱调匀食用是个不错的选择。

○**镇痛催眠** 因其茎叶中含有莴苣素，故味微苦，具有镇痛催眠、降低胆固醇等功效，可辅助治疗神经衰弱等症，每天食用对身体健康有益处。生菜所含有的维生素还具有防止牙龈出血以及维生素C缺乏等功效。

○**驱寒利尿** 生菜中含有甘露醇等有效成分，能刺激消化，增进食欲，有驱寒、消炎、利尿和促进血液循环的作用。

○**抑制病毒** 生菜还含有一种"干扰素诱生剂"，可刺激人体正常细胞产生干扰素，从而产生一种"抗病毒蛋白"抑制病毒。此外，其叶绿素中的的铜钠盐具有抗癌变性能，能有效防止癌变。

选购小窍门

买球形生菜时要选松软叶绿、大小适中的，硬邦邦的口感差；买散叶生菜时，要选大小适中、叶片肥厚适中、叶质鲜嫩、叶绿梗白且无蔫叶的，并且要看其根部，中间有突起的苔，说明生菜老了。

营养档案

100克生菜中含有		
人体必需营养素	蛋白质	1.3克
	碳水化合物	2.0克
	脂肪	0.3克
	膳食纤维	0.7克
维生素	A	298微克
	B₁	0.03毫克
	B₂	0.06毫克
	B₆	0.05毫克
	C	13毫克
	E	1.02毫克
	K	29微克
	胡萝卜素	1790微克
	尼克酸	0.4毫克
	叶酸	73微克
	泛酸	0.2毫克
矿物质	钙	34毫克
	铁	0.9毫克
	磷	27毫克
	钾	170毫克
	钠	32.8毫克
	镁	18毫克
	锌	0.27毫克
	硒	1.15微克
	铜	0.03毫克

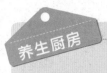养生厨房

蚝油生菜

生菜芯 + 胡椒 + 蒜

清肝利胆+滋阴补肾

 材料

【材料】生菜600克、蚝油30克。

【调料】蒜、盐、糖、胡椒面、料酒、味精、酱油、汤、香油少许。

做法

① 把生菜洗干净，坐锅放水，加盐1克、糖5克、清油60克，煮开后放生菜，翻个儿后倒出，沥干水分后盛盘；

② 坐锅放油，加蒜炒片刻，再加蚝油、料酒、胡椒面、糖、味精、酱油、汤适量，开后用水淀粉勾芡，淋香油，浇在生菜上即可。

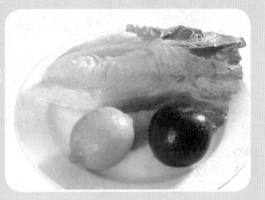

中医课堂

‹ 主治 ›	‹ 材料 ›	‹ 用法 ›
镇痛催眠	生菜 400克	清炒食用即可。
杀菌消炎	生菜 300克 + 蒜30克	把蒜切成蒜蓉，和生菜一起炒食。
肺热咳嗽	生菜 200克 + 豆腐100克	将生菜和豆腐一起做汤食用。
降血脂	生菜 适量 + 蚝油适量	蚝油加热后放入生菜翻炒片刻即可。

饮食宜忌

 宜

✓ 一般人群均可食用，老少皆宜；
✓ 夏季宜多食。

 忌

✗ 生菜性寒凉，尿频、胃寒的人应少吃；
✗ 不要与山药、甘遂同食；
✗ 不可与碱性药物同服。

 生菜面面观

【出产地】原产自欧洲地中海沿岸。

【所属科系】属菊科草本植物。

【成熟周期】从定植到采收一般需要30~50天。

【种植时间】在我国华北及长江流域地区春秋两季皆可种植，而华南地区从9月至次年2月都能播种。

【食用部分】菜叶。

【药用部分】茎：降低胆固醇，辅助治疗神经衰弱等。叶：消除脂肪，减肥。

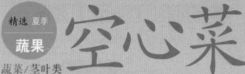

精选 夏季
蔬果

蔬菜/茎叶类

空心菜

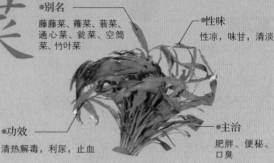

● 别名
藤藤菜、蕹菜、蒡菜、通心菜、瓮菜、空筒菜、竹叶菜

● 性味
性凉，味甘，清淡

❀ 空心菜，学名蕹菜，又叫竹叶菜，原产我国，主要分布在长江以南地区，它里面富含的叶绿素有"绿色精灵"之称。

● 功效
清热解毒，利尿，止血

● 主治
肥胖、便秘、口臭

➕ 疗效特征 ●

○ 增强体质　空心菜是夏秋季节主要绿叶菜之一，富含维生素、尼克酸、胡萝卜素、食物纤维和钙，这些物质有助于增强体质，防病抗病。

○ 降脂减肥　尼克酸、维生素C共同作用能降低体内胆固醇、三酰甘油，因此空心菜具有降脂减肥的功效。

○ 防癌利尿　空心菜还含有钾、氯等调节体液平衡的元素，可降低肠道的酸度，预防肠道内的菌群失调，对防癌有益。空心菜中的食用纤维由纤维素、半纤维素、木质素、胶浆及果胶等组成，具有促进肠蠕动、清热凉血、利小便的作用。

○ 通便解毒　空心菜是一种营养丰富的绿叶菜，含有多种营养成分和维生素，主要能解除菌类中毒、食物中毒，有通便解毒的作用。

○ 清肠美肤　空心菜中的叶绿素有"绿色精灵"之称，可清肠通便，治便秘、口舌生疮，洁齿防龋，除口臭，健美皮肤。

🍲 选购小窍门

　　挑选空心菜时，以无黄斑、茎部不太长、叶子宽大新鲜的为佳，而且应买梗比较细小的，吃起来嫩一些。选购时，要先闻一下,如果气味太重，大多是刚喷药不久就上市的，不宜购买。

● ○ ○ ○ ○

🥣 营养档案 ●

100克空心菜中含有

人体必需营养素	蛋白质	2.2克
	碳水化合物	36克
	脂肪	0.3克
	膳食纤维	1.4克
维生素	A	253微克
	B₁	0.03毫克
	B₂	0.08毫克
	B₆	0.11毫克
	C	25毫克
	E	1.09毫克
	K	250微克
	胡萝卜素	1520微克
	尼克酸	0.8毫克
	叶酸	120微克
	泛酸	0.4毫克
矿物质	钙	99毫克
	铁	2.3毫克
	磷	38毫克
	钾	243毫克
	钠	94.3毫克
	镁	29毫克
	锌	0.39毫克
	硒	1.2微克
	铜	0.1毫克

春季水果
春季菜谷
夏季水果
夏季菜谷
秋季水果
秋季菜谷
冬季水果
冬季菜谷

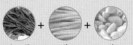
养生厨房

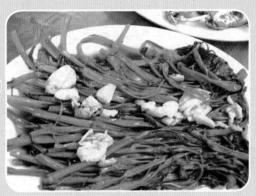

清炒空心菜

空心菜 ＋ 葱 ＋ 蒜 ▶ 清脆碧绿＋清热利尿

材料

【材料】空心菜500克。
【调料】盐、鸡精、葱、蒜、酱油适量。

做法

① 空心菜择洗干净后沥干，葱洗净切碎，蒜洗净切片；

② 油锅置火上烧热，放入葱、蒜爆香，加入空心菜翻炒数下，放入盐、酱油炒至熟，加入鸡精炒匀即可。

中医课堂

主治	材料	用法
痢疾	空心菜根 100克	水煎服，每日2次。
糖尿病	空心菜梗 100克＋ 玉米须50克	水煎服，每日2次。
小儿夏季热，口渴	鲜空心菜 100克＋ 马蹄6个	共煮汤，每日3次，连续6天。
肺热咳血	鲜空心菜连根 适量＋ 白萝卜适量	同捣烂，绞汁1杯，用蜂蜜调服。

饮食宜忌

宜
- ✓ 适合便血、血尿患者食用；
- ✓ 糖尿病、高胆固醇、高脂血、口臭患者宜食；
- ✓ 适宜爆炒或焯后凉拌，可避免营养流失。

忌
- ✗ 此菜性寒滑利，脾胃虚寒者应慎食；
- ✗ 便溏、体质虚弱患者忌食。

空心菜面面观

【出产地】原产于热带地区，在东南亚地区广泛分布。
【所属科系】属旋花科草本植物。
【成熟周期】定植到采收一般需要30天左右的时间。
【食用部分】茎叶。
【药用部分】根：治鼻衄、白带、龋齿痛、白浊、虚淋。叶：治流鼻血、咯血、尿血、小便不畅、便秘、痔疮、淋浊、肺热咯血、食物中毒、小儿夏季热、糖尿病、痢疾、野菇中毒、药物中毒、湿疹。

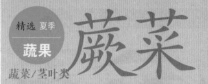

精选 夏季
蔬果

蕨菜

蔬菜/茎叶类

☆蕨菜营养丰富，含有多种维生素，既可当蔬菜又可制饴糖、饼干、代藕粉或药品添加剂，还有很高的药用价值。

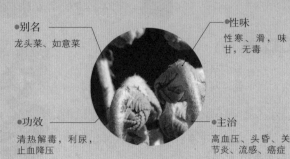

● 别名
龙头菜、如意菜

● 性味
性寒、滑，味甘，无毒

● 功效
清热解毒，利尿，止血降压

● 主治
高血压、头昏、关节炎、流感、癌症

➕ 疗效特征 ●

○清热解毒 蕨菜素对细菌有一定的抑制作用，可用于发热不退、肠风热毒、湿疹等病症，具有良好的清热解毒、杀菌消炎的功效。

○止血降压 蕨菜含有的维生素B₂、维生素C和皂苷等物质可以扩张血管，显著降低血压、血脂和胆固醇，能够扩张血管、改善心血管功能。

○健体抗病 蕨菜可制成粉皮等代粮充饥，能补脾益气，强健机体，增强抗病能力，适用于腰膝酸软、瘦弱干咳。经常食用蕨菜可治疗高血压、头昏、子宫出血、关节炎等症，并对麻疹、流感有预防作用。

○解毒利尿 蕨菜滋阴补虚，具有清热解毒、杀菌消炎、止泻利尿、安神降压、健胃降气、驱风化痰等作用。蕨菜所含的粗纤维能促进胃肠蠕动，民间常用蕨菜治疗腹泻、痢疾及小便不通、食噎、气噎、肠风热毒等病症。

🍒 选购小窍门

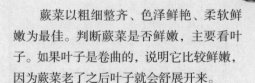

蕨菜以粗细整齐、色泽鲜艳、柔软鲜嫩为最佳。判断蕨菜是否鲜嫩，主要看叶子。如果叶子是卷曲的，说明它比较鲜嫩，因为蕨菜老了之后叶子就会舒展开来。

● ○ ○ ○

🥣 营养档案 ●

100克蕨菜中含有

人体必需营养素	蛋白质	1.6克
	碳水化合物	9.0克
	脂肪	0.4克
	膳食纤维	1.8克
维生素	A	183微克
	B₁	0.1毫克
	B₂	0.16毫克
	B₆	0.02毫克
	C	23毫克
	E	0.78毫克
	K	120微克
	尼克酸	2.7毫克
	叶酸	99微克
	泛酸	8毫克
	胡萝卜素	1100微克
矿物质	钙	17毫克
	铁	4.2毫克
	磷	50毫克
	钾	292毫克
	镁	30毫克
	锌	0.6毫克
	硒	6.34微克
	铜	0.16毫克

养生厨房

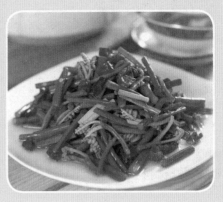

● 炝炒蕨菜

清热+开胃+化痰

蕨菜 ＋ 葱 ＋ 辣椒 ▶

● 材料

【材料】蕨菜、葱、辣椒少许。
【调料】盐、味精、料酒、清汤等适量。

● 做法

① 将蕨菜去杂后洗净，控净水后在沸水锅中焯一下，沥干，冷却；
② 锅置火上，将蕨菜在四五成热的油锅中过一下；
③ 葱切成段，辣椒切成节，炒锅留热油适量，用葱段、辣椒节炸锅；
④ 随即将蕨菜和调料下入焖炒，烹入清汤25毫升，出锅装盘即可。

 中医课堂

‹ 主治 ›	‹ 材料 ›	‹ 用法 ›
○ 慢性风湿性关节炎	鲜蕨菜 适量	▶ 将鲜蕨菜加水煎服。
○ 慢性肾炎	蕨菜 适量	▶ 按家常做法炒食或煮汤。
○ 急性肠炎	蕨菜根 30克	▶ 加水煎服。
○ 脱肛	蕨菜全草 30克	▶ 加水煎服，每日3次。

 饮食宜忌

| 宜 | ✓ 一般人群均可食用；
✓ 湿疹、疮疡患者宜食；
✓ 发热不退、肠风热毒者宜食。 |
| 忌 | ✗ 不宜与黄豆、花生、毛豆等同食；
✗ 不宜长期大量食用；
✗ 脾胃虚寒者不宜多食。 |

 古代名医论

李时珍说：蕨各处山中都有。它二三月生芽，卷曲的样子像小儿的拳头。长成后展开则像凤尾，高三四尺。蕨茎嫩时采取，用灰汤煮去涎滑，晒干作蔬菜，味甘滑。也可以和醋食用。蕨根为紫色，皮内有白粉。将其捣烂后再三洗后沉淀，取粉作饼，或剥掉皮做成粉条吃，粉条颜色淡紫，味滑美。

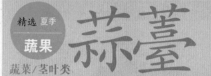

精选 夏季
蔬果

蒜薹

蔬菜/茎叶类

蒜薹在中国种植已有2000多年的历史，苍山、金乡两县是国家命名的两个"中国大蒜之乡"，其中苍山大蒜以生产蒜薹为主。

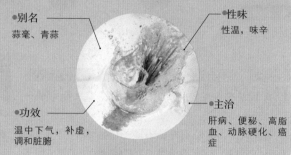

- **别名**
  蒜毫、青蒜

- **功效**
  温中下气，补虚，调和脏腑

- **性味**
  性温，味辛

- **主治**
  肝病、便秘、高脂血、动脉硬化、癌症

疗效特征

清肠利便 蒜薹外皮含有丰富的纤维素，可刺激大肠排便，调治便秘。多食用蒜薹，能预防痔疮的发生，降低痔疮的复发次数，并对轻中度痔疮有一定的治疗效果。

抗菌杀菌 蒜薹中所含的大蒜素、大蒜新素，可以抑制金黄色葡萄球菌、链球菌、痢疾杆菌、大肠杆菌、霍乱弧菌等细菌的生长繁殖，具有很好的抗菌、杀菌作用。

温中下气 蒜薹的辣味主要来自其含有的辣素。这种辣素不仅具有醒脾气、消积食的作用，而且有很强的杀菌能力，能有效杀死病原菌和寄生虫，因此能起到预防流感、防止伤口感染、治疗感染性疾病和驱虫的功效。

降脂防癌 蒜薹对心脑血管有一定的保护作用，它不仅有明显的降血脂作用，还能防止血栓和动脉硬化，并能预防冠心病。此外，它还能保护肝脏，预防癌症的发生。

选购小窍门

选购蒜薹时，以条长翠嫩、枝条浓绿、茎部白嫩的为佳，若尾部发黄、项端开花、纤维粗老的则不宜购买。一般判断蒜薹老嫩的方法是用指甲掐，如果易掐断且汁液多的就比较嫩，反之就比较老。

营养档案

100克蒜薹中含有

人体必需营养素	蛋白质	2.0克
	碳水化合物	15.4克
	脂肪	0.1克
	膳食纤维	2.5克
维生素	A	80微克
	B₁	0.04毫克
	B₂	0.07毫克
	C	1毫克
	E	1.04毫克
	胡萝卜素	480微克
	尼克酸	0.2毫克
矿物质	钙	19毫克
	铁	4.2毫克
	磷	52毫克
	钾	161毫克
	钠	3.8毫克
	镁	28毫克
	锌	1.04毫克
	硒	2.17微克
	铜	0.03毫克

养生厨房

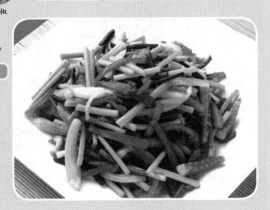

● 蒜薹炒牛肚 🍴

防治便秘+补充营养

蒜薹 + 尖椒 ▶

● 材料

【材料】蒜薹300克、牛肚200克。

【调料】盐、鸡精、料酒、酱油、尖椒适量。

● 做法

① 牛肚洗净切成条状，与盐、鸡精、酱油、料酒等腌制一会儿；

② 油锅烧热，放入牛肚爆香，炒至肉变色时加入料酒、酱油，至肉色变白时盛出；

③ 放入蒜薹翻炒并加盐炒匀，然后投入尖椒，锅中汁水将干时放入牛肚，翻炒均匀后即可装盘食用。

中医课堂

‹ 主治 ›	‹ 材料 ›		‹ 用法 ›
流感	蒜薹 300克 ●		▶ 清炒即可，避免过于熟烂。
高脂血	蒜薹 适量＋	黑木耳适量	▶ 二者一起翻炒食用。
伤口感染	蒜薹 5千克＋	白糖适量	▶ 焯后切条腌制，每日搅拌一次。
大脑疲劳	蒜薹 75克＋	猪肝200克	▶ 二者翻炒加入调料即可。

✖ 饮食宜忌

宜
- ✓ 一般人群均可食用；
- ✓ 适合心脑血管疾病患者、癌症患者；
- ✓ 受便秘和痔疮困扰的人群宜食用；
- ✓ 适宜痢疾、肺炎患者。

忌
- ✗ 消化不佳的人要少吃；
- ✗ 有肝病的人过量食用，可造成肝功能障碍；
- ✗ 不宜多食，过量食用蒜薹会影响视力。

蒜薹小常识

【家庭储藏】①在常温状态下，一般蒜薹的保质期是10~15天。②在0℃低温中可以储藏2个月。

【大批量、长时间的储藏】

①冰窖贮藏：此方法需要耗用大量冰块，东北地区适用，但保鲜效果一般，成本较大。

②一般冷藏：冷库中保持温度在0℃上下，空气的相对湿度需要维持在90%以上，储存3个月。

③气调冷藏：通过对气体的调节来实现，技术设备要求高。

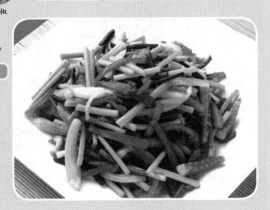

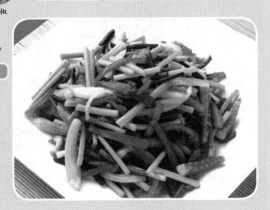

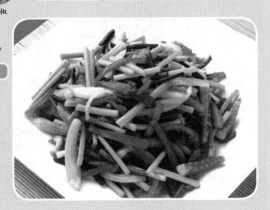

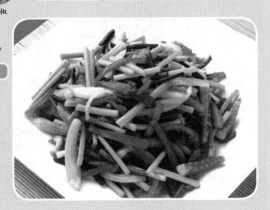

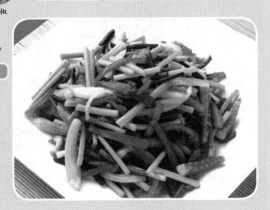

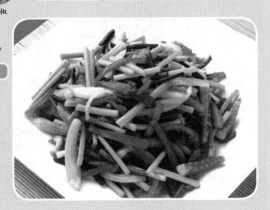

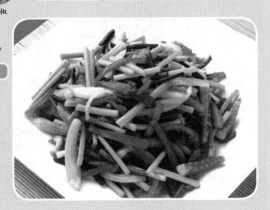

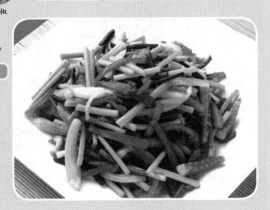

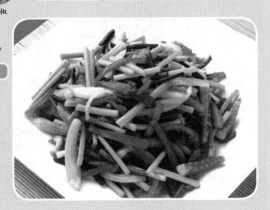

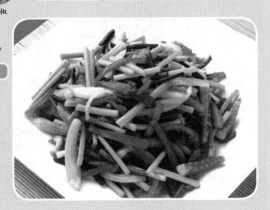

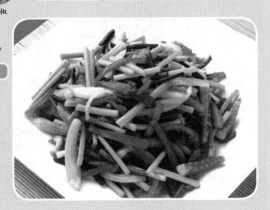

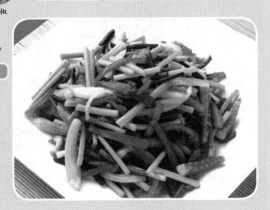

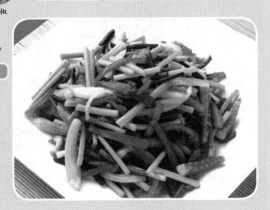

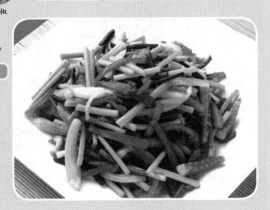

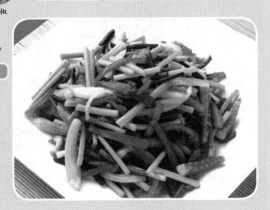

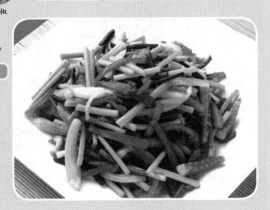

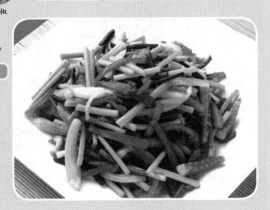

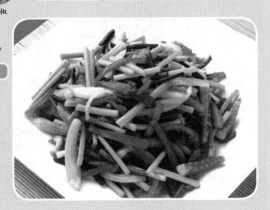

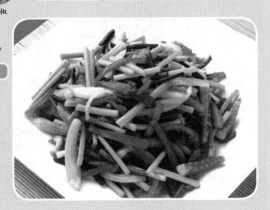

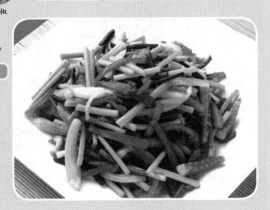

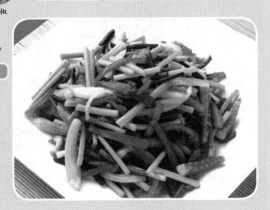

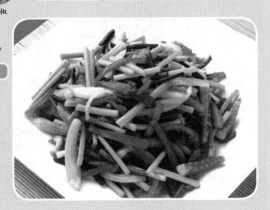

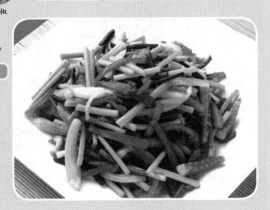

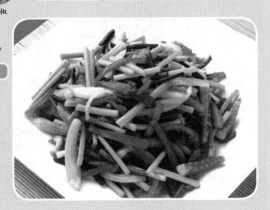

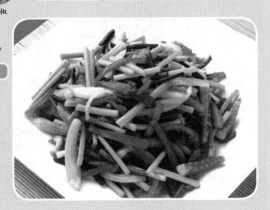

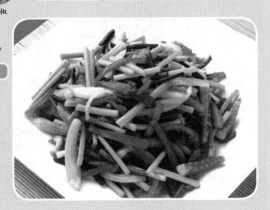

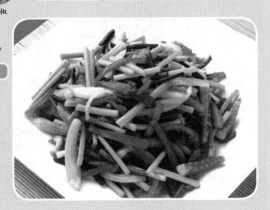

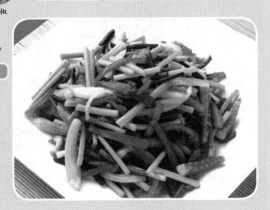

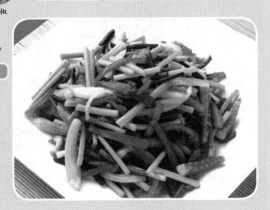

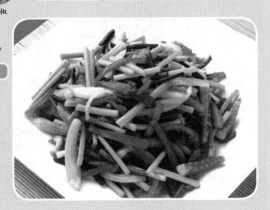

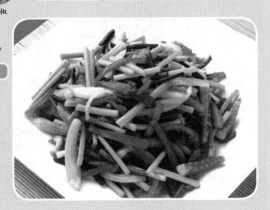

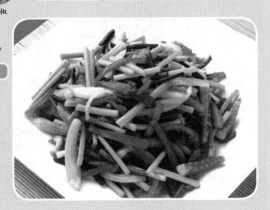

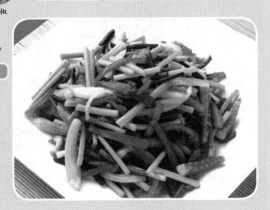

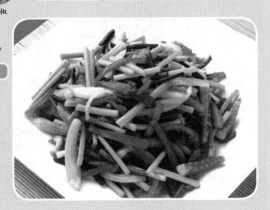

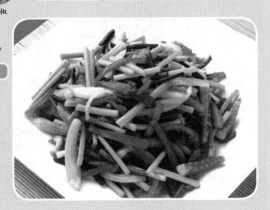

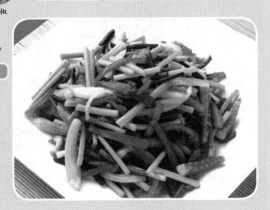

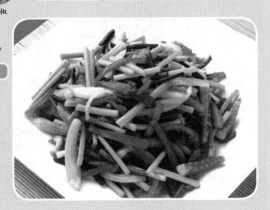

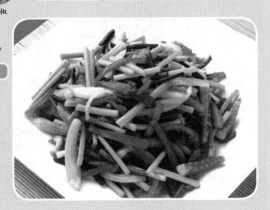

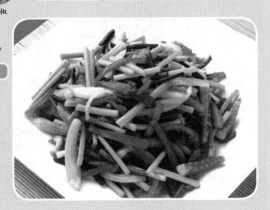

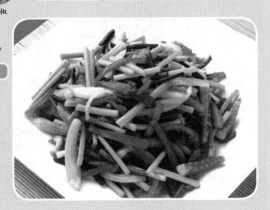

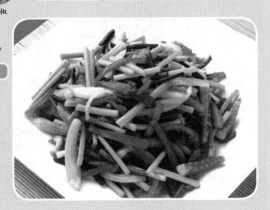

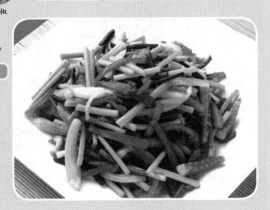

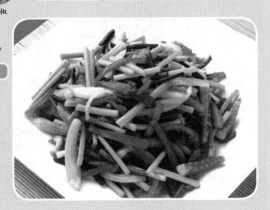

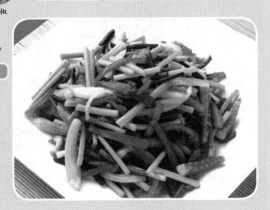

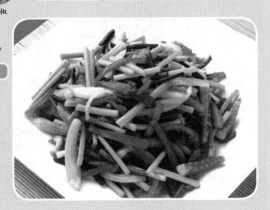

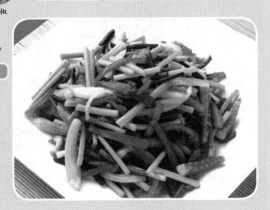

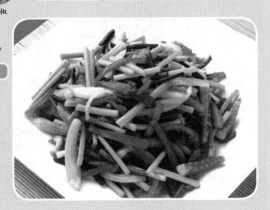

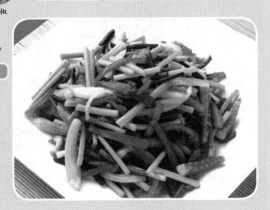

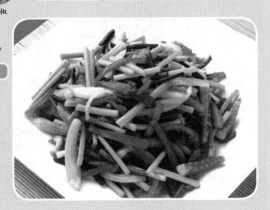

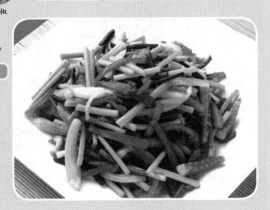

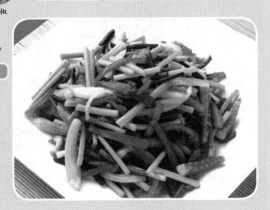

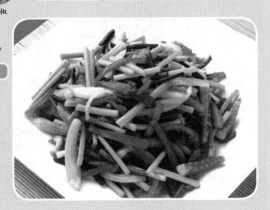

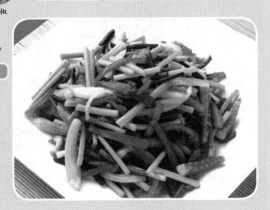

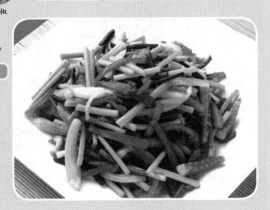

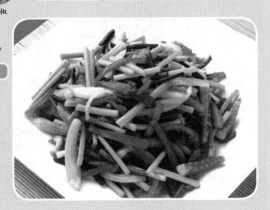

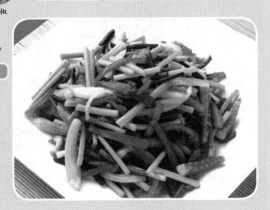

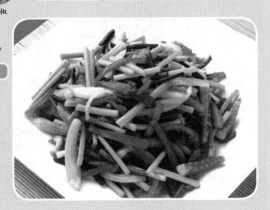

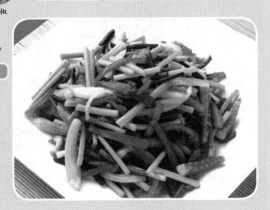

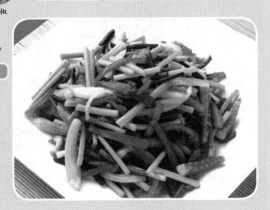

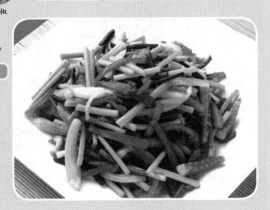

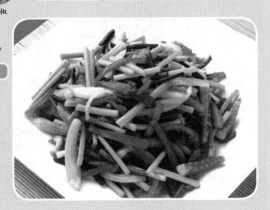

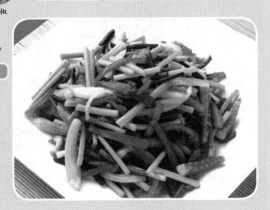

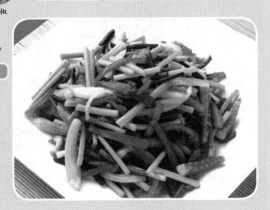

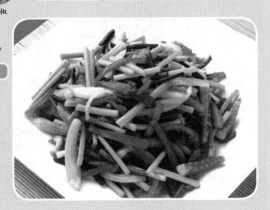

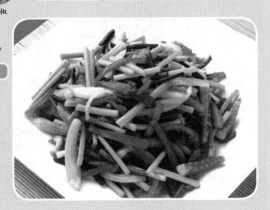

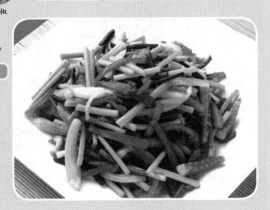

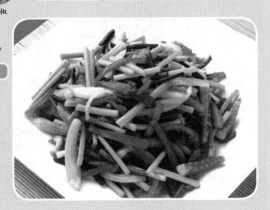

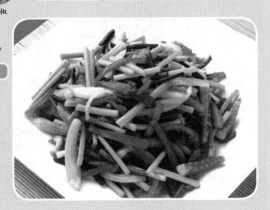

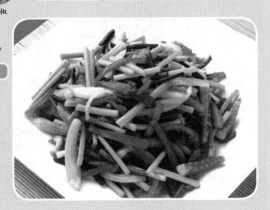

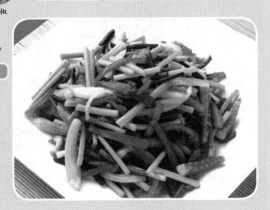

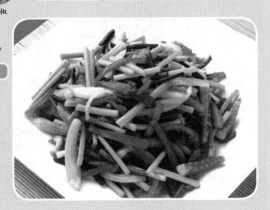

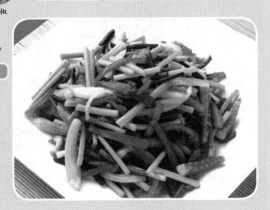

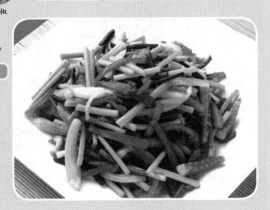

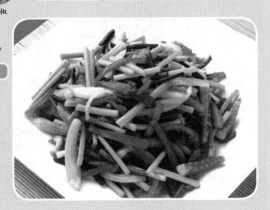

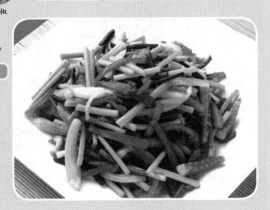

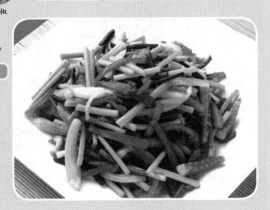

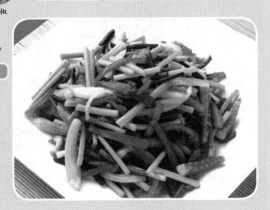

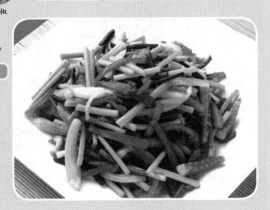

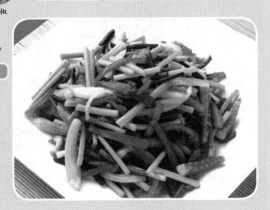

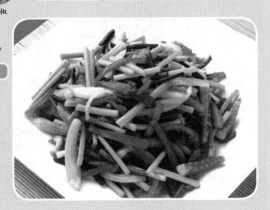

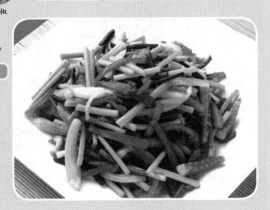

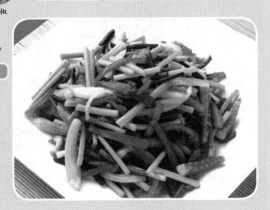

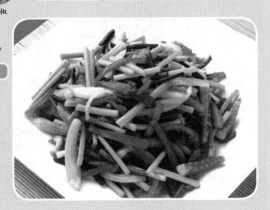

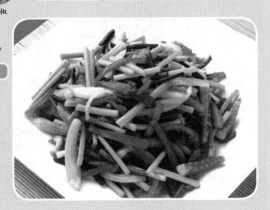

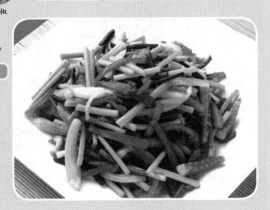

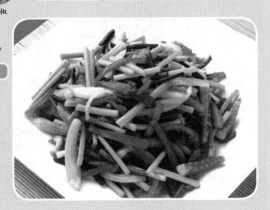

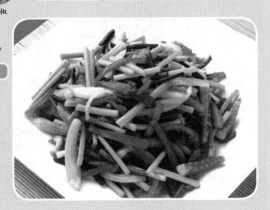

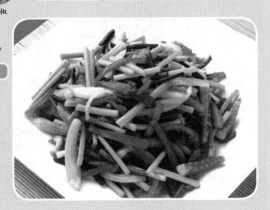

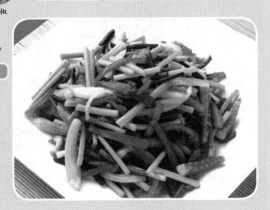

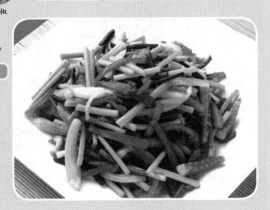

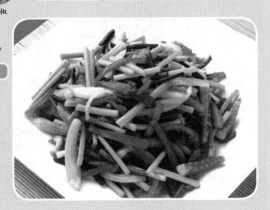

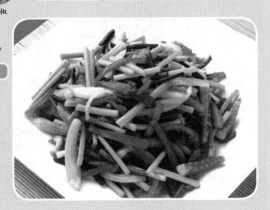

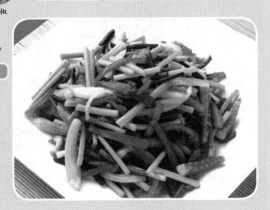

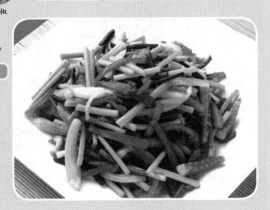

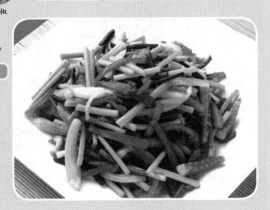

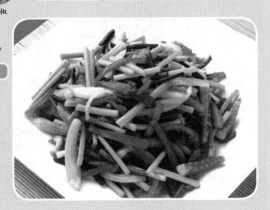

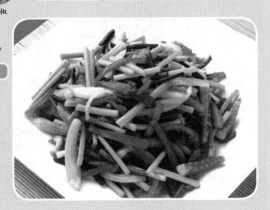

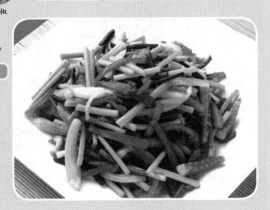

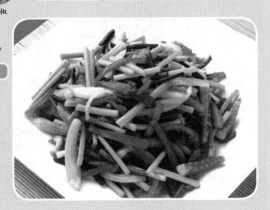

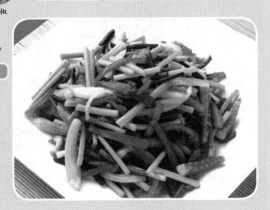

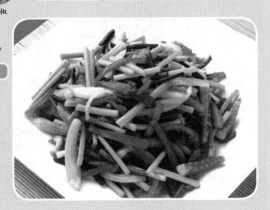

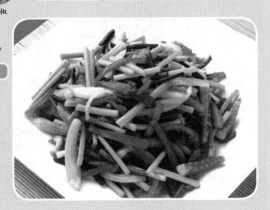

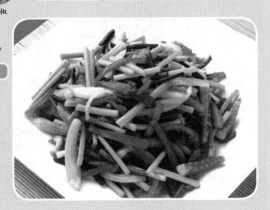

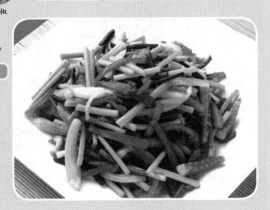

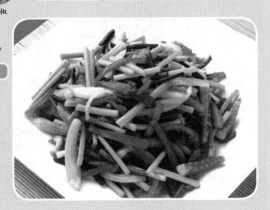

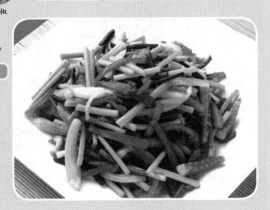

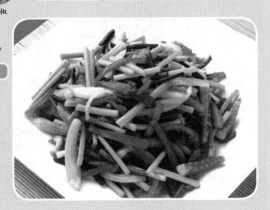

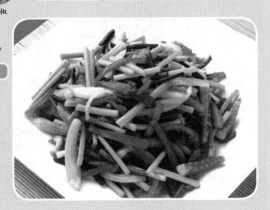

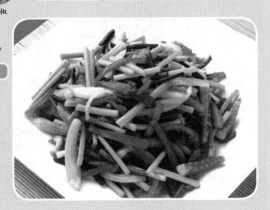

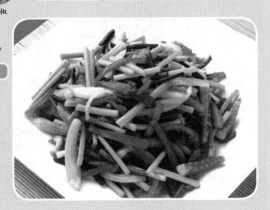

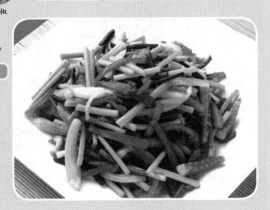

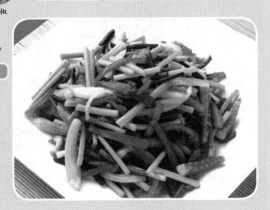

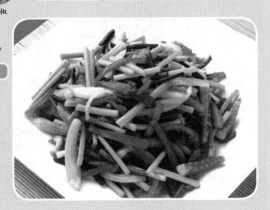

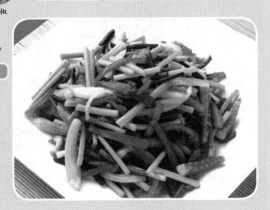

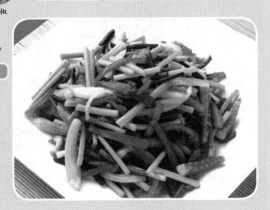

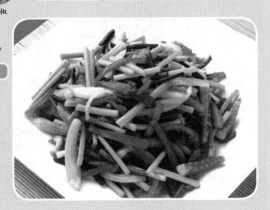

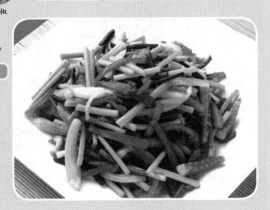

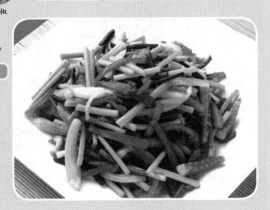

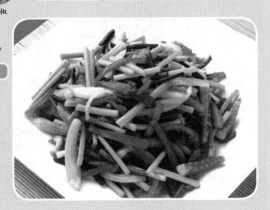

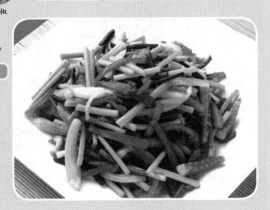

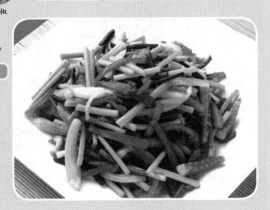

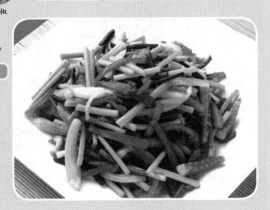

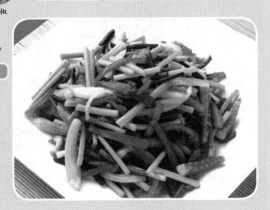

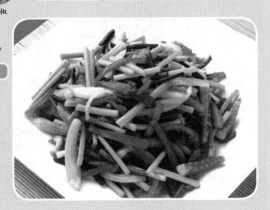

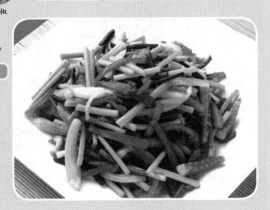

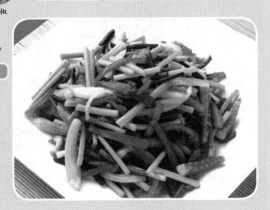

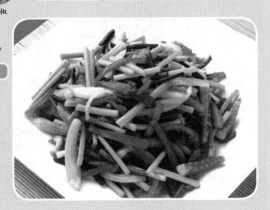

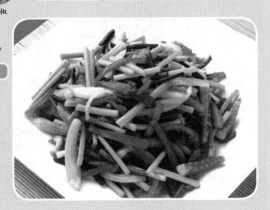

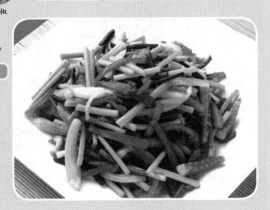

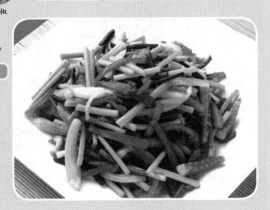

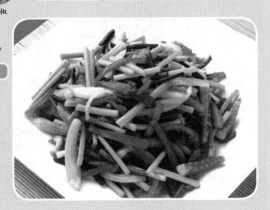

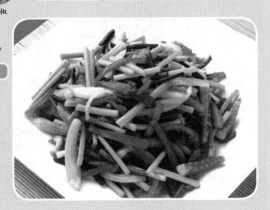

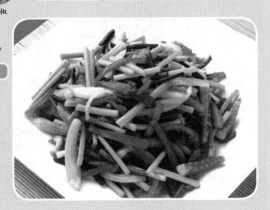

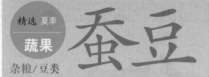

精选 夏季
蔬果
杂粮/豆类

蚕豆

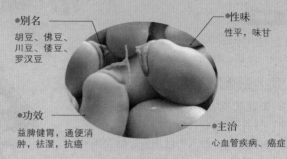

●别名
胡豆、佛豆、川豆、倭豆、罗汉豆

●性味
性平，味甘

●功效
益脾健胃，通便消肿，祛湿、抗癌

●主治
心血管疾病、癌症

蚕豆又称胡豆、佛豆、川豆、倭豆、罗汉豆，属于豆科巢菜属，是一种一年生或越年生草本植物，可用作粮食、蔬菜、饲料和绿肥。

营养档案

100克蚕豆中含有

人体必需营养素		
	蛋白质	21.6克
	碳水化合物	61.5克
	脂肪	1.0克
	膳食纤维	1.7克
维生素	A	52微克
	B₁	0.37毫克
	B₂	0.1毫克
	C	16毫克
	E	1.6毫克
	K	13微克
	胡萝卜素	510微克
	叶酸	260微克
	泛酸	0.48毫克
	尼克酸	1.5毫克
矿物质	钙	31毫克
	铁	8.2毫克
	磷	418毫克
	钾	1117毫克
	钠	86毫克
	镁	57毫克
	锌	3.42毫克
	硒	1.3微克
	铜	0.99毫克

疗效特征

○预防心血管疾病 蚕豆中的蛋白质含量丰富，仅次于大豆，并且氨基酸种类较为齐全，而且蚕豆不含胆固醇，因此可以预防心血管疾病。

○健脑 蚕豆中含有调节大脑和神经组织的重要成分钙、锌、锰、磷脂等，并含有丰富的胆石碱，有增强记忆力的健脑作用，对学生及脑力工作者非常有益。

○补钙强骨 蚕豆中含有丰富的钙，有利于骨骼对钙的吸收与钙化，能促进人体骨骼的生长发育。

○益脾健肠 蚕豆中的维生素C可以延缓动脉硬化，而蚕豆皮中的膳食纤维有降低胆固醇、促进肠蠕动的作用。

○防癌 现代人还认为蚕豆也是抗癌食品之一，对预防肠癌有一定的功效。

选购小窍门

蚕豆以颗粒大而果仁饱满，皮色黄或青黄，无发黑、虫蛀和污点者为佳。

○○○○

春季水果 春季菜谷 夏季水果 夏季菜谷 秋季水果 秋季菜谷 冬季水果 冬季菜谷

饮食宜忌

宜
- ✓ 一般人都可食用；
- ✓ 老人、学生、脑力工作者宜多吃；
- ✓ 高胆固醇者、便秘者可以多食。

忌
- ✗ 中焦虚寒者不宜食用；
- ✗ 发生过蚕豆过敏者一定不要再吃；
- ✗ 不可生吃，应将生蚕豆多次浸泡且焯水后再进行烹制；
- ✗ 不宜与田螺同食。

 古代名医论

　　李时珍说：蚕豆在南方种植，四川特别多。八月份下种，冬天生长的嫩苗可以食用。它的茎是方的，中间空。叶子像舌头，靠近叶柄处微圆而末端则较尖，面向阳光一面为绿色，背着阳光的呈白色，叶柔厚，一枝生三片叶子。二月间开紫白色的花，像飞蛾，又像豇豆花。结豆角连缀起来像大豆，很像蚕的形状。

 中医课堂

‹ 主治 ›	‹ 材料 ›	‹ 用法 ›
便秘	蚕豆 适量	▶ 煎煮，空腹吃即可。
秃疮	鲜蚕豆 50克	▶ 捣烂，涂于患处即可。
膈食	蚕豆 适量 + 红糖适量	▶ 将蚕豆磨粉后加红糖用开水冲服。
水胀	蚕豆 适量 + 牛肉适量	▶ 二者同炖煮，吃豆喝汤。

 养生厨房

蚕豆 ＋ 韭菜 ＋ 尖椒 ▶

蚕豆炒韭菜 🍴

促进消化+消除腹胀

● 材料
【材料】水发蚕豆2/3碗、韭菜150克。
【调料】尖椒、姜、糖、盐、料酒、葱、蒜、香油适量。

● 做法
① 蚕豆去壳，韭菜洗净沥干后切段备用；
② 往锅中加油3大匙，放入生姜末爆炒，将蚕豆放入锅中，再加水1/2杯炒至熟软；
③ 加入韭菜及其余调料拌炒片刻即成。

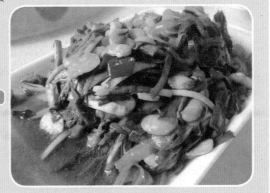

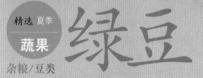

精选 夏季
蔬果

绿豆

杂粮/豆类

绿豆含有丰富的无机盐和维生素，在高温环境中以绿豆汤为饮料，可以及时补充丢失的营养物质，达到清热解暑的效果。

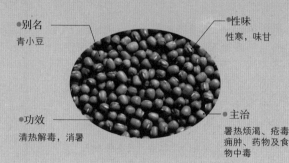

●别名
青小豆

●功效
清热解毒，消暑

●性味
性寒，味甘

●主治
暑热烦渴、疮毒痈肿、药物及食物中毒

营养档案

100克绿豆中含有

人体必需营养素	蛋白质	21.6克
	碳水化合物	62克
	脂肪	0.8克
	膳食纤维	6.4克
维生素	A	22微克
	B₁	0.25毫克
	B₂	0.11毫克
	B₆	0.41毫克
	C	1毫克
	E	10.95毫克
	K	6微克
	胡萝卜素	130微克
	叶酸	130微克
	泛酸	1.26毫克
	尼克酸	2毫克
矿物质	钙	81毫克
	铁	6.5毫克
	磷	337毫克
	钾	787毫克
	钠	3.2毫克
	镁	125毫克
	锌	2.18毫克
	硒	4.28微克
	铜	1.08毫克

疗效特征

减肥 绿豆淀粉中含有相当数量的低聚糖，所提供的能量值比其他谷物低，对于肥胖者和糖尿病患者有辅助治疗作用。

降脂 绿豆中的多糖成分能增强血清脂蛋白酶的活性，使脂蛋白中三酰甘油水解达到降血脂的疗效，从而可以防治冠心病、心绞痛。绿豆中含有的植物甾醇结构与胆固醇相似，二者竞争酯化酶，使之不能酯化，以此减少了肠道对胆固醇的吸收，从而使人体内血清胆固醇的含量降低。

抗过敏 据临床实验研究，绿豆的有效成分具有抗过敏作用，可治疗荨麻疹等疾病。

清热解毒 绿豆对葡萄球菌以及某些病毒有抑制作用，能清热解毒。

护肝 绿豆还含有丰富的胰蛋白酶抑制剂，可以保护肝脏，又可减少蛋白分解，从而保护肾脏。

选购小窍门

绿豆种皮的颜色主要有青绿、黄绿、墨绿三大类，种皮分有光泽（明绿）和无光泽（暗绿）两种，其中以色浓绿而富有光泽、粒大整齐、形圆、煮之易酥者品质最好。

养生厨房

绿豆黄糖粥

清热解毒+消暑利水

绿豆 + 大米 + 小米

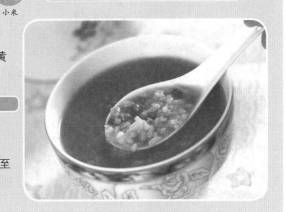

材料

【材料】绿豆50克、大米小米各10克、黄糖25克。

做法

① 将小米和绿豆洗净后泡发半小时;

② 将大米、小米和绿豆一起上火煲;

③ 煲至粥黏稠时,再放入黄糖,继续煲至糖溶化即可。

中医课堂

〈主治〉	〈材料〉		〈用法〉
中暑	绿豆 100克 +	金银花30克	▶ 先煮豆后下金银花,吃豆渴汤。
醒酒	绿豆 50克 +	甘草10克	▶ 煎煮后加适量红糖饮服。
解附子、巴豆毒	绿豆 100克 +	生甘草100克	▶ 煎汁晾凉后饮服。
流感	绿豆 50克 +	绿茶5克 + 冰糖15克	▶ 绿豆捣碎,同茶、糖一起用开水冲沏。

饮食宜忌

宜
- ✓ 绿豆老少皆宜,四季均可食用;
- ✓ 适宜肥胖者、糖尿病患者、中暑者。

忌
- ✗ 绿豆性凉,脾胃虚弱的人不宜多吃;
- ✗ 绿豆不宜煮得过烂,以免使有机酸和维生素遭到破坏;
- ✗ 服药特别是服温补药时忌食绿豆,以免降低药效;
- ✗ 未煮烂的绿豆豆味强烈,食后易恶心、呕吐。

古代名医论

李时珍说:绿豆到处都有栽种。三四月间下种,苗高一尺左右,叶小而有细毛,到秋天开小花,豆荚像赤豆荚。颗粒粗大、颜色鲜艳的是官绿;皮较薄而粉多、粒小而颜色深的是油绿;皮厚而粉少、种得早的,称为摘绿,可以多次采收;种得晚的称为拔绿,只能摘一次。在北方,绿豆的用处很广,可用来做豆粥、豆饭、豆酒,可将绿豆炒来吃或磨成面,澄清过滤后取粉,用来做糕。用水浸使它发芽,又是蔬菜中的美味。

● 健脾补肺·化湿抗癌

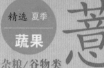

精选 夏季
蔬果
薏苡仁
杂粮/谷物类

●别名
薏仁、薏米、六谷米、苡米、苡仁

●性味
性凉，味甘

✿ 薏苡仁是禾本科草本植物薏苡的种子，含有丰富的蛋白质和促进三大营养素新陈代谢的维生素B族，我国大部分地区都有种植。

●功效
健脾补肺，清热排脓，化湿抗癌

●主治
腹泻、血痢、无名毒疮、丹毒、盗汗、多汗

营养档案 ●

100克薏苡仁中含有

人体必需营养素	蛋白质	12.8克
	碳水化合物	71.1克
	脂肪	3.3克
	膳食纤维	2克
维生素	A	416微克
	B_1	0.22毫克
	B_2	0.5毫克
	B_6	0.07毫克
	B_{12}	150微克
	E	2.08毫克
	叶酸	16微克
	泛酸	0.16毫克
	尼克酸	2毫克
矿物质	钙	42毫克
	铁	3.6毫克
	磷	217毫克
	钾	238毫克
	钠	3.6毫克
	镁	88毫克
	锌	1.68毫克
	硒	3.07微克
	铜	0.29毫克

+ 疗效特征 ●

○**消炎镇痛** 薏苡仁含有丰富的蛋白质及各种氨基酸，能促进体内水分代谢，具有消炎、镇痛作用，因此能缓解梅雨季节易患的风湿症和关节炎。薏苡仁还富含能促进三大营养素新陈代谢的维生素B族，完全不需担心胆固醇含量高，可安心食用。

○**解毒润肤** 在民间疗法中，有一种用薏苡仁除疣的方法，这是因为薏苡仁能促进体内水分或血液的新陈代谢，且具有解毒的作用，还能发挥改善肌肤粗糙的功效。

○**祛斑美容** 薏苡仁还含有薏苡素，可以抑制横纹肌，经常食用可以使人体的皮肤保持光泽细腻，消除粉刺、斑雀、妊娠斑、老年斑等，是天然的养颜去皱佳品。

○**防癌抗癌** 薏苡仁中蕴含的薏苡仁酯，不仅对人体有滋补作用，而且它还是一种重要的抗癌剂，能有效抑制艾氏腹水癌细胞，对胃癌及子宫颈癌有很好的防治作用。

🥣 选购小窍门

　　挑选薏苡仁时，粒大完整、结实，杂质及粉屑少，且带有清新气息者为佳，有黑点的则为次品。

○ ● ● ●

春季水果　春季菜谷　夏季水果　夏季菜谷　秋季水果　秋季菜谷　冬季水果　冬季菜谷

饮食宜忌

宜	✓ 一般人群均可食用；
	✓ 适宜各种癌症患者；
	✓ 患有关节炎、急慢性肾炎水肿、癌性腹水、面浮肢肿的人宜食用。
忌	✗ 薏苡仁化湿滑利的功效显著，因此遗精、遗尿患者以及孕妇不宜食用；
	✗ 汗少、便秘者不宜食用。

 古代名医论

　　李时珍说：薏苡二三月间老根生苗，叶子像初生的芭茅。五六月间抽出茎秆，开花结实。薏苡有两种。一种粘牙，实尖而壳薄，是薏苡。其米白色像糯米，可以用来煮粥、做饭及磨成面食用，也可以和米一起酿酒。还有一种实圆壳厚而坚硬的，是菩提子。其很少，但可以将它穿成念经的佛珠。

 中医课堂

‹ 主治 ›	‹ 材料 ›	‹ 用法 ›
利尿	薏苡仁叶 20克	▶ 煎水做茶饮。
湿重腰疼	薏苡仁 60克 + 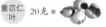 白术45克	▶ 加水共煎服。
止咳	薏苡仁 适量 + 生梨适量 + 红豆适量 	▶ 生梨去皮切块，加薏苡仁、红豆同煮。
脚气病	薏苡仁 适量 + 红豆适量 + 黄豆适量	▶ 熬出来的汤泡脚。

养生厨房

赤小豆薏苡仁汤 🍴

 薏苡仁 + 赤小豆 ▶ **利水消肿+清热解**

● **材料**

【材料】赤小豆100克、薏苡仁100克。

● **做法**

① 赤小豆、薏苡仁浸泡半天；

② 加水500毫升，用文火煮烂即可。

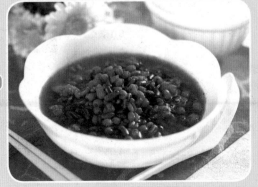

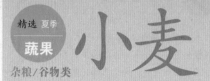

精选 夏季
蔬果
小麦
杂粮/谷物类

🌾 小麦的原产地为波斯（现在的伊朗），在公元前就开始栽种，是人类第一次栽培的农作物。小麦可直接做成酱油等，不过其主要用途还是制成面粉。

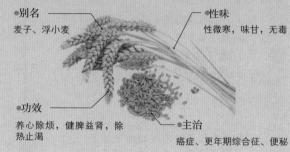

别名
麦子、浮小麦

性味
性微寒，味甘，无毒

功效
养心除烦，健脾益肾，除热止渴

主治
癌症、更年期综合征、便秘

营养档案

100克小麦中含有

人体必需营养素	蛋白质	11.9克
	碳水化合物	75.2克
	脂肪	1.3克
	膳食纤维	10.8克
维生素	A	11微克
	B₁	0.24毫克
	B₂	0.07毫克
	B₆	0.05毫克
	B₁₂	17.3微克
	E	1.82毫克
	生物素	185微克
	叶酸	8微克
	泛酸	0.7毫克
	尼克酸	2毫克
矿物质	钙	34毫克
	铁	5.1毫克
	磷	325毫克
	钾	289毫克
	钠	6.8毫克
	镁	4毫克
	锌	2.33毫克
	硒	4.05微克
	铜	0.43毫克

疗效特征

养心除烦 虽然面粉的主要成分是糖类，不过其含有的蛋白质、钙和铁多于米。此外，面粉含有的维生素B₁、维生素B₂和维生素E具有恢复体力、防止精神恍惚的作用。

健肠护肝 经常食用面粉能强健内脏与肠胃，非常适合容易下痢的人；另外对于更年期妇女来说，食用未精制的小麦还有缓解更年期综合征的效果。

补益营养 小麦制粉时去除的胚芽和外皮被称为"麸皮"。麸皮在很久以前被用作饲料，不过最近得知麸皮内含有铁、锌、铜、锰等矿物质和丰富的食物纤维，具有消除便秘的营养素，因而再度受到关注。

防癌 经常食用小麦可以降低人体血液循环中所蕴含的雌激素含量，进而达到防治乳腺癌的目的，另外其富含的营养也具有防止大肠癌的功效。

选购小窍门

小麦粉正常的色泽为白中略带浅黄色，无酸、霉等异味，取少量入口品尝应无牙碜的感觉。不正常的小麦粉为灰白色或青灰色。选购时用手握紧成团，久而不散的小麦粉含有水分较高，不易储存。

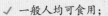

饮食宜忌

宜	✓ 一般人均可食用； ✓ 适宜心血不足、失眠多梦、心悸不安、多呵欠的人； ✓ 患有脚气病、末梢神经炎者也宜食小麦粉； ✓ 体虚、自汗、盗汗、多汗者，也比较适宜食用。
忌	✗ 不宜与汉椒、萝藦同食。

古代名医论

李时珍说：北方人种麦漫撒，南方人则是撮撒。所以北方的麦子皮薄面多，南方的麦子则相反。有人说，在收获的麦中掺蚕沙，将可防虫蛀，或在立秋之前，将苍耳碾碎与小麦同晾晒。小麦性恶湿，所以如果小麦生长期内雨水多，则产量低。

中医课堂

主治	材料	用法
排出毒素	小麦草 8克 +	▶ 加水煎煮后饮服。
肺结核，气管炎	麦仁 50克 + 羊肉 1斤 + 生姜 1块	▶ 煮成稀粥，早晚食用一个月。
气虚型子宫出血	小麦 150克 + 鲜鸡血 1碗 + 米酒 100克	▶ 小麦煮粥后，连同鸡血和米酒再次煮熟即可。

养生厨房

小麦百合炖猪心

 小麦 + 猪肉 + 猪心 + 百合 ▶ 养心健脾+除烦止渴

材料

【材料】小麦20克、百合25克、猪心1个、猪瘦肉100克、生姜、食盐适量。

做法

① 小麦、百合洗净后稍浸泡，猪心洗净，不用切；

② 将小麦、百合、猪心、猪瘦肉与生姜放进锅内，加冷水1000毫升，炖3小时；

③ 食用时加入适量食盐即可。

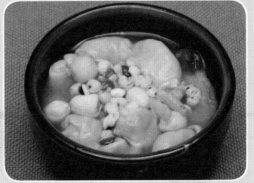

橄榄

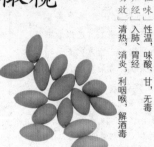

[性味] 性温，味酸、甘，无毒
[归经] 入肺、胃经
[功效] 清热，消炎，利咽喉，解酒毒

74页

龙眼

[性味] 性平，味甘，无毒
[归经] 入心、脾经
[功效] 壮阳益气，补益心脾，养血安神，润肤美容，增强记忆

68页

莲藕

[性味] 性平，味甘，无毒
[归经] 入心、肝、脾、胃经
[功效] 主热渴，散瘀血，生肌肤，用于便秘、整肠、感冒、消除疲劳

86页

杧果

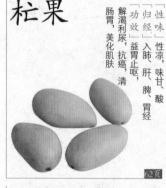

[性味] 性凉，味甘、酸
[归经] 入肺、肝、脾、胃经
[功效] 益胃止呕，抗癌，清肠胃，美化肌肤，解渴利尿

62页

杏

[性味] 性微温、冷利，味甘酸，有小毒
[归经] 入肺、心经
[功效] 止渴生津，清热去毒，止咳，通便，抗癌

72页

柠檬

[性味] 性平，味酸甘
[归经] 入肺、胃经
[功效] 化痰止咳，生津，健脾，消除疲劳，美肤，稳定精神

70页

丝瓜

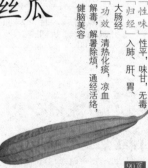

[性味] 性平，味甘，无毒
[归经] 入肺、肝、胃、大肠经
[功效] 清热化痰，凉血解毒，解暑除烦，通经活络，健脑美容

90页

苦瓜

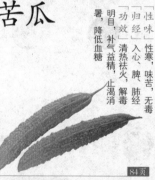

[性味] 性寒，味苦，无毒
[归经] 入心、脾、肺经
[功效] 清热祛火，解毒，止渴消暑，明目，降低血糖

84页

豌豆

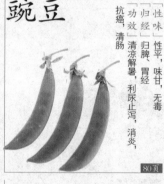

[性味] 性平，味甘，无毒
[归经] 入脾、胃经
[功效] 清凉解暑，利尿止泻，消炎，抗癌，清肠

80页

生菜

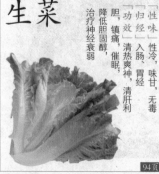

[性味] 性冷，味甘，无毒
[归经] 入肝经
[功效] 清热爽神，清肝利胆，镇痛，催眠，降低胆固醇，治疗神经衰弱

94页

黄瓜

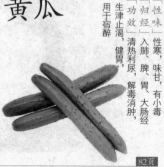

[性味] 性寒，味甘，有小毒
[归经] 入肺、脾、胃、大肠经
[功效] 清热利尿，解毒消肿，生津止渴，健胃，用于宿醉

82页

西瓜

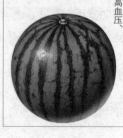

[性味] 性寒，味淡，无毒
[归经] 入心、胃、膀胱经
[功效] 清热除烦，解暑生津，利尿，用于高血压、膀胱炎

64页

椰子

[性味] 性平，味甘，无毒
[归经] 入肺经
[功效] 补虚强壮，益气祛风，消疳杀虫，利尿，美颜

76页

绿豆

[性味] 性寒，味甘
[归经] 入心、胃经
[功效] 清热解毒，消暑，用于暑热烦渴，疮毒痈肿

104页

莲子

[性味] 性平，味甘、涩
[归经] 入心、脾、肾、大肠经
[功效] 补脾止泻，益肾涩精，养心安神，防癌强心，补身

78页

薏苡仁

[性味] 性凉，味甘
[归经] 入脾、胃、肺经
[功效] 清热排脓，化湿抗癌，健脾补肺，用于腹泻、血痢、盗汗、多汗

106页

荔枝

[性味] 性平，味甘，无毒
[归经] 入肝、脾经
[功效] 补脾益肝，理气补血，温中止痛，补心安神，美容祛斑

66页

小麦

[性味] 性微寒，味甘，无毒
[归经] 入心经
[功效] 养心除烦，健脾益肾，除热止渴，用于癌症、更年期综合征、便秘

108页

冬瓜

[性味] 性微寒，味甘，无毒
[归经] 入肺、大小肠、膀胱经
[功效] 清热解毒，除烦止渴，祛湿水消炎，解暑，减肥，降脂

88页

蚕豆

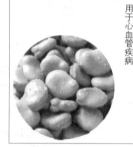

[性味] 性平，味甘
[归经] 入脾、胃经
[功效] 益脾健胃，通便消肿，祛湿，抗癌，用于心血管疾病

102页

苋菜

[性味] 性冷利，味甘，无毒
[归经] 入肺、大肠经
[功效] 清肝明目，凉血解毒，止痢，减肥，促进骨骼生长

92页

蒜薹

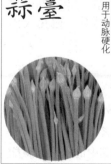

[性味] 性温，味辛
[别名] 蒜毫、青蒜
[功效] 温中下气，补虚，调和脏腑，降血脂，预防癌症，用于动脉硬化

100页

空心菜

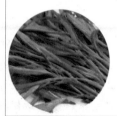

[性味] 性凉，味甘、淡
[归经] 入心、肝、肾经
[功效] 清热解毒，利尿，止血，降脂减肥，治疗便秘，防口臭

96页

蕨菜

[性味] 性寒，滑，味甘，无毒
[归经] 入胃、肠经
[功效] 清热降毒，利尿，止血，降压，用于高血压、头昏、关节炎、流感

98页

夏　季

夏季是阳气最盛的季节，气候炎热而生机旺盛。夏季养生重在精神调摄，保持愉快而稳定的情绪，切忌大悲大喜，以免以热助热。心静人自凉，可达到养生的目的。

夏季养生饮食宜忌

夏季养生饮食之宜

⊙夏季饮食宜以素淡为主

夏季的饮食应以素淡为主。在主食上，应该多吃清凉可口、容易消化的食物，经常喝点粥也是不错的选择。在菜肴搭配时，要以素为贵。选择新鲜、清淡的各种时令蔬菜，如瓜类、白菜类、菌类等都能带给我们一"夏"清凉。当然，除了蔬菜，夏季也是水果当道的季节。水果不仅可以直接生吃，还能用来做各种饮品，既好吃，又解暑。不过，在追求清淡的同时，可不能忽视了蛋白质的摄

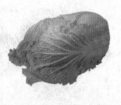

入，还得以素为主，以荤为辅。另外，在烹饪菜肴时，应该多吃些醋、大蒜和生姜等调味品。

⊙夏季饮食宜适当吃酸味食物

夏天气候炎热，人体出汗较多，最容易丢失津液，这时如果能及时补充一些酸味食物，对补充人体养分和降温润燥很有好处。酸味食物有番茄、乌梅、山楂、杧果、葡萄、柠檬等果品，

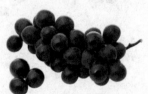

它们能够敛汗、止泻、祛湿，既可以生津止渴、健脾开胃，又能够预防因为出汗过多而耗气伤阴。如果忍受不了过多的酸味，那可以在夏天的菜肴中加点醋，醋除了可以防止胃肠道疾病外，还能够消毒杀菌，夏天吃醋，好处多多。另外，还可在菜肴中稍多加点盐，这样可以补充人体因出汗而失去的盐分，避免人体虚脱。

⊙夏季清心润肺宜吃百合

百合是一种保健食品和常用中药。因其鳞茎瓣片紧抱，"数十片相摞"，状如白莲花，因此取名为"百合"。百合性平，味甘微苦，含有淀粉、脂肪、蛋白质和一些维生素成分。除此之外，还含有一些特殊的有效成分，如生物素、秋水仙碱等多种生物碱和营养物质，其中的秋水仙碱能

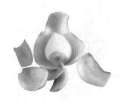

抗肿瘤。更重要的是，百合中的硒、铜等微量元素能抗氧化、促进维生素 C 吸收，可显著抑制黄曲霉素的致突变作用，临床上常用于白血病、肺癌、鼻咽癌等疾病的辅助治疗，有助于增强体质，抑制肿瘤细胞的生长，缓解放疗反应。百合具有良好的滋补作用，能补中益气、润肺止咳，对防治结核病等大有好处，特别是对病后体弱、神经衰弱等病症者大有裨益。支气管不好的人食用百合，有助病情改善，因为百合可以润燥。常食有润肺、清心、调中之效，可止咳、止血、开胃、安神。当然，百合用作煮食功在滋补营养，而作鲜品有镇咳之效。在夏季，百合可以用来煮粥，还能熬汤，更能用作药物，是老少皆宜的食物。

⊙夏季防中暑宜多吃含钾食物

一个长期缺钾的人，在高温下容易中暑。所以，夏季要尽量多吃些含钾丰富的食物，如黄豆、绿豆、蚕豆、豌豆、香蕉、西瓜、菠菜、海带等。临床上发现，中暑患者不同程度地呈现出低钾现象，而且也

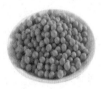

有实验表明，缺钾的动物在热环境中多数会死亡，而不缺钾的动物情况要好很多。此外，夏季除了多吃些含钾食物外，还可以喝些含钾饮料，特别是高温作业人员。

⊙夏季清热排毒宜吃富水蔬菜

所谓富水蔬菜，即指含水量极高的蔬菜，比如白菜、瓜类等，其中首推瓜类蔬菜。在瓜类蔬菜中所富含的水是具有多种营养成分的水，不仅天然、干净，还富含

营养，具有生物活性。而且瓜类蔬菜抗污力强，聚集的污染物较少，特别是重金属和硝酸盐污染更少，所含矿物质的特点是高钾、低钠，对人体健康十分有利。在燥热烦渴的夏季，瓜类蔬菜受欢迎更在于它们的排毒和清热功效。

⊙夏季食用水果宜分寒热体质

体质不同，适宜食用的水果就不同，在炎热的夏季尤其需要注意。对于虚寒体质的人，其代谢慢，热量少，很少口渴，基本上比较畏寒，在吃水果时，应该选择温热性的食物，如荔枝、板栗、核桃、樱桃、石榴等；而热性体质的人代谢旺盛，常会

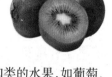

口干舌燥、易烦躁、便秘，在吃水果时就要多吃寒性食物，如瓜类水果、香蕉、番茄、柚子、猕猴桃等。而平和类的水果，如葡萄、杧果、梨、白果等，不同体质的人都可以食用。

⊙夏季提高免疫力宜吃凉拌菜

夏季天热，人体火气也大，容易食欲不振，凉拌菜成了夏令时菜，特别是一些当季蔬菜，既可以避免人们未虚而补，又可以提高人体免疫力。营养学研究也证明，生吃蔬菜能够最大限度地保存菜里面的营养，因为蔬菜中一些人类必需的生物活性物质在 55℃ 以上时，内

部性质就会发生变化，丧失其食疗功能。此外，蔬菜中还含有干扰素诱生剂，它具有抑制人体细胞癌变和抗病毒感染的作用。但这种物质不耐高温，只有生食蔬菜才能发挥其作用。

比如凉拌海带丝、萝卜丝、鱼腥草等，特别是凉拌芦笋丝对人体特别有益。芦笋抗病能力很强，能抗肿瘤、疲劳、寒冷，还能调节免疫功能。但要注意，并不是所有的蔬菜都可以用来做凉拌菜，含淀粉

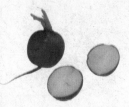

的蔬菜如土豆、芋头、山药等必须熟吃，否则其中的淀粉粒不破裂，人体无法消化；一些豆类，如芸豆、毛豆等含有有毒蛋白质，生吃很容易引起食物中毒。另外，含草酸较多的蔬菜如菠菜等，在凉拌前一定要用开水焯一下，以除去其中大部分的草酸。

⊙夏季祛除暑热宜多食鸭肉

夏季高温、湿热，人体在这一季节易出现燥热上火、暑湿困脾、津液损伤等状况，故宜食性凉且营养丰富的食物，而鸭子是暑热期间最好的选择。鸭子为水上动物，性凉味甘，含有多种营养成分。据营养学家分析，每

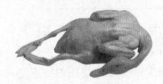

100克鸭肉中，含蛋白质16.5克，脂肪7.5克，碳水化合物0.1克，灰分0.9克，钙11毫克，还含有铁 、磷等多种微量元素。夏季多食鸭子，能滋补五脏之阴，清虚痨之热，和脏腑之道，既能补充夏季因天热厌食所缺的营养成分，又能祛除暑热，民间流传"大暑老鸭胜补药"的说法，可见夏季多食鸭子的做法在中国早有推广。

⊙夏季保护肠道宜吃杀菌蔬菜

夏季是肠道疾病多发季节，所以，饮食除了讲究备料的卫生外，还要注意多吃些杀菌蔬菜，对肠道疾病的防治大有好处。杀菌蔬菜有大葱、蒜苗、生葱等，不管是做凉拌菜还是食物配料，总离不开它们。因为这些杀菌蔬菜含有丰富的广谱杀菌素，能杀灭或抑制真菌和病毒等有害物质。

⊙夏季补虚祛湿宜多食黄鳝

鳝鱼分布很广，不仅能食用，而且其全身都可入药，为夏季养生的佳品。鳝鱼肉质柔嫩鲜美，营养丰富，含蛋白质、脂肪，还含有钙、铁、磷等微量元素，是一种高蛋白低脂肪的补品，因此，民间向来就有"夏令黄鳝赛人参"之说。中医学认为，鳝鱼性温味甘，归肝、脾、肾经，有补虚损、强筋骨、祛风湿的作用，能够治疗劳伤、产后体虚、痔疮疥疮、直肠息肉等，对于久病后气血不足、脏腑虚损、体瘦疲乏者，鳝鱼有辅助治疗之用。据研究，鳝鱼中的"黄鳝鱼素"具有显著的降血糖和恢复正常调节血糖的生理功能的作用，是治疗糖尿病的有效药物。另外，鳝鱼还有祛风活血、温肾壮阳的功效，常用作治疗颜面神经麻痹所致的面瘫、口眼歪斜、慢性化脓性中耳炎等。

⊙夏季消暑解毒宜多食绿豆

绿豆的营养价值很高，其中含量最多的是碳水化合物，其次有蛋白质、脂肪、磷脂、钙等。绿豆能消暑止渴、清热解毒、利水消肿，所以绿豆汤在夏天是一款不可多得的饮品。除了脾胃虚寒易泻的人不能饮用外，其余的人都能食用。特别适宜食物中毒、药草中毒、金石中毒、农药中毒、煤气中毒和磷化锌中毒时应急食用。经常在有毒环境下工作或接触有毒物质的人，应经常食用绿豆来解毒保健。当然，热毒引起的皮肤感染时，或者是高血压、水肿、红眼病者也能食用绿豆。绿豆入药，可谓全身是宝。绿豆粉解药毒、治疮肿、疗烫伤；绿豆皮解热毒，与菊花同做枕用，可降血压、明头目；绿豆花可解酒毒；绿豆煮汁或绿豆叶绞汁和醋少许服，可治呕吐下泻。

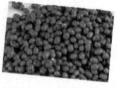

⊙夏季解热消暑宜饮绿茶

夏天骄阳高温，溽暑蒸人，出汗多导致人体内津液消耗大，此时宜饮龙井、毛峰、碧螺春等绿茶。绿茶味略苦，性寒，具有消热、消暑、解毒、去火、降燥、止渴、生津、强心提神的功能。绿茶中不论是绿叶还是绿汤，清鲜爽口，滋味甘香并略带苦寒味，富含维生素、氨基酸、矿物质等营养成分，饮之既有消暑解热之功，有益于各机体对"热"毒的及时清理，又具增添营养之效。

夏季养生饮食之忌

⊙夏季忌多吃寒凉食物

在夏季，天气炎热，人体也常常火气十足，应该选吃一些能够祛湿清热的食物，比如扁豆能健脾祛湿，莲叶能消暑清热，葛粉能促进微血管循环，预防高血压，还能降火。夏季里人的消化功能较弱，在饮食方面，过多吃寒凉食物，易诱发肠胃痉挛，引起腹痛、腹泻。所以，饮食需根据人的体质而定。虽然夏天的寒凉食物对人体有好处，但虚寒体质的人还是不要多吃西瓜、荸荠等寒凉食物，以免引起肠胃不适。

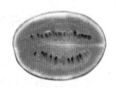

⊙夏季忌多食热性调料

热性调料，包括八角、小茴香、桂皮、花椒、白胡椒、五香粉等，用其烹饪的菜肴，味道香，口感好，不过，在夏季经常食用对人体反而有害。有的热性调料本身就是辛辣、热性食物，经常食用会让人感到十分烦躁，而且还可导致人体火气上升，引起便秘、肠胀气、唇燥裂、口角炎等疾患。特别是一些慢性病，如肝病、肺结核、动脉硬化等患者和消化能力不佳的儿童、孕妇在夏季更不能食用热性调料。

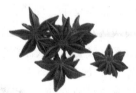

⊙夏季忌贪食冷饮

炎热的夏日，若适当吃些冷饮，确实能起到消热解暑的作用，但一定不可吃得过量。因为食入太多的冷饮会使胃肠血管突然收缩，胃液分泌大为减少，消化功能降低，从而引起食欲缺乏、消化不良、腹泻，甚至引起胃部疼挛，出现剧烈腹痛的症状。若剧烈运动后大量进食冷饮，后果更加严

重。这是因为人在剧烈运动后，呼吸道、血管都会充血扩张，这时大量吃冷饮，会使血管收缩，血流减少，进而导致局部的抵抗力减低，使潜伏在口腔、各管道表面的细菌乘机而入，会引起咳嗽、腹泻等病症，严重时还能引起呼吸道感染或诱发扁桃炎。

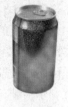

⊙夏季忌多食坚果

所谓坚果，是指富含油脂的种子类食物。比如花生、核桃、松子、瓜子、杏仁、腰果和开心果等，都属于坚果。高热量、高脂肪是坚果的特性，坚果含有的油脂多以不饱和脂肪酸为主，它富含亚油酸、亚麻酸。亚油酸、亚麻酸可是 DHA 和 AA 的前体，有了它们，人体就可以合成

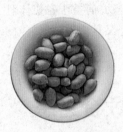

DHA 和 AA。但是坚果又属于脂肪类食物，含有的热量非常之高，比如 50 克瓜子仁含有的热量相当于一大碗米饭。所以在夏天，对于一般的人来说，30 克左右的坚果是比较适当的数量。坚果宜在冬天吃，而不是在夏季食用，特别是减肥者更不能多吃坚果。此外，坚果类食物油性大，儿童、老人和孕妇的消化功能弱，如果食用过多的坚果，就相当于吸收了超量的脂肪和油脂，会导致"败胃"，引起消化不良，甚至出现"脂肪泻"。

⊙夏季忌多食青蛙肉

夏季的青蛙一向是各大餐馆的抢手好菜，很多人喜欢吃青蛙肉，认为其味道鲜美，口感嫩滑，而实际上吃青蛙肉是不提倡的。且不说青蛙是益虫，它能够捕食对农作物有害的虫类，捕捉青蛙不利于农田生态环境的保护，单说吃青蛙本身就对人体有害。青蛙

肉中有孟氏裂断绦虫，这种白色线状的寄生虫，人食用之后会使局部组织遭到破坏，而且还有双目失明的可能。此外，夏季的农田一般都会使用农药化肥，导致以昆虫为食的青蛙体内也会误食而感染病毒。人食用这种带病毒的青蛙，当然会引起中毒。所以夏季还是不要吃青蛙为好。

⊙夏季防中毒忌食韭菜等性热食物

韭菜含有丰富的糖、蛋白质、维生素A原、B族维生素、尼克酸和多种矿物质。它具有驱寒散瘀、增强体力、增进食欲的作用，是普通的健胃暖中和温肾助阳的食物。但是夏天宜少吃韭菜，一是韭菜的有机磷农药残留量在夏季相对较高。有机磷

农药大量进入人体以后会引起神经功能紊乱，中毒者出现多汗、语言失常等症状。所以，在夏季，即便食用韭菜，也要尽量用淡盐水浸泡半天以上。二是夏季本来气候炎热，人体普遍内燥外热，如果再食用性温味辛的韭

菜，无疑会让人体虚火上升，还会让人生 出一些疥疮。

⊙夏季防细菌忌饮冷牛奶

除了冷饮不能贪吃外，夏季也是不能饮冷牛奶的。由于夏季气温高，牛奶也就成了细菌难得的培养基，煮沸后的牛奶，在搁放几个小时后，细菌就会污染牛奶，还会在里面繁殖，人如果饮用了这样的牛奶，有的人小则是腹痛，大则可能引起肠道疾患。但如果饮用的是热牛奶，这样的问题就不存在了，因为热奶不仅杀灭了细菌，而且里面的蛋白质结构已发生变化，更利于人体对蛋白质的消化和吸收。

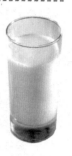

⊙夏季食用苦瓜忌选红黄色

苦瓜等苦味食物是夏天的食用佳品。

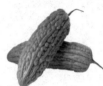

但是在选择苦瓜时，最好是以表面有棱和瘤状突起、呈白绿色或青绿色、富有光泽者为上品。如果苦瓜已经变成了红黄色，则表明苦瓜已成熟或者放置太久。此时，不仅缺少光泽，味道和口感也不如新鲜的苦瓜。所以，夏天食用苦瓜忌选择红黄色。

⊙夏季减肥者忌食用芥末

夏季流汗较多，人一般没有多少食欲，是减肥的最佳时节。但是，减肥者是不能吃芥末的。芥末是一种具有辛辣味的调味品，在烹饪食物时放点芥末，会让人胃口大开，因为芥末中含有一种化学物质，可以刺激胃黏膜而产生更多的胃酸，也刺激人的食欲。如果减肥者多吃芥末，无疑对减肥的作用不大，甚至还会刺激食欲而增加体重。

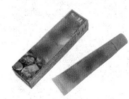

第三章·秋季篇

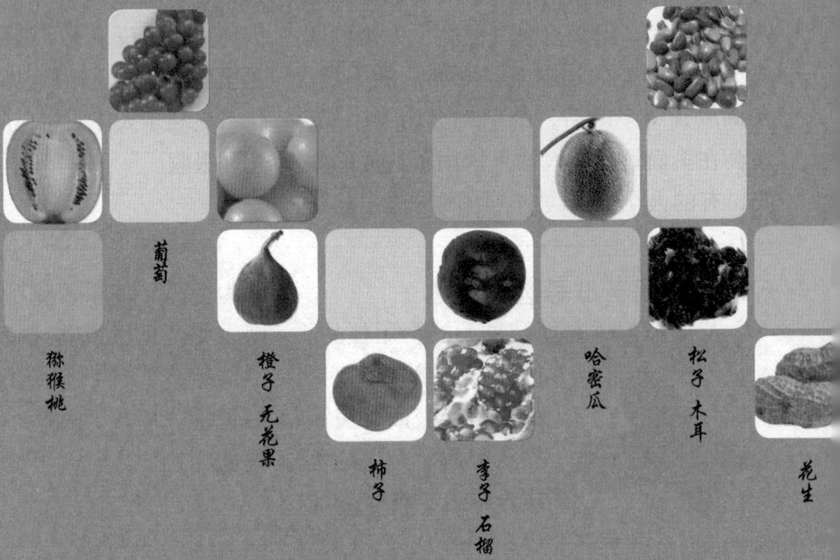

葡萄

猕猴桃

橙子 无花果

柿子

李子 石榴

哈密瓜

松子 木耳

花生

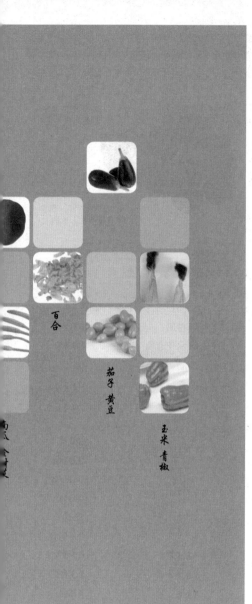

百合

茄子 黄豆

玉米 青椒

我国大部分地区四季分明，生活在这里的人们，身体也随着四季的变化而变化。药膳养生也是如此，要根据季节及人体当时的状况，选择适合的食材以调节身体，健身养生。这就是食材与季节变化的关系。

空气干燥，植物开始枯黄的秋季，人体同样缺乏滋润，易引发干咳，哮喘，皮肤干燥等问题，因此食用具有润肤润肺、防止身体干燥的食物就十分重要。秋季饮食多以清淡为主，煎炸油腻的食物应少吃，而且秋天有大量的

水果成熟，它们富含人体所需的多种营养物质，对滋阴养肺、润燥生津有一定的功效，是秋季饮食养生中的最佳辅品。但不同水果的养肺功能各有不同，读者在食用时也要根据自己的身体情况做出最适合自身的选择。

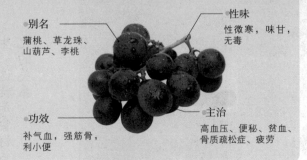

精选 秋季
蔬果

葡萄

水果/鲜果类

❀ 葡萄的原产地位于里海、高加索地区，自古埃及时代起，就已广为种植，而且还被酿制成酒，可以说是世界上最古老的水果之一。

▸别名
蒲桃、草龙珠、山葫芦、李桃

▸性味
性微寒，味甘，无毒

▸功效
补气血，强筋骨，利小便

▸主治
高血压、便秘、贫血、骨质疏松症、疲劳

疗效特征

(消除疲劳) 葡萄的主要成分是糖，而且几乎都是葡萄糖与果糖。葡萄糖特别容易被身体吸收，而且可以迅速转化为能量，不需要糖类代谢所需的维生素B_1，因此对消除大脑或身体疲劳具有立竿见影之效。

(补气血) 虽然葡萄中其他营养素的含量较少，但也含有钙、钾等多种矿物质，因此特别适宜贫血患者经常食用。尤其是葡萄中所含的高浓度的铁元素，最适合需要恢复体力的病后、产后者和发育中的儿童食用。

(健脾胃) 葡萄中含较多的酒石酸，适当多吃葡萄能健脾和胃，是消化能力较弱者的理想果品，对身体大有益处，常吃葡萄对神经衰弱和过劳者都有帮助。

(防癌) 葡萄中含有的白藜芦醇可以阻止健康的细胞癌变，并能抑制癌细胞扩散，尤其是白黎红葡萄酒中含量最高。另外，红葡萄红色素是一种类黄酮的色素，有预防心血管疾病的作用。

选购小窍门

挑选葡萄时，应选择色泽鲜艳、颗粒均匀且密实者。若葡萄表面上有白粉，则表示其新鲜度很好。

营养档案

100克葡萄中含有

	营养成分	含量
人体必需营养素	蛋白质	0.5克
	碳水化合物	103克
	脂肪	0.2克
	膳食纤维	0.4克
维生素	A	8微克
	B_1	0.04毫克
	B_2	0.02毫克
	B_6	0.04毫克
	C	25毫克
	E	0.7毫克
	生物素	44微克
	胡萝卜素	50微克
	叶酸	4微克
	泛酸	0.1毫克
	尼克酸	0.2毫克
矿物质	钙	5毫克
	铁	0.4毫克
	磷	13毫克
	钾	104毫克
	钠	1.3毫克
	镁	8毫克
	锌	0.18毫克
	硒	0.2微克
	铜	0.09毫克

春季水果 春季菜谷 夏季水果 夏季菜谷 秋季水果 秋季菜谷 冬季水果 冬季菜谷

养生厨房

葡萄花椰菜梨汁

葡萄 + 花椰菜 + 柠檬 + 梨 ▶ 改善便秘+缓解胃肠病+排毒养颜

● 材料

【材料】葡萄150克、花椰菜50克、白梨半个、柠檬半个、冰块适量。

● 做法

① 葡萄洗净后去皮、籽，花椰菜洗净后切小块，白梨洗净后去果核、切小块；

② 将葡萄、花椰菜、白梨顺序交错地放入榨汁机内榨汁；

③ 往果汁中加入少许柠檬汁和冰块搅匀即可。

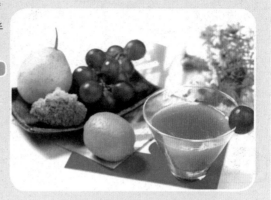

中医课堂

主治	材料	用法
小便短少、涩痛	葡萄汁 150克 + 鲜莲藕榨汁100克	加蜂蜜1~2匙，温开水冲服。
呕吐	葡萄汁 半杯 + 生姜汁一匙	加入温开水少许，调后服用。
贫血，神经衰弱	葡萄干 一把 + 枸杞两匙	煮后加蜂蜜少许服用。
尿血	鲜葡萄 150克 + 鲜莲藕节300克	二者洗净捣烂，早晚榨汁服用。

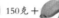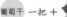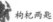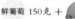

饮食宜忌

宜
- ✓ 一般人群均可食用；
- ✓ 肺虚咳嗽、肾炎、高血压、贫血、水肿患者宜食；
- ✓ 适宜神经衰弱患者，过度疲劳、体倦乏力者；
- ✓ 儿童、孕妇宜多食；
- ✓ 宜连葡萄皮一起吃掉，营养成分都存于皮中。

忌
- ✗ 葡萄含糖量很高，糖尿病患者应慎食；
- ✗ 吃葡萄后不能马上喝水，否则容易引起腹泻；
- ✗ 不宜与水产品同时食用，至少间隔两个小时为宜。

古代名医论

李时珍说：葡萄折藤、压枝最易生长。春天生叶，很像栝楼叶而有五尖。生须延藤，长数十丈。三月开小花成穗，为黄白色。果实犹如星编珠聚，七八月成熟，有紫、白两种颜色。新疆、甘肃、太原等地将葡萄制成葡萄干，贩运到各地。蜀中有绿葡萄，成熟时为绿色。云南产的葡萄，大如枣，味道很好。西边还有琐琐葡萄，大如五味子而无核。

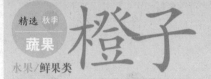

精选 秋季
蔬果 **橙子**
水果/鲜果类

※ 橙子含有丰富的维生素C、维生素P、钙、磷、β-胡萝卜素、柠檬酸、果胶以及醛、酮、烯类等物质，因而有"疗疾佳果"的美誉。

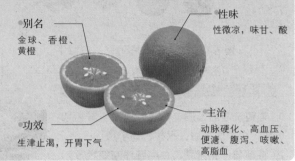

别名
金球、香橙、黄橙

性味
性微凉，味甘、酸

功效
生津止渴，开胃下气

主治
动脉硬化、高血压、便溏、腹泻、咳嗽、高脂血

疗效特征

强健身体 橙子中含丰富的维生素C和维生素P，专入肝经，善疏肝理气，不仅能增强机体抵抗力，增加毛细血管的弹性，还能将脂溶性有害物质排出体外，是名副其实的保健抗氧化剂，经常食用有益人体，还有醒酒功能。

降血脂 维生素C还可抑制胆结石的形成，因此常食橙子可降低胆结石的发病率。橙子所含的果胶能帮助人体尽快排泄脂类及胆固醇，具有降低血脂的作用。

防癌 橙子中的黄酮类物质具有抗炎症、强化血管和抑制凝血的作用，与较强抗氧化性的类胡萝卜素，都可抑制多种癌症的发生。

止咳化痰 橙皮中除了含有果肉的成分外，还含有较多的胡萝卜素，有止咳化痰的功效，是治疗感冒咳嗽、食欲缺乏、胸腹胀痛的良药。橙皮中所含的橙皮油，对慢性支气管炎有治疗作用。

选购小窍门

选购橙子时，可用湿纸巾在橙子表面擦一擦，如果上了色素，会在纸上留下颜色。

橙子并不是越光滑越好，进口橙子往往表皮破孔较多，比较粗糙，而经过"美容"的橙子非常光滑，几乎没有破孔。

营养档案

100克橙子中含有

人体必需营养素	蛋白质	0.8克
	碳水化合物	11.1克
	脂肪	0.2克
	膳食纤维	0.6克
维生素	A	27微克
	B₁	0.05毫克
	B₂	0.04毫克
	B₆	0.06毫克
	C	33毫克
	E	0.56毫克
	生物素	61微克
	P	500微克
	胡萝卜素	160微克
	叶酸	34微克
	泛酸	0.28毫克
	尼克酸	0.3毫克
矿物质	钙	20毫克
	铁	0.4毫克
	磷	22毫克
	钾	159毫克
	钠	1.2毫克
	镁	14毫克
	锌	0.14毫克
	硒	0.31微克
	铜	0.03毫克

春季水果 春季菜谷 夏季水果 夏季菜谷 秋季水果 秋季菜谷 冬季水果 冬季菜谷

养生厨房

柳橙柠檬蜜汁

橙子 + 柠檬 + 蜂蜜 ▶ 预防雀斑+降火解渴

○ **材料**

【材料】橙子2个、柠檬1个、蜂蜜适量。

○ **做法**

① 将橙子洗净，切半，用榨汁机榨成汁倒出；
② 再将柠檬放入榨汁机中榨成汁；
③ 最后将橙汁与柠檬汁及蜂蜜混合，拌匀即可。

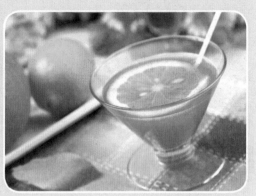

中医课堂

‹ 主治 ›	‹ 材料 ›	‹ 用法 ›
急性咽喉炎	鲜橙 1个 ●	榨汁服用，每天2~3次。
便秘	干橙皮 适量 ●	煮软，加少许白酒调味食用。
消化不良	橙子 2个 ●	绞汁服用。
和胃止呕	橙子 1个 + 蜂蜜50克	带皮切开与蜜加水同煮成汁。

饮食宜忌

（宜）
✓ 一般人群均可食用；
✓ 适合胸满胀闷、恶心欲吐者食用；
✓ 饮酒过多及宿醉未醒者宜食。

（忌）
✗ 糖尿病患者需忌食；
✗ 橙子不能与槟榔同食。

橙子面面观

【出产地】原产自我国南部，所以南方各省均有种植。
【所属科系】属芸香科植物橙树的果实。
【成熟周期】春季为其花期，10月时果实成熟。
【食用部分】果汁，果肉。
【药用部分】果肉：清燥除热，生津止渴，理气健胃，化痰止咳，醒酒，疏通乳汁，利尿，疏肝理气。果皮：化痰止咳，健脾胃。果核：消肿止痛。

精选 秋季
蔬果
水果/鲜果类

柿子

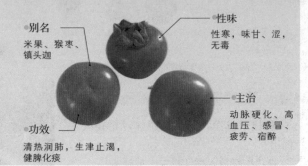

●别名
米果、猴枣、
镇头迦

●性味
性寒，味甘、涩、
无毒

✿柿子味美且药用价值很高，日本一直有这样的说法："柿子一旦红了，医生的脸就绿了。"可见，柿子是一种对身体相当有益的健康水果。

●功效
清热润肺，生津止渴，健脾化痰

●主治
动脉硬化、高血压、感冒、疲劳、宿醉

疗效特征

提供能量 柿子的主要成分是糖类，富含葡萄糖、果糖、蔗糖，它们都可立即转化为身体所需要的能量。此外，柿子还含有丰富的维生素C、维生素B_1、B_2、β-胡萝卜素及多种矿物质等营养素。

醒酒利尿 甜柿所带有的苦涩味来源于矢布脑和醇脱氢酶酵素，这两种物质具有分解酒精的功效，再加上柿子中含有可降血压的涩丹宁和有利尿作用的钾，喝完酒后吃个柿子，更能防止宿醉。

补充维生素C 柿子叶被称为"天然的维生素C剂"，其维生素C的含量为柑橘的数十倍，因此使用柿子叶做成油炸食品，可补充因吸烟或喝酒所流失的维生素C。

抑制病菌 新鲜柿子含碘量高，甲状腺患者常吃有益。柿叶含的黄酮苷有降低血压、增加冠脉流量的作用。柿叶中的成分对金黄色葡萄球菌及卡他球菌均有抑制作用。

选购小窍门

挑选柿子时应注意，外皮有弹力和光泽、果蒂鲜嫩者才是佳品。

● ● ● ●

营养档案

100克柿子中含有

人体必需营养素		
	蛋白质	0.4克
	碳水化合物	18.5克
	脂肪	0.1克
	膳食纤维	1.4克
维生素	A	20微克
	B_1	0.02毫克
	B_2	0.02毫克
	B_6	0.06毫克
	C	30毫克
	E	1.12毫克
	生物素	63微克
	胡萝卜素	120微克
	叶酸	18微克
	泛酸	0.28毫克
	尼克酸	0.3毫克
矿物质	钙	9毫克
	铁	0.2毫克
	磷	23毫克
	钾	151毫克
	钠	0.8毫克
	镁	19毫克
	锌	0.08毫克
	硒	0.24微克
	铜	0.06毫克

春季水果 春季菜谷 夏季水果 夏季菜谷 秋季水果 秋季菜谷 冬季水果 冬季果谷

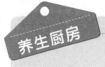

养生厨房

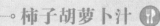
柿子胡萝卜汁

甜柿 + 柠檬 + 胡萝卜 ▶ 缓解宿醉+增强体力

● 材料

【材料】甜柿1个、胡萝卜60克、柠檬1个、果糖适量。

● 做法

① 将甜柿、胡萝卜洗净后去皮，切成小块，柠檬洗净后切片；

② 将甜柿、胡萝卜、柠檬放入榨汁机中榨汁，再将果糖加入果菜汁中，搅匀即可。

注：脾胃虚寒、痰湿内盛、腹泻、便秘者不宜饮用。

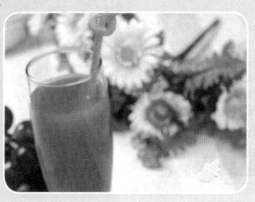

中医课堂

‹ 主治 ›	‹ 材料 ›	‹ 用法 ›
糖尿病	柿子叶 适量	▶ 洗净以食盐浸渍，每日吃5枚。
恶心呕吐	柿饼 2个	▶ 捣烂如泥，开水冲服，每次9克。
反胃吐食	干柿 3个	▶ 连蒂捣烂，酒送服，忌服其他药。
肺热咳嗽	柿饼 15克或 柿霜 10克	▶ 直接嚼服或冲服。

✕ 饮食宜忌

（宜）
✓ 一般人群均可食用；
✓ 适宜大便干燥、高血压、甲状腺疾病患者；
✓ 长期饮酒者宜多食。

（忌）
✕ 外感风寒、糖尿病、便溏患者忌食；
✕ 脾胃泄泻、体弱多病者、产后妇女忌食；
✕ 胃动力功能低下者、贫血患者忌食；
✕ 忌空腹吃生柿子；
✕ 吃柿子后不可饮用白酒、热汤，以防引起胃柿石症；
✕ 吃柿子前后的1小时内最好不要喝牛奶或食醋；
✕ 不宜与酸菜、黑枣、鹅肉、螃蟹、甘薯、鸡蛋同食。

古代名医论

苏颂说：柿南北都有，种类也很多。红柿各地都有，黄柿产于汴、洛诸州。朱柿出自华山，像红柿而圆小，皮薄可爱，味更甜。

李时珍说：柿，树高叶大，圆而有光泽。四月开小花，为黄白色。结的果实为青绿色，八九月才成熟。生柿置于器皿中自行变红的，叫烘柿；晒干的叫白柿；用火烤干的叫乌柿；水浸储藏的叫醂柿。

精选 秋季
蔬果

水果/鲜果类

猕猴桃

猕猴桃的果肉会随着果子的逐渐成熟而变软，还会散发出香气，由于其恰到好处的酸味及甜味，相当受大众的欢迎。

别名
毛桃、藤梨、茋楚、羊桃、毛梨、连楚、奇异果

性味
性寒，味酸、甘，无毒

功效
清热生津，健脾止泻，止渴利尿

主治
癌症、动脉硬化、便秘、感冒、疲劳

疗效特征

强身健体 猕猴桃中的维生素C，不仅可以抗菌、抗压力，还能促进构成皮肤、肌腱和软骨组织的主要成分——骨胶原的形成；叶酸能预防胚胎发育的神经管畸型，构筑健康体魄；抗氧化物质能够增强人体的自我免疫功能。

防癌抗癌 猕猴桃中蕴含抗突变成分谷胱甘，这种成分对癌症基因突变有较强的抑制作用，在一定程度上能有效抑制肝癌、肺癌、前列腺癌、皮肤癌等多种癌细胞的病变。

缓解情绪 猕猴桃中含有的血清促进素，对稳定情绪、镇静心情有着特殊的作用。除此之外，它所含的天然肌醇，对促进脑部活动有很好的效果，因此心情忧郁之人多吃猕猴桃有助于改善情绪。

美容 猕猴桃中含有大量的维生素C、E、K等，是一种营养和膳食纤维都丰富的低脂肪食品，对美白肌肤、减肥、美容有独特的功效，是爱美人士的最佳水果。

选购小窍门

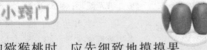

选购猕猴桃时，应先细致地摸摸果实，然后选择较硬的。整体或局部变软的果实，都不能久放，最好不要购买。此外，外型饱满、无疤痕、果肉呈浓绿色的果实比较好。

营养档案

100克猕猴桃中含有		
人体必需营养素	蛋白质	0.8克
	碳水化合物	14.5克
	脂肪	0.6克
	膳食纤维	2.6克
维生素	A	22微克
	B_1	0.05毫克
	B_2	0.02毫克
	B_6	0.12毫克
	C	62毫克
	E	2.43毫克
	生物素	33微克
	胡萝卜素	130微克
	叶酸	36微克
	泛酸	0.29毫克
	尼克酸	0.3毫克
矿物质	钙	27毫克
	铁	1.2毫克
	磷	26毫克
	钾	144毫克
	钠	10毫克
	镁	12毫克
	锌	0.57毫克
	硒	0.28微克
	铜	1.87毫克

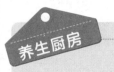

养生厨房

猕猴桃柠檬柳橙汁

猕猴桃 ＋ 柠檬 ＋ 柳橙 ▶ 滋润皮肤+防过敏

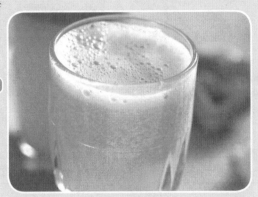

材料

【材料】柠檬半个、豆芽菜100克、猕猴桃1个、柳橙1个、冰块少许。

做法

① 将柠檬洗净后连皮切成三块，去除柳橙的果皮及种子，猕猴桃削皮后一切为二；
② 将柠檬、柳橙放入榨汁机内榨汁，豆芽菜和猕猴桃顺序交错地放入榨汁机里榨汁，再在果汁中加入少许冰块即可。

中医课堂

主治	材料	用法
消化不良	猕猴桃干 100克	水煎服，早晚分2次服完。
水肿	猕猴桃根 15克	水煎服。
急性肝炎	猕猴桃 120克 ＋ 红枣12颗	水煎服。
胃溃疡	猕猴桃根 50克 ＋ 乌药20克	二者加水煎，饭前服1次。

饮食宜忌

宜
- ✔ 一般人群均可食用；
- ✔ 情绪低落者宜食；
- ✔ 适合常吃烧烤或经常便秘的人食用；
- ✔ 癌症、高血压、冠心病、心血管疾病者宜食；
- ✔ 食欲缺乏、消化不良者宜食；
- ✔ 航空、高原、矿井等特种工作人员尤其适宜食用。

忌
- ✘ 脾虚便溏、慢性胃炎、寒湿痢者忌食；
- ✘ 痛经、闭经的女性忌食；
- ✘ 风寒感冒、小儿腹泻者不宜食用。

古代名医论

马志说：猕猴桃生长在山谷中。藤缘树而生，叶圆有毛。果实像鸡蛋大，皮为褐色，经霜后甘美可食。皮能用来造纸。

寇宗说：猕猴桃今陕西永兴的军南山有很多。它的枝条柔弱，高二三丈，多附木而生。果实在十月成熟，为淡绿色，没熟时很酸。果实中有子，多而细小，色如芥子。

精选 秋季
蔬果

水果/鲜果类

无花果

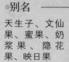

别名
天生子、文仙果、蜜果、奶浆果、隐花果、映日果

性味
性平，味甘，无毒

❀ 无花果原产地位于阿拉伯南部，属于桑科植物。由于无法看到花朵，因此称其为"无花果"，但其具有独特的甘甜味。

功效
清热生津，健脾开胃，解毒消肿

主治
便秘、喉咙疼痛、痔疮、黄疸、宿醉

营养档案

100克无花果中含有

人体必需营养素		
	蛋白质	1.5克
	碳水化合物	16克
	脂肪	0.1克
	膳食纤维	3克

维生素		
	A	5微克
	B₁	0.03毫克
	B₂	0.02毫克
	B₆	0.07毫克
	C	2毫克
	E	1.82毫克
	生物素	25微克
	胡萝卜素	30微克
	叶酸	22微克
	泛酸	0.2毫克
	尼克酸	0.1毫克

矿物质		
	钙	67毫克
	铁	0.1毫克
	磷	18毫克
	钾	212毫克
	钠	5.5毫克
	镁	17毫克
	锌	1.42毫克
	硒	0.67微克
	铜	0.01毫克

疗效特征

健胃整肠 无花果具有独特的甘甜味，目前都以生吃居多。很久以前人们就发现它具有促进消化、健胃、整肠、治疗痔疮的作用，其枝与叶都被拿来治病，从而成为药用植物中的一种。

消除便秘 无花果含有丰富的食物纤维、维生素B₁、维生素B₂、维生素C、钙、铁等优质的营养素。其中，属水溶性食物纤维的果胶，具有促进肠胃蠕动的功效，可以消除便秘。除此之外，无花果还有消炎的作用，可治疗发炎。

分解血脂 无花果含有脂肪酶、水解酶等物质，具有降低血脂和分解血脂的作用，可减少脂肪在血管内的沉积，从而能够降低血压、预防冠心病。

防癌抗癌 未成熟和成熟的果实中分别含有补骨脂素、佛柑内酯等活性成分和一种芳香物质苯甲醛，它们都具有增强人体抗病能力、防癌抗癌的作用。

选购小窍门

挑选无花果时，应选择果实颜色为红褐色、头部出现龟裂、触感柔软的。

左侧边栏：春季水果 / 春季菜谷 / 夏季水果 / 夏季菜谷 / 秋季水果 / 秋季菜谷 / 冬季水果 / 冬季菜谷

饮食宜忌

| 宜 | ✓ 一般人群均可食用；
✓ 尤其适宜消化不良、食欲缺乏者；
✓ 高脂血、高血压、冠心病、动脉硬化者宜食；
✓ 适宜癌症及便秘患者食用。 |
| 忌 | ✗ 患有脂肪肝、脑血管意外、腹泻的人不宜食用；
✗ 大便溏薄者不宜生食。 |

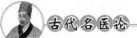 **古代名医论**

李时珍说：无花果出自扬州及云南，现在吴、楚、闽、越等地也有。它也可以折枝插栽而成活。枝叶像枇杷树，三月长叶如花构叶。五月间不开花而结果实。果实出自枝间，像木馒头，里面虚软。无花果采来后用盐渍、压扁，然后晒干可当果品食用。成熟的无花果为紫色，果肉软烂，味甜如柿子而无核。

 中医课堂

‹ 主治 ›	‹ 材料 ›	‹ 用法 ›
消化不良	无花果 10克	▶ 切碎炒至半焦，加白糖沸水冲饮。
外痔	鲜无花果叶 若干	▶ 水煎后趁热熏洗患处，每日2次。
小儿吐泻	鲜无花果叶 适量	▶ 水煎后洗双足足心，每日3次。
产后少乳	无花果 100克 + 猪蹄500克	▶ 加水适量，炖烂，加调料服食。

养生厨房

  无花果木耳汤

无花果 + 荸荠 + 木耳 + 红枣 ▶ 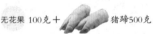 清热化痰+宣肺理气

● **材料**

【材料】无花果50克、荸荠100克、猪肠400克、猪瘦肉150克、黑木耳20克、红枣3颗。
【调料】盐适量。

● **做法**

① 无花果、黑木耳和荸荠洗净，前两者浸泡1小时，荸荠去皮；猪肠用花生油、太白粉反复搓擦，去除腥味和黏液，冲洗干净，放入瓦煲中。
② 将清水放入瓦煲内，煮沸后加入以上材料，煮沸后改用文火煲3小时，加盐调味即可。

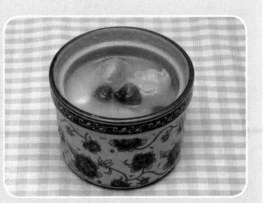

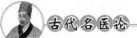第三章 秋季篇

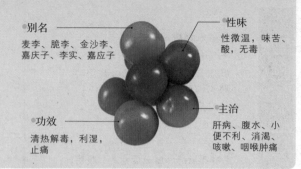

生津润喉·清热解毒

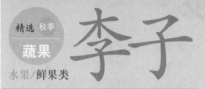

精选 秋季
蔬果
水果/鲜果类

李子外形美观，饱满圆润，玲珑别透，口味甘甜，是人们喜食的传统水果之一。它既可鲜食，又可以制成罐头。

●别名
麦李、脆李、金沙李、嘉庆子、李实、嘉应子

●性味
性微温，味苦、酸，无毒

●功效
清热解毒，利湿，止痛

●主治
肝病、腹水、小便不利、消渴、咳嗽、咽喉肿痛

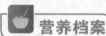 营养档案

100克李子中含有

人体必需营养素	蛋白质	0.7克
	碳水化合物	8.7克
	脂肪	0.2克
	膳食纤维	0.9克
维生素	A	25微克
	B₁	0.03毫克
	B₂	0.02毫克
	B₆	0.04毫克
	B₁₂	2.7微克
	C	5毫克
	E	0.74毫克
	生物素	23微克
	胡萝卜素	150微克
	叶酸	37微克
	泛酸	0.14毫克
	尼克酸	0.4毫克
矿物质	钙	8毫克
	铁	0.6毫克
	磷	11毫克
	钾	144毫克
	钠	3.8毫克
	镁	10毫克
	锌	0.14毫克
	硒	0.23微克
	铜	0.04毫克

疗效特征

健胃整肠 李子能促进胃酸和胃消化酶的分泌，可以促进肠胃的蠕动，对胃酸缺乏的人适用，所以经常吃李子能促进消化，增强食欲，有助于治疗胃酸缺乏、食后饱胀、大便秘结等症。

清热利尿 鲜李子中含有多种氨基酸，生食可以起到辅助治疗肝硬化腹水的作用。李子有清热、生津止渴、消食开胃、利水消肿的作用，是适合消化不良、肝炎腹水、虚烦内热、小便不畅者食用的水果。

利湿止咳 李子营养丰富，有很好的食疗作用，它含有苦杏仁苷和大量的脂肪油，有利水降压的功效，同时李子仁还具有止咳祛痰的作用。

美容祛斑 根据《本草纲目》记载，李花和于面脂中，有很好的美容作用，可以"去粉滓黑䵟"，"令人面泽"，对汗斑、黑斑等有很好的疗效。

选购小窍门

选购李子时，用手捏一下，如果感觉很硬，并且味道生涩，表明果实未熟；若感觉略有弹性，味道脆甜，则成熟度刚好；如果感觉柔软，味道太甜，则过于成熟，不利于久放。

春季水果 春季菜谷 夏季水果 夏季菜谷 秋季水果 秋季菜谷 冬季水果 冬季菜谷

李子

养生厨房

李子蛋蜜奶

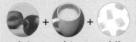

李子 ＋ 牛奶 ＋ 冰糖 ▶ 止渴+消水肿+利尿+美容瘦身

● **材料**

【材料】李子2个、蛋黄1个、鲜奶240毫升、冰糖1大匙。

● **做法**

① 李子洗净，去核，切成小块；
② 将全部材料放入果汁机内，搅打2分钟即可。

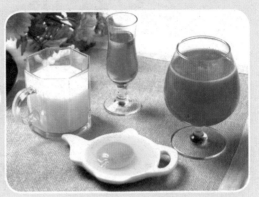

中医课堂

〈 主治 〉	〈 材料 〉	〈 用法 〉
痢疾	李树皮 一把 ●	▶ 水煎服。
消渴	鲜李子 适量 ● 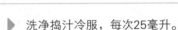	▶ 洗净捣汁冷服，每次25毫升。
肝硬化腹水	鲜李子 4～6个 ●	▶ 洗净生吃，每日2次。
咳嗽无痰	李子 适量 ＋ 蜂蜜适量	▶ 煎膏，每次15毫升，每日2次。

饮食宜忌

宜
- ✓ 发热、口渴、肝病腹水者宜食；
- ✓ 慢性肝炎、肝硬化患者宜食；
- ✓ 尤其适合教师、演员、嗓子哑或失音者；
- ✓ 宜与冰糖炖食，可润喉开音。

忌
- ✗ 忌多食，易引起胃痛、溃疡病及急、慢性胃肠炎；
- ✗ 忌常吃，易生痰，损害牙齿；
- ✗ 忌食未熟透的李子；
- ✗ 忌与蜂蜜、鸡肉、鸡蛋、鸭肉、鸭蛋、麋鹿肉同食，有损五脏。

古代名医论

李时珍说：李，绿叶白花，树的存活期很长，有近百个品种。它的果实大的像杯、卵，小的像弹丸、樱桃。它的味道有甘、酸、苦、涩几种。它的颜色有青、绿、紫、朱、黄、赤、缥绮、胭脂、青皮、紫灰多种。它的形状有牛心、马肝、奈李、杏李、水李、离核、合核、无核、匾缝的差异。最早成熟的是麦李、御李，四月成熟。成熟晚的是晚李、冬李，在十月、十一月成熟。还有季春李，冬天开花春天成熟。

精选 秋季
蔬果

水果/鲜果类

哈密瓜

❀哈密瓜被人们称为"瓜中之王"，其形态各异，味道多样，有的带奶油味，有的具柠檬香，但都甘甜如蜜，香味袭人，因而备受人们喜爱。

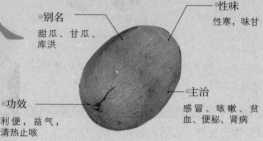

● 别名
甜瓜、甘瓜、库洪

● 性味
性寒，味甘

● 功效
利便，益气，清热止咳

● 主治
感冒、咳嗽、贫血、便秘、肾病

营养档案 ●

100克哈密瓜中含有

人体必需营养素	蛋白质	0.5克
	碳水化合物	7.9克
	脂肪	0.1克
	膳食纤维	0.2克

维生素	A	153微克
	B_1	0.05毫克
	B_2	0.01毫克
	B_6	0.11毫克
	C	12毫克
	生物素	34微克
	胡萝卜素	920微克
	叶酸	24微克
	泛酸	0.16毫克
	尼克酸	0.8毫克

矿物质	钙	4毫克
	铁	0.3毫克
	磷	19毫克
	钾	190毫克
	钠	26.7毫克
	镁	19毫克
	锌	0.13毫克
	硒	1.1微克
	铜	0.01毫克

疗效特征 ●

○ 增强活力 哈密瓜的主要成分是糖，包括果糖、葡萄糖和蔗糖，人体吸收这些糖的速度很快，食用后即可获得能量，快速恢复体力。

○ 清凉解暑 哈密瓜也有冷却身体的作用，冰冷症患者最好避免在夜晚食用。哈密瓜可清凉消暑、解除烦热，是夏季解暑的佳品，可以止渴、增进食欲及消除夏日病。

○ 清热利便 哈密瓜含有利尿作用的钾，钾能将多余的水分排出体外，可消除水肿，有清热、消肿、通便、利尿解渴的作用，用于发热、水肿、便秘等症。种子能清热、清痰平喘、清肠润燥。

○ 防病健身 每天多吃哈密瓜，有益于人体健康，而且有防病健身的功效。成分中所含的胡萝卜素是一种较强的抗氧化物，可预防白内障及肺癌、乳癌、子宫颈癌、结肠癌的发生。哈密瓜还能促进人体的造血功能，可以用来作为贫血患者的食疗补品。

选购小窍门

选购哈密瓜时，首先看颜色，应选择色泽鲜艳的，成熟的瓜色泽比较鲜艳；其次闻瓜香，成熟的瓜有瓜香，未熟的瓜则无香味或香味淡；第三，摸软硬，成熟的瓜坚实而微软，太硬的没熟，太软的则过熟。

春季水果 春季菜谷 夏季水果 夏季菜谷 秋季水果 秋季菜谷 冬季水果 冬季菜谷

饮食宜忌

 哈密瓜面面观

宜
- ✓ 一般人群均可食用；
- ✓ 适宜肾病、贫血、胃病患者食用；
- ✓ 便秘、咳嗽痰喘患者宜食。
- ✓ 宜连同瓜瓤一起吃，其β-胡萝卜素丰富。

忌
- ✗ 哈密瓜性凉不宜多吃，以免引起腹泻；
- ✗ 腹胀、脚气病、便溏、黄疸、寒性咳喘患者慎食；
- ✗ 产后、病后的人不应多食；
- ✗ 糖尿病患者要慎食。

【出产地】我国主产地在新疆、甘肃敦煌以及内蒙古阿拉善盟一带。
【所属科系】属葫芦科植物。
【成熟周期】从移栽到成熟结果一般需要82~85天。
【种植时间】大棚种植一般在3月中下旬。
【食用部分】果实。
【药用部分】瓜皮：治咳嗽。种子：清热消痰，润肠。果肉：消炎利尿，清暑解渴，解酒，止血，净化血液，治五脏虚火，防癌，清热解燥。

 中医课堂

‹ 主治 ›	‹ 材料 ›	‹ 用法 ›
衄血，牙齿出血	哈密瓜 1~2个	▶ 洗净去外皮，绞汁含服。
便秘，胃肠炎	鲜哈密瓜 1个	▶ 生食。
暑热中暑	哈密瓜 1~2个 + 西瓜500克	▶ 将二者去皮，绞汁饮用。
小便不畅	哈密瓜 1~2个 + 猪瘦肉75克	▶ 将瓜和肉洗净，切片，煮汤食用。

 养生厨房

哈密葡萄牛奶 🍴

葡萄 + 哈密瓜 + 牛奶 ▶ **补充体力+促进新陈代谢+消除疲劳**

● **材料**

【材料】葡萄50克、哈密瓜60克、牛奶200毫升。

● **做法**

① 将葡萄洗干净，去掉外皮，去籽，备用；将哈密瓜洗干净，去掉外皮，切成小块。

② 将材料放入果汁机内搅打成汁即可。

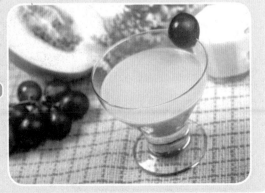

精选 秋季
蔬果
水果/鲜果类

山楂

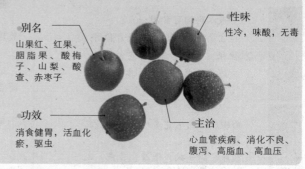

别名
山果红、红果、胭脂果、酸梅子、山梨、酸查、赤枣子

性味
性冷，味酸，无毒

功效
消食健胃，活血化瘀，驱虫

主治
心血管疾病、消化不良、腹泻、高脂血、高血压

山楂营养丰富，其中钙的含量居水果之首，而胡萝卜素的含量丰富，特别适于小儿食用。

营养档案

100克山楂中含有

人体必需营养素	蛋白质	0.5克
	碳水化合物	25.1克
	脂肪	0.6克
	膳食纤维	3.1克
维生素	A	17微克
	B₁	0.02毫克
	B₂	0.02毫克
	C	53毫克
	E	7.32毫克
	生物素	52微克
	胡萝卜素	100微克
	尼克酸	0.4毫克
矿物质	钙	52毫克
	铁	0.9毫克
	磷	24毫克
	钾	299毫克
	钠	5.4毫克
	镁	19毫克
	锌	0.28毫克
	硒	1.22微克
	铜	0.11毫克

疗效特征

◦**活血化瘀** 山楂含有的丰富物质，具有降血脂、降血压、强心和抗心律失常等作用。其所含的三萜类和黄酮成分，有软化血管、降血脂、减肥、降血压的功能。其含有的解脂酶、鞣质也有轻度降血清胆固醇的作用。黄铜化合物有扩张气管、祛痰平喘、治疗气管炎的疗效。

◦**抑制病菌** 山楂中果胶含量居水果之首，果胶具有防辐射的作用，可以带走体内的放射性元素；它还有吸附和抗菌性质，对治疗腹泻有很好的疗效。煎剂在体外使用对痢疾杆菌、太阳杆菌、绿脓杆菌、多枝杆菌均有抑制作用。

◦**消食健胃** 由于山楂含山楂酸等多种有机酸，并含解脂酶，食用后可以促进肉食消化，且有助于胆固醇转化，特别对消油腻肉积、破血散瘀、消肿散结、扩张血管、降低血压、降低胆固醇含量和强心有很好的作用。

选购小窍门

　　挑选山楂时，不同品种的山楂以肉厚籽少，酸甜适度为好；同一品种的以果个大而均匀，色泽深红鲜艳，无虫蛀，无伤疤，无僵果者为佳。

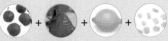

养生厨房

● 山楂柠檬莓汁 🍴

山楂 + 草莓 + 柠檬 + 冰糖 ▶ **减去小腹油脂+美白亮肤**

● 材料

【材料】山楂50克、草莓40克、柠檬1/3个、水和冰糖适量。

● 做法

① 将山楂洗净，装入纱布袋中，入锅，加水，用大火煮开，再转小火煮30分钟，放凉；

② 把草莓、柠檬、冷开水和冰糖放入果汁机内打成汁，再将山楂液放入，加入冰糖调味。

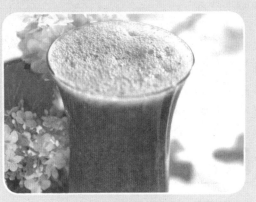

中医课堂

‹ 主治 ›	‹ 材料 ›		‹ 用法 ›
食物中毒	山楂 100克		▶ 加水煎汁，分2次服。
高血压	山楂 15克 +	荷叶12克	▶ 将山楂、荷叶水煎代茶饮。
降低血脂	山楂 25克 +	白糖适量	▶ 山楂加水煮成1碗，去渣加白糖。
减肥	山楂 15克 +	草莓50克	▶ 二者榨汁饮用。

饮食宜忌

宜
- ✓ 一般人群均可食用；
- ✓ 适宜心血管疾病、癌症患者食用；
- ✓ 肠炎及消化不良者宜多食。

忌
- ✗ 孕妇、儿童忌食；
- ✗ 胃酸分泌过多者、病后体虚及患牙病者不宜食用；
- ✗ 不宜与海鲜、人参同食。

古代名医论

李时珍说：赤爪、棠、山楂是一种植物。古方中很少用山楂，所以《新修本草》虽载有赤爪，后人不知就是山楂。从朱丹溪开始记载山楂的功效后，才成为重要的药物。山楂有两种，都生长在山中。一种小的，人们叫它棠子、茅楂、猴楂，可以入药用。它的核像牵牛子，黑色，很坚硬。另一种大的，山里人称作羊子。树高丈余，花叶都与小的相同，但果实稍大而颜色为黄绿色，皮涩肉虚，这与小的不同。初时味特别酸涩，经霜后才可以吃。

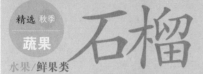

精选 秋季
蔬果
水果/鲜果类

石榴

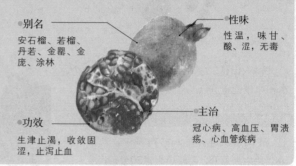

❀ 石榴原产于西域，汉代时传入我国。石榴子红润晶莹如宝石，味道酸甜，令人回味无穷。石榴全身是宝，果皮、花、汁皆可入药。

● 别名
安石榴、若榴、丹若、金罂、金庞、涂林

● 性味
性温，味甘、酸、涩，无毒

● 功效
生津止渴，收敛固涩，止泻止血

● 主治
冠心病、高血压、胃溃疡、心血管疾病

疗效特征

○ **抑菌收敛** 石榴果皮含有苹果酸、鞣质、生物碱等成分，具有显著的抑菌和收敛作用，能使肠黏膜收敛，并使其分泌物减少，所以能有效地治疗腹泻、痢疾等病症。水煎剂在体外对金黄色葡萄球菌、痢疾杆菌、变形杆菌及白喉杆菌有抑制作用。

○ **止血明目** 石榴花也具有很好的药效，如果晒干研末，可用于止血，且石榴花泡水后洗眼，还有明目的功效。

○ **益寿延年** 石榴汁含有多种氨基酸和微量元素，能促进消化，可以抗胃溃疡、软化血管、降血脂和血糖，还可降低胆固醇，同时也可防治冠心病、高血压，具有健胃提神、增强食欲、益寿延年的功效。

○ **抑制流感** 石榴的醇浸出物及果皮煎剂，对金黄色葡萄球菌、溶血性链球菌、痢疾杆菌、霍乱弧菌等均有明显的抑制作用，尤其是对志贺痢疾杆菌作用最强。石榴皮煎剂可抑制流感病毒。

选购小窍门

　　挑选石榴时，首先看是否有光泽，颜色比较亮的石榴比较新鲜；其次掂重量，大小差不多的石榴，比较重的就是熟透了的，水分就会多；三是表皮饱满的比较好，若是松弛的，就表示不新鲜了。
●●●●

营养档案

100克石榴中含有		
人体必需营养素	蛋白质	1.4克
	碳水化合物	18.7克
	脂肪	0.2克
	膳食纤维	4.8克
维生素	A	43微克
	B$_1$	0.05毫克
	B$_2$	0.03毫克
	B$_6$	0.04毫克
	C	9毫克
	E	4.91毫克
	生物素	11微克
	叶酸	6微克
	泛酸	0.32毫克
	尼克酸	0.2毫克
矿物质	钙	9毫克
	铁	0.3毫克
	磷	71毫克
	钾	231毫克
	钠	0.9毫克
	镁	16毫克
	锌	0.19毫克
	硒	0.2微克
	铜	0.14毫克

春季水果　春季菜谷　夏季水果　夏季菜谷　秋季水果　秋季菜谷　冬季水果　冬季菜谷

养生厨房

石榴苹果汁

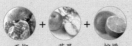

石榴 + 苹果 + 柠檬 ▶ 整理肠胃+缓解便秘

 材料

【材料】苹果1个、石榴1个、柠檬1个、冰块适量。

做法

① 石榴去皮，取出果实；苹果洗净，去核，切块。

② 将苹果、石榴顺序交错地放进榨汁机里榨汁，加入少许柠檬榨汁，并向果汁中加入少许冰块即可。

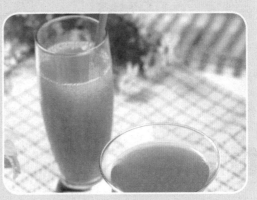

中医课堂

主治	材料	用法
久咳不愈	未熟鲜石榴 1个	▶ 取种仁，去核，晚间睡前嚼食。
大便脓血	鲜青皮石榴 1个	▶ 洗净，切块，捣烂，绞汁服用。
肾虚，白带	石榴皮 40克	▶ 将其洗净，水煎当茶饮服。
鼻出血	石榴花 或 石榴嫩叶 适量	▶ 搓成小团塞入鼻孔，每日多次。

饮食宜忌

 宜
- ✓ 一般人群均可食用；
- ✓ 尤其适宜口干舌燥、腹泻者；
- ✓ 扁桃体发炎者宜多食。

 忌
- ✗ 忌多食，以免伤肺损齿；
- ✗ 感冒、大便秘结者慎食；
- ✗ 急性盆腔炎、尿道炎患者慎食；
- ✗ 不可与番茄、螃蟹搭配同食。

 古代名医论

苏颂说：安石榴本来生于西域，现在到处都有种植。石榴树不太高大，树枝附于主干上，出地后便分离成丛。它很容易繁殖成活，只需折其枝条埋在土中就能生长。石榴花有黄、红两种颜色。果实有甜、酸两种，甜的可以食用，酸的入药用。

李时珍说：石榴五月开花，单叶的结果，多叶的不结果，即使结果也没有子。

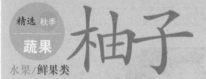

精选 秋季
蔬果
水果/鲜果类

柚子

柚子味道清香、酸甜，略带苦味，含有丰富的营养素和多种微量元素，是医学界公认的最具食疗效果的水果。

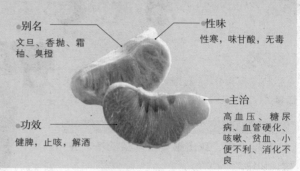

● 别名
文旦、香抛、霜柚、臭橙

● 性味
性寒，味甘酸，无毒

● 功效
健脾，止咳，解酒

● 主治
高血压、糖尿病、血管硬化、咳嗽、贫血、小便不利、消化不良

疗效特征

降血压降血脂 柚子的果肉中含有非常丰富的维生素C以及类胰岛素等成分，具有降低血液中胆固醇、降血糖、降血脂、减肥、养颜等功效，经常食用，对高血压、糖尿病、血管硬化等疾病都有辅助治疗作用。

增强体质 柚子还具有增强体质的功效，它能帮助身体吸收更多的钙及铁质。柚子所含的天然叶酸，可以预防贫血症的发生，并促进胎儿发育，因此特别适合孕妇食用。

止血止痛 常食柚子能促进伤口愈合，对败血症等有良好的辅助治疗效果。柚子煎水洗浴可以促进皮肤内的血液循环，对神经痛及风湿均有帮助。

缓解心血管疾病 柚皮苷可抑制二磷酸腺甘酸转变三磷酸腺甘酸，从而阻止毛细管前括约肌的松弛。其作用是可降低血小板的凝集，增进血液浮悬的稳定性及增快血流等，对心血管病者有很大的帮助。

选购小窍门

选购柚子时，首先要闻一下，熟透的柚子，味道芳香；第二，按压果实外皮，若果皮下陷，没有弹性，则质量较差。最好选择上尖下宽的标准型，表皮须薄而光润，并且色泽呈淡绿或淡黄色。

营养档案

100克柚子中含有

人体必需营养素	蛋白质	0.8克
	碳水化合物	9.5克
	脂肪	0.2克
	膳食纤维	0.4克
维生素	A	2微克
	B_1	0.07毫克
	B_2	0.03毫克
	B_6	0.09毫克
	C	23毫克
	生物素	33微克
	P	480微克
	胡萝卜素	10微克
	叶酸	21微克
	泛酸	0.5毫克
	尼克酸	0.3毫克
矿物质	钙	4毫克
	铁	0.3毫克
	磷	24毫克
	钾	119毫克
	钠	3毫克
	镁	4毫克
	锌	0.4毫克
	硒	0.7微克
	铜	0.18毫克

春季水果
春季菜谷
夏季水果
夏季菜谷
秋季水果
秋季菜谷
冬季水果
冬季菜谷

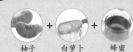

柚子萝卜蜜

柚子 + 白萝卜 + 蜂蜜 ▶ 清洁血液+美容养颜+清热解酒+健脾开胃

材料

【材料】柚子100克、柚子皮1/4个、白萝卜100克、蜂蜜2大匙、冷开水240毫升。

做法

① 将柚子剥去外皮，皮的绿色部分切成细丝；

② 将白萝卜洗干净，削掉外皮，磨成细泥，用纱布沥汁；

③ 将所有材料倒入果汁机内搅打2分钟即可。

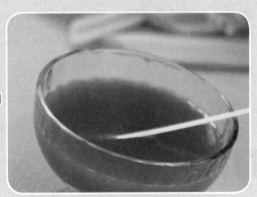

中医课堂

主治	材料	用法
冻疮	柚子皮 适量	▶ 水煮10分钟，取汁浸泡冻疮处。
急、慢性中耳炎	鲜柚叶 适量	▶ 捣烂取汁，滴入耳内。
消化不良，嗳气	柚子肉 60克	▶ 一次吃完，每天3次。
小儿发热	柚子核 10克 + 冬瓜皮 30克	把冬瓜皮和去壳的柚子核一起煎水，频饮即可。

饮食宜忌

宜	✓ 一般人群均可食用； ✓ 痰多气喘、慢性支气管炎、咳嗽者宜食； ✓ 胃病、心脑肾病患者宜食。
忌	✗ 脾虚便溏者应慎食； ✗ 在服药期间，需忌食柚子； ✗ 服用抗过敏药时吃柚子，轻则会出现头昏、心悸、心律失常等症状，严重的会导致猝死。

柚子面面观

【出产地】我国主要产自福建、广东等南方地区。

【所属科系】属芸香科植物的果实。

【成熟周期】4月中旬为其花期，5月中旬到6月中旬为其收获期。

【食用部分】果肉。

【药用部分】柚根：理气止痛，散风寒，消积，解毒。柚皮：宽中理气，消食，化痰，止咳平喘。柚花：行气，化痰，止痛。果实：消食，化痰，醒酒，生津止渴，和胃降逆，下气化痰。柚叶：行气止痛，解毒消肿。

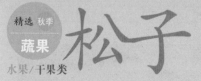

精选秋季 蔬果

水果/干果类

松子

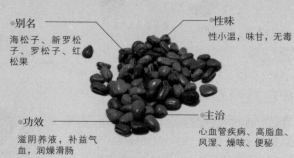

●别名
海松子、新罗松子、罗松子、红松果

●功效
滋阴养液，补益气血，润燥滑肠

●性味
性小温，味甘，无毒

●主治
心血管疾病、高脂血、风湿、燥咳、便秘

※ 唐代的《海药本草》中记载"海松子温胃肠，久服轻身，延年益寿"。现在，人们将松子称为"长寿果"，并誉为"坚果中的鲜品"。

疗效特征

●补益气血 松子中含有丰富的不饱和脂肪酸，具有降低血脂、软化血管、预防心血管疾病的作用。松子中还含有大量的矿物质，可以为人体提供丰富的营养元素，能够强筋健骨、消除疲劳，最适合老年人食用。

●健脑 松子中所含的脂肪酸可增强脑细胞代谢；而谷氨酸的含量高达16.3%，能极大地增强记忆力。此外，松子中所含的磷和锰等元素，有益于大脑和神经，是学生和脑力工作者的健脑佳品，同时也可预防老年痴呆症。

●润肠通便 中医学认为，松子具有润燥滑肠的功效，非常适合体虚、便秘、咳嗽者食用，而且松子的通便作用缓和，对年老体弱、产后、病后的便秘者来说尤为适用。

●美容养颜 松子富含维生素E，可以有效地软化血管、延缓衰老，不仅对老年人的健康有很大帮助，还是女士美容养颜的理想食物。

选购小窍门

选购松子时，应挑选颜色红亮，个头均匀、较大，果仁饱满，开口较好的。

营养档案

100克松子中含有

分类	营养成分	含量
人体必需营养素	蛋白质	12.6克
	碳水化合物	19克
	脂肪	62.6克
	膳食纤维	12.4克
维生素	A	7微克
	B_1	0.19毫克
	B_2	0.25毫克
	B_6	0.17毫克
	E	34.48毫克
	K	1微克
	胡萝卜素	10微克
	叶酸	79微克
	泛酸	0.59毫克
	尼克酸	3.8毫克
矿物质	钙	3毫克
	铁	5.9毫克
	磷	620毫克
	钾	184毫克
	镁	567毫克
	锌	9.02毫克
	硒	0.63微克
	铜	2.68毫克

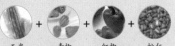

养生厨房

松仁玉米

益气和血+化浊通络

玉米 + 青椒 + 红椒 + 松仁

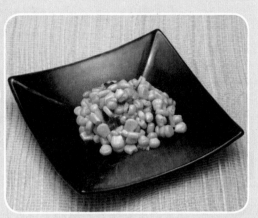

● **材料**

【材料】玉米粒200克、青椒15克、红椒15克、松仁20克。

【调料】盐5克、味精3克。

● **做法**

① 将青椒、红椒洗净，切成粒状；

② 锅上火烧热，下入松仁爆香后即可盛出，不可在锅内停滞太久；

③ 原锅上火，加油烧热，下青椒、红椒稍炒后，下入玉米粒，炒至入味，加入爆香的松仁和调味料即可。

中医课堂

〈 主治 〉	〈 材料 〉	〈 用法 〉
冻疮	松子仁 30克	捣烂加菜油调成糊状，敷患处。
痔疮出血	松子仁 适量	每日嚼食松子仁3次，每次5克。
咳嗽咽干	松子仁 30克 + 胡桃仁60克	研末，加炼蜜煎沸，开水冲服。
肠燥便结	松子仁 50克 + 粳米100g	煮粥，可稍加猪脂、食盐调味。

饮食宜忌

宜
- ✓ 一般人群均可食用；
- ✓ 尤其适宜中老年体质虚弱、久咳无痰者；
- ✓ 便秘、慢性支气管炎、心脑血管疾病者宜食。

忌
- ✗ 咳嗽痰多、便溏、精滑、腹泻者应忌食；
- ✗ 松子油脂丰富，胆功能严重不良者需慎食。

古代名医论

李时珍说：海松子出自辽东及云南，其树与中原松树相同，只是五叶一丛，球内结子，大如巴豆而有三棱，一头尖。久存也有油。中原松子大如柏子，也可以入药，但不能当果食用。

精选 秋季
蔬果
水果/干果类
花生

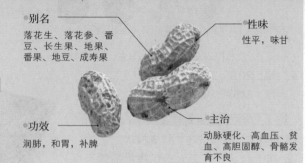

别名
落花生、落花参、番豆、长生果、地果、番果、地豆、成寿果

性味
性平，味甘

❀ 花生属于豆科一年生植物，也被称为落花生或南京豆。它富含有助于肝脏运行的蛋氨酸和维生素B族、维生素E、烟碱酸，是一种健康食品。

功效
润肺，和胃，补脾

主治
动脉硬化、高血压、贫血、高胆固醇、骨骼发育不良

疗效特征

○补充营养 花生的主要成分为脂肪（将近一半比例），而蛋白质含量却低于大豆，但富含有助于肝脏运行的蛋氨酸，而且它还含有维生素B族、维生素E，以及能改善湿疹或口角炎的烟碱酸，因此是一种健康食品。

○促进血液循环 花生的脂肪中含丰富的亚油酸（不饱和脂肪酸），能降低胆固醇、预防高血压和动脉硬化，也可促进血液循环，还能改善手脚冰冷、冻伤等。

○强肝 花生中含有属于维生素B族的可抗脂肪的胆碱，还含有能防止过氧化脂肪增加的皂草苷及可预防老年痴呆症的卵磷脂，因此花生也是一种能强化肝脏功能、预防记忆力减退的优良食品。

○减缓衰老 花生中含有丰富的维生素E，它能使人延缓衰老，并且可以防止亚油酸发生氧化，让不均衡的荷尔蒙发挥正常功能。

选购小窍门

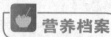

选购花生时，应选择外壳为土黄或白色的，果仁颜色为白浅红色，大小饱满均匀，无疤痕，且味道为纯正的香味，无任何异味的。

营养档案

100克花生中含有

人体必需营养素	蛋白质	12克
	碳水化合物	13克
	脂肪	25.4克
	膳食纤维	7.7克
维生素	A	2微克
	B₁	0.85毫克
	B₂	0.1毫克
	B₆	0.46毫克
	C	14毫克
	E	2.93毫克
	K	100微克
	胡萝卜素	10微克
	叶酸	76微克
	泛酸	17毫克
	尼克酸	14.1毫克
矿物质	钙	8毫克
	铁	3.4毫克
	磷	250毫克
	钾	390毫克
	钠	3.7毫克
	镁	110毫克
	锌	1.79毫克
	硒	4.5微克
	铜	0.68毫克

猪肺花生汤

花生米 + 猪肺 → 润肺+止血+止咳+有益于肺结核病

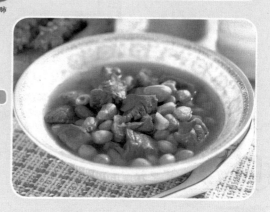

● 材料

【材料】猪肺1个、花生仁100克。

【调料】黄酒2匙、盐适量。

● 做法

① 猪肺洗净，切块，同花生仁共入锅内，文火炖1小时；

② 去浮沫，加入盐、适量黄酒，再炖1小时即可。

🌿 中医课堂 ●

〈 主治 〉	〈 材料 〉	〈 用法 〉
胃酸过多	花生仁 适量	▶ 每日3次，每次20～30粒。
产后乳汁少	花生仁 90克 + 猪蹄1只	▶ 共炖食。
高血压	花生仁 适量 + 醋适量	▶ 用醋浸泡七天，早晚各10粒。
出血过多	花生仁 适量 + 红枣适量 	▶ 二者加糯米共煮粥。

❌ 饮食宜忌 ●

宜
- ✓ 一般人均可食用；
- ✓ 尤其适宜高血压、高脂血、冠心病、动脉硬化患者；
- ✓ 营养不良、食欲缺乏、咳嗽患者宜食；
- ✓ 儿童、青少年、老年人、妇女产后乳汁缺少者宜多食。

忌
- ✗ 胆病患者不宜食用；
- ✗ 血黏度高或血栓患者不宜食用；
- ✗ 上火、跌打损伤、体寒湿滞及腹泻者不宜食用；
- ✗ 不宜与黄瓜、螃蟹同食，易引起腹泻。

🥜 花生面面观

【出产地】原产自南美洲地区。

【所属科系】属豆科草本植物。

【成熟周期】播种到开花需要1个月，花期为2个月。

【种植时间】4月末至5月上旬。

【食用部分】花生仁。

【药用部分】内皮：防治各种外伤出血、肝病出血、血友病等。花生衣：止血，散瘀，消肿。花生叶：镇定催眠。花生仁：治营养不良、脾胃失调、咳嗽痰喘、乳汁缺少等。

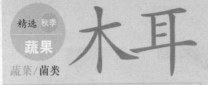

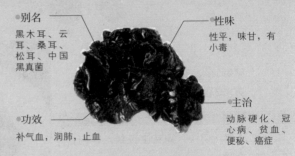

精选 秋季
蔬果

蔬菜/菌类

木耳

☼ 木耳味道鲜美，营养丰富，而且能养血驻颜，强健身体。现代营养学家把黑木耳称为"素中之荤"，盛赞其营养价值可与肉类食物相媲美。

●别名

黑木耳、云耳、桑耳、松耳、中国黑真菌

●功效

补气血，润肺，止血

●性味

性平，味甘，有小毒

●主治

动脉硬化、冠心病、贫血、便秘、癌症

疗效特征

○补气血 木耳中铁的含量极为丰富，因此常吃木耳能生血养颜，令人肌肤红润，并可防治缺铁性贫血。木耳还含有维生素K，可以减少血液凝块，预防血栓的发生，起到防治动脉粥样硬化和冠心病的作用。

○清肠胃 木耳最特别的作用是能把残留在人体消化系统内的灰尘、杂质吸附集中起来排出体外，从而清理肠胃。这是因为木耳中含有一种特殊的胶质，这种胶质还能化解胆结石、肾结石等体内异物。

○促消化 木耳还可以促进纤维类物质的分解，对无意中吃下的头发、谷壳、木渣、沙子、金属屑等不易消化的物质有溶解与消化作用。

○温肺止血 黑木耳有滋养益胃、和血营养、润肺养阴、止血等作用。适用于血痢、崩中漏下、痔疮出血、高血压、便秘、眼流冷泪等症。木耳也有抗肿瘤、增强机体免疫力的功效，经常食用可防癌抗癌。

选购小窍门

优质的木耳乌黑光滑，背面呈灰白色，片大均匀，木耳瓣舒展，体轻干燥，半透明，胀性好，无杂质，有清香气味。

营养档案

100克木耳中含有

人体必需营养素	蛋白质	12.1克
	碳水化合物	65.6克
	脂肪	1.5克
	膳食纤维	29.9克
维生素	A	17微克
	B₁	0.17毫克
	B₂	0.44毫克
	B₆	0.1毫克
	B₁₂	2.6微克
	C	2毫克
	D	970微克
	E	11.34毫克
	胡萝卜素	100微克
	叶酸	76微克
	泛酸	1.37毫克
	尼克酸	2.5毫克
矿物质	钙	247毫克
	铁	97.4毫克
	磷	292毫克
	钾	757毫克
	钠	48.5毫克
	镁	152毫克
	锌	3.18毫克
	硒	3.72微克
	铜	0.32毫克

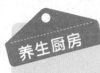養生廚房

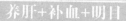木耳炒鸡肝

黑木耳 + 生姜 + 鸡肝 ▶ 养肝+补血+明目

材料

【材料】鸡肝150克、黑木耳80克。
【调料】姜丝、黄酒、盐、味精适量。

做法

① 将鸡肝洗净，切片；黑木耳用温水泡发，洗净，切成丝。

② 旺火起锅下油，先放姜丝爆香，再放鸡肝片炒匀，随后放黑木耳丝、黄酒和精盐，翻炒5分钟。

③ 加少许水，盖上锅盖，稍焖片刻，下味精调匀即可。

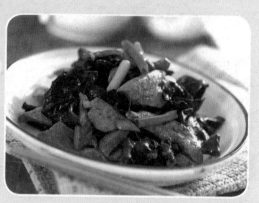

中医课堂

主治	材料	用法
痔疮	黑木耳 30克	洗净加水，文火煮成羹，服食。
驻颜祛斑	黑木耳 30克 + 红枣20枚	加水煮半个小时，早晚餐后服用。
久咳	黑木耳 20克 + 冰糖20克	将二者加水炖服。
产后气喘	黑木耳 20克 + 红枣10枚 + 生姜10克	将三者加水煎，饮汤吃木耳及大枣。

饮食宜忌

宜
- ✓ 适宜心脑血管、结石症患者食用；
- ✓ 缺铁人士、矿工、冶金工人、纺织工及理发师宜多食。

忌
- ✗ 不宜与田螺同食，不利于消化；
- ✗ 不宜与野鸭同食；
- ✗ 痔疮患者不宜同时食用木耳与野鸡，易诱发痔疮出血；
- ✗ 木耳不宜与萝卜同食，可能引起皮炎。

古代名医论

苏颂说：桑、槐、楮、榆、柳，这五种树木上生的木耳，软的都能食用。人们常吃的是楮耳。槐耳可以治疗痔疮。煮浆粥倒在各种木上，用草盖好，即生木耳。

李时珍说：各种树木都能长木耳。它的良、毒也由木性决定，这一点不能不知道。然而现在市上出售的木耳，多为杂木所生。

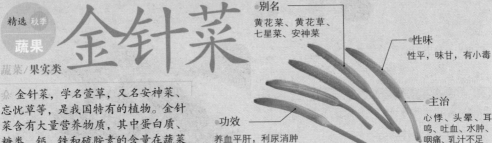

精选 秋季
蔬果

蔬菜/果实类

金针菜

别名
黄花菜、黄花草、
七星菜、安神菜

性味
性平，味甘，有小毒

主治
心悸、头晕、耳
鸣、吐血、水肿、
咽痛、乳汁不足

功效
养血平肝，利尿消肿

❀ 金针菜，学名萱草，又名安神菜、忘忧草等，是我国特有的植物。金针菜含有大量营养物质，其中蛋白质、糖类、钙、铁和硫胺素的含量在蔬菜中名列前茅。

营养档案

100克金针菜中含有

人体必需营养素	蛋白质	19.4克
	碳水化合物	34.9克
	脂肪	1.4克
	膳食纤维	7.7克
维生素	A	307微克
	B₁	0.05毫克
	B₂	0.21毫克
	B₆	0.09毫克
	C	10毫克
	E	4.92毫克
	K	35微克
	胡萝卜素	1840微克
	叶酸	36微克
	泛酸	0.4毫克
	尼克酸	3.1毫克
矿物质	钙	301毫克
	铁	8.1毫克
	磷	216毫克
	钾	610毫克
	钠	59.2毫克
	镁	85毫克
	锌	3.99毫克
	硒	4.22微克
	铜	0.37毫克

疗效特征

利水消肿 金针菜营养丰富，据现代科学分析，金针菜含有大量的营养物质，其中蛋白质、糖类、钙、铁和硫胺素的含量在蔬菜中名列前茅，尤其维生素A的含量比胡萝卜还多2倍，有利水消肿、消炎解毒、止痛的作用。

健脑 金针菜含有丰富的卵磷脂，有很好的健脑作用和抗衰老功效，对注意力不集中、记忆力减退、脑动脉阻塞等症状有特殊疗效，故人们称之为"健脑菜"。

养血 金针菜还能显著降低血清胆固醇的含量，因此有利于高血压患者的康复，是高血压患者的保健蔬菜。

防癌 金针菜还含有抑制癌细胞生长的有效成分，丰富的粗纤维能促进大便的排泄，因此具有防治肠道癌的功效。

安神 金针菜含的维生素B₁较多，能刺激胃肠蠕动，促使食物排泄，增加食欲，因而具有安神的作用。

选购小窍门

质量较好的金针菜颜色呈金黄色或棕黄色，色泽较均匀，新鲜无杂物，外形紧长，粗细均匀，手感柔软而富有弹性。

春季水果 春季菜谷 夏季水果 夏季菜谷 秋季水果 秋季菜谷 冬季水果 冬季菜谷

饮食宜忌

宜
- ✓ 一般人群均可食用；
- ✓ 尤其适合孕妇、中老年人、过度劳累者食用。

忌
- ✗ 金针菜含粗纤维较多，患肠胃病的人应慎食；
- ✗ 金针菜不宜鲜食，它含有秋水仙碱素，可导致人体中毒甚至危及生命。因此，金针菜必须在蒸煮晒干后存放，再食用。

金针菜面面观

【出产地】我国原产地在湖南省祁东县。
【所属科系】属百合科草本植物。
【生长周期】有效生长期一般为8~10年。
【种植时间】阳历和阴历的12月是移植的最佳时间。
【食用部分】金针菜（花蕾）。
【药用部分】金针花：治咯血、吐血、衄血、黄疸、痔疮疼痛、产后缺奶等。金针根：治肝炎、全身水肿、小便赤涩、乳痈肿痛、月经不调等。金针菜：治失眠、声音嘶哑、胸胁痛、小便短赤、黄疸、痔疮出血等。

中医课堂

主治	材料	用法
乳痈肿痛，疮毒	金针菜根 适量	捣碎，敷患处。
小便不利，水肿	金针菜根 20克	水煎服。
胃出血	鲜金针菜 75克	洗净捣汁，冲服。
声音嘶哑	金针花 40克 + 蜂蜜 40克	加水，再加蜜调匀，嚼食。

养生厨房

黄豆金针菜

黄豆 + 金针菜 ▶ **清热解毒+补中益气+适合小儿麻疹患者食用**

材料

【材料】黄豆50克、金针菜25克。

做法

① 先将黄豆浸泡一昼夜，金针菜洗净；
② 将黄豆、金针菜放锅中，加适量水共煮至熟即可。

注：每日服用1剂，分3次服完，连服3天。

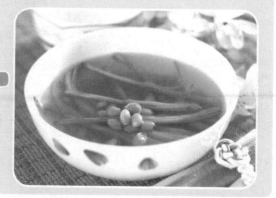

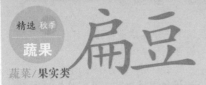

精选 秋季
蔬果
蔬菜/果实类

扁豆

扁豆原产于中南美地区。白扁豆的族群有虎豆、花扁豆、金时豆、白花豆、紫花豆、大手豆等。

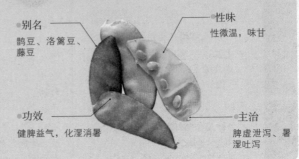

● 别名
鹊豆、洛篱豆、藤豆

● 性味
性微温，味甘

● 功效
健脾益气，化湿消暑

● 主治
脾虚泄泻、暑湿吐泻

营养档案

100克扁豆中含有

人体必需营养素	蛋白质	2.7克
	碳水化合物	8.2克
	脂肪	0.2克
	膳食纤维	2.1克
维生素	A	25微克
	B$_1$	0.04毫克
	B$_2$	0.07毫克
	B$_6$	0.07毫克
	C	13毫克
	E	0.24毫克
	K	60微克
	胡萝卜素	150微克
	叶酸	50微克
	泛酸	0.17毫克
	尼克酸	0.9毫克
矿物质	钙	38毫克
	铁	1.9毫克
	磷	54毫克
	钾	178毫克
	钠	3.8毫克
	镁	34毫克
	锌	0.72毫克
	硒	0.94微克
	铜	0.12毫克

疗效特征

健脾益气 扁豆的主要成分是碳水化合物和蛋白质，它的种皮上还含有丰富的食物纤维，食物纤维具有消除便秘、预防癌症的功效。此外，它还含有丰富的维生素B类、维生素C以及钙和铁等其他营养素。

消退肿瘤 扁豆中含有一种蛋白质类物质——血球凝集素，这种物质可以促进脱氧核糖核酸和核糖核酸的合成，从而对白细胞与淋巴细胞的移动和免疫反应进行抑制，进而能激活肿瘤患者的淋巴细胞，使之产生淋巴毒素，因此能对肌体细胞产生非特异性的伤害作用，可以起到显著的消退肿瘤作用。所以常吃扁豆对肿瘤患者来说有一定的辅助疗效。

健脾化湿 扁豆含磷、钙、铁、锌、蛋白质、脂肪、糖类、维生素B$_1$、维生素B$_2$和尼克酸、泛酸等成分，对体倦乏力、暑湿为患、脾胃不和、妇女脾虚带下等症有一定的食疗效果。

选购小窍门

挑选扁豆时，要选厚实的、豆大的、硬实的，并且掰开时横断面可见荚果壁充实，豆粒与荚壁间没有空隙，撕扯两边筋丝很少，这样的扁豆口感较好。

饮食宜忌

宜
- ✓ 一般人群均可食用；
- ✓ 消化不良、脾虚、暑热头痛者及癌症患者尤其宜食；
- ✓ 脾虚便溏、饮食减少、慢性久泻者宜食；
- ✓ 适合妇女脾虚带下、小儿疳积（单纯性消化不良）者食用。

忌
- ✗ 扁豆忌长时间煮，以免流失水溶性维生素B1；
- ✗ 烹饪扁豆时忌弃汤留豆，其营养成分都释出在汤汁内。

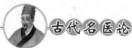

古代名医论

李时珍说：扁豆在二月下种，枝叶蔓生缠绕。叶子大如茶杯，圆而有尖。它的花像小飞蛾，也有翘尾的形状。其豆荚共有十余种，或长，或圆，或像龙爪、虎爪，或像猪耳、刀镰，各不相同，都累累成枝。白露以后结实更繁茂，嫩时可以当蔬菜和茶料，老了则收子煮熟吃。子有黑、白、赤、斑四种颜色。有一种豆荚坚硬不能吃。只有豆子粗圆形而色白的可以入药。

中医课堂

主治	材料	用法
呕吐	生扁豆 50克	晒干研末，每次10克，米汤送服。
中暑	生扁豆叶 适量	捣汁，冲开水服。
百日咳	生扁豆 10克 + 红枣10个	将二者加水炖服，连续3~4日。
小便不利	扁豆 30克 + 香薷15克	加水煎汤，分2次服。

养生厨房

扁豆炒豆干

扁豆 + 豆腐 + 黄豆 + 百合

风味多样+适合高血压、糖尿病患者食用

● **材料**

【材料】扁豆300克、豆腐300克、黄豆、百合、红辣椒适量。

【调料】盐少许，鸡精、酱油、花椒适量。

● **做法**

① 豆腐洗净切长薄片，放入油锅炸1分钟，捞出控油，切小块薄片。

② 黄豆泡发，煮熟；百合焯一下，捞出沥干；红辣椒去籽、蒂并洗净切片。

③ 爆香花椒，加入扁豆炒至五成熟，加入盐、酱油、黄豆、百合至熟。最后放入豆腐，翻炒入味即可。

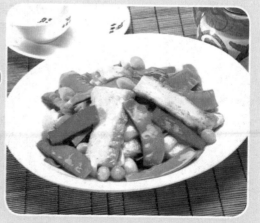

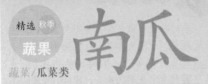

精选 秋季
蔬果
蔬菜/瓜菜类

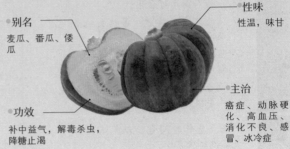

别名
麦瓜、番瓜、倭瓜

性味
性温，味甘

功效
补中益气，解毒杀虫，降糖止渴

主治
癌症、动脉硬化、高血压、消化不良、感冒、冰冷症

南瓜原产于北美洲，后因产地的不同，有很多不同的名称，如麦瓜、番瓜、倭瓜，在台湾被称为金瓜。南瓜果嫩味甘，是夏秋季节的瓜菜之一。

营养档案

100克南瓜中含有

人体必需营养素	蛋白质	0.7克
	碳水化合物	5.3克
	脂肪	0.1克
	膳食纤维	0.8克
维生素	A	148微克
	B₁	0.03毫克
	B₂	0.04毫克
	B₆	0.12毫克
	C	8毫克
	E	0.36毫克
	K	26微克
	胡萝卜素	890微克
	叶酸	80微克
	泛酸	0.5毫克
	尼克酸	0.4毫克
矿物质	钙	16毫克
	铁	0.4毫克
	磷	24毫克
	钾	145毫克
	钠	0.8毫克
	镁	8毫克
	锌	0.14毫克
	硒	0.46微克
	铜	0.03毫克

疗效特征

保护眼睛 黄色的南瓜果肉中含有丰富的β–胡萝卜素，它能强健肌肤与黏膜，能提高身体的抵抗力，具有缓解眼睛疲劳的功效。

抵制病菌 南瓜中的维生素C与β胡萝卜素可在体内合成对感染症有抵抗作用的物质。如果从夏天起就经常食用南瓜，那么冬天不易患感冒。

解毒杀虫 南瓜种子含脂肪、蛋白质、尿酶、维生素A、维生素B、维生素C 等成分。种子含有脂肪油，若服食大量粉剂，有食欲减退、腹泻等作用，但可自行消失。南瓜种子是有效的驱虫药，也可防治血吸虫病。

预防癌症 南瓜中所含的维生素C，可防止硝酸盐在消化道中转变成致癌物质亚硝胺，可预防食管癌和胃癌。南瓜中含有的甘露醇，具有较好的通大便作用，可以减少粪便中毒素对人体的危害，对于防止结肠癌有一定功效。

选购小窍门

南瓜的盛产季节为初秋时期。选购时，同样大小的南瓜，要挑选重量较为重实且呈现深绿色的。如果要购买已剖开的南瓜，则要选择果肉深黄色、肉厚、切口新鲜水嫩不干燥的。

春季水果 春季菜谷 夏季水果 夏季菜谷 秋季水果 秋季菜谷 冬季水果 冬季菜谷

饮食宜忌

| 宜 | ✓ 一般人群均可食用；
✓ 尤其适宜肥胖、糖尿病患者和中老年人食用。 |
| 忌 | ✗ 南瓜性温，胃热炽盛、湿热气滞的人要少吃；
✗ 患有脚气、黄疸病的人需忌食。 |

古代名医论

李时珍说：南瓜三月下种，适宜种在肥沃的沙地。四月生苗，藤蔓很繁茂，一根蔓可长到十余丈长，节节有根，着地即扎根生长。南瓜茎中间是空的，叶子像蜀葵但大小如荷叶。八九月时开黄色花，像西瓜花。结的瓜很圆，大如西瓜，皮上有棱像甜瓜。霜后将其收于暖处，可贮存到来年春天。南瓜子像冬瓜子，南瓜肉厚色黄，不能生吃，只有去皮瓤后煮来食用，味如山药。南瓜与猪肉煮食更好，也可蜜煎食用。

中医课堂

主治	材料	用法
烧伤，烫伤	南瓜 适量	▶ 捣烂取汁，涂敷伤口。
哮喘	南瓜 适量	▶ 蒸熟蘸蜜糖吃，早晚一次。
高血压	南瓜 适量	▶ 生食或蒸至半熟食用。
惯性流产	南瓜蒂 3只＋ 薏苡仁120克	▶ 加水煎服，连服数日。

养生厨房

银耳拌南瓜 🍴

银耳 ＋ 南瓜 ＋ 黄豆 ▶ **南瓜软嫩+银耳甜爽**

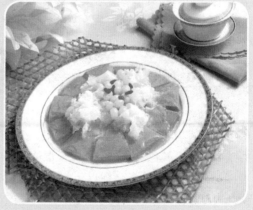

● 材料

【材料】银耳半碗、南瓜300克、黄豆及白糖适量。

● 做法

① 银耳入水泡发，捞出沥水；南瓜切片。

② 烧开半锅水，将南瓜和黄豆分别放入锅中焯熟捞出。

③ 锅中放入适量的白糖和水，煮至白糖完全融化。

④ 将南瓜、银耳、黄豆摆入盘中，将白糖汁淋入盘中即可。

精选 秋季
蔬果

蔬菜／根茎类

百合

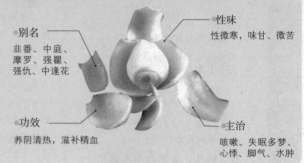

●别名

韭番、中庭、摩罗、强瞿、强仇、中逢花

●功效

养阴清热，滋补精血

●性味

性微寒，味甘、微苦

●主治

咳嗽、失眠多梦、心悸、脚气、水肿

在中国，食用百合具有悠久的历史。中医认为百合性微寒、平，具有清火、润肺、安神的功效，花与鳞状茎均可入药，是一种药食兼用的花卉。

疗效特征

润燥清热 鲜百合根茎含黏液质，具有润燥清热的作用，可治疗肺燥或肺热咳嗽等症。常食有润肺、清心、调中之效，可止咳、止血、开胃、安神，适用于体虚肺弱、肺气肿、肺结核、咳嗽、咯血等症。

安神美容 鲜百合还富含多种维生素，可促进皮肤细胞新陈代谢，所以常食百合，具有宁心安神的功效，能清除烦躁，对失眠多梦、心情抑郁等症有一定的疗效，还有美容的效果。

强健机体 百合还含多种生物碱，适合化疗及放射性治疗的人食用。百合可以促进和增强细胞系统的吞噬功能，提高机体的免疫力，有很好的防癌抗癌作用。

滋补益气 百合含有生物素、秋水碱等多种生物碱和营养物质，有良好的营养滋补之功，特别是对病后体弱、神经衰弱等患者大有裨益。支气管不好的人食用百合，有助病情改善，皆因百合可以解温饱润燥。

选购小窍门

选购新鲜的百合时，应挑选个大、颜色白、瓣匀、肉质厚、底部凹处泥土少的。如果百合颜色发黄，凹处泥土湿润，可能已经烂心。干百合则以干燥、无杂质、肉厚且晶莹透明为佳。

营养档案

100克百合中含有

人体必需营养素	蛋白质	3.2克
	碳水化合物	38.8克
	脂肪	0.1克
	膳食纤维	1.7克
维生素	B_1	0.02毫克
	B_2	0.04毫克
	B_6	0.12毫克
	C	18毫克
	E	0.5毫克
	生物素	212微克
	叶酸	77微克
	泛酸	0.7毫克
	尼克酸	0.7毫克
矿物质	钙	11毫克
	铁	1毫克
	磷	61毫克
	钾	510毫克
	钠	6.7毫克
	镁	43毫克
	锌	0.5毫克
	硒	0.2微克
	铜	0.24毫克

春季水果
春季菜谷
夏季水果
夏季菜谷
秋季水果
秋季菜谷
冬季水果
冬季菜谷

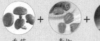

养生厨房

多味百合蔬菜 🍴

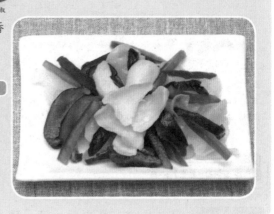

百合 ＋ 香菇 ＋ 青椒 ＋ 红椒 ▶ 补肺＋润肺

● 材料

【材料】豌豆荚15克、百合30克、新鲜香菇、银耳、青椒、红椒各10克。

【调料】低钠盐、太白粉适量。

● 做法

① 将材料洗净，百合剥片，银耳泡软，入滚水滚烫，捞起沥干；香菇切条，入滚水滚烫，捞起沥干备用。

② 起油锅，放百合炒至透明，加香菇、银耳拌炒，加盐、豌豆、红椒快炒，放太白粉水勾薄芡即可食用。

 中医课堂

＜ 主治 ＞	＜ 材料 ＞	＜ 用法 ＞
淋巴结核	鲜百合 适量	捣烂后敷患处。
养胃缓痛	百合 30克 ＋ 莲子25克	加适量糯米、红糖，共煮粥食。
咳嗽	鲜百合 50克 ＋ 杏仁12克	与大米共煮后加入冰糖食用。
烦躁失眠	鲜百合 50克 ＋  绿豆100克	加糯米煮粥，食前可加白糖调味。

 饮食宜忌

 （宜）
- ✓ 一般人群均可食用；
- ✓ 体虚肺弱、神经衰弱、睡眠不宁者宜食；
- ✓ 尤其适宜更年期女性食用。

 （忌）
- ✗ 风寒咳嗽者忌食；
- ✗ 虚寒出血者忌食；
- ✗ 脾虚便溏者忌食。

 百合面面观

【出产地】主要产自欧洲、北美洲、亚洲东部等北半球温带地区。

【所属科系】属百合科草本球根植物。

【成熟周期】生长成熟周期为一年，一般花期在6～8月，果期在7～10月。

【种植时间】一般种植期在每年9月中旬至10月上旬最为适宜。

【食用部分】鳞茎。

【药用部分】鳞茎：治肺痨久嗽、咳唾痰血、心悸怔忡、失眠多梦、烦躁不安、心痛、喉痹、胃阴不足之胃痛、二便不利、水肿、痈肿疮毒、脚气、产后出血、腹胀等。

芋头

精选 秋季
蔬果

蔬菜/根茎类

芋头原产自印度，在我国种植范围比较广的是珠江流域和台湾省，长江流域和其他省市也有种植。芋头的营养价值丰富，有助于增强人体的免疫功能。

别名
青芋、芋艿

性味
性平，味甘辛，有小毒

功效
消疬散结，补中益气

主治
高血压、肝病、胃溃疡、胃炎、便秘、疲劳

疗效特征

增强免疫力 芋头中含有蛋白质、钙、磷、铁、钾、镁、钠、胡萝卜素、尼克酸、维生素C、B族维生素、皂角苷等多种成分，营养价值丰富，能增强人体的免疫功能，对于癌症患者术后放射化疗以及康复，有辅助治疗的作用。

洁齿防龋 在芋头所含的矿物质中，氟的含量较高，因此芋头具有洁齿防龋、保护牙齿的功效。

解毒防癌 芋头还含有一种黏液蛋白，在被人体吸收后能产生免疫球蛋白，可以提高身体的抵抗力，因此芋头可以解毒，对人体的癌毒有抑制消解作用，可用来防治肿瘤等疾病。

补中益气 芋头为碱性食品，能中和体内过多的酸性物质，协调人体的酸碱平衡，达到美容养颜、乌黑头发的效果，还可用来防治胃酸过多。芋头还能增进食欲，帮助消化，故中医学认为其具有补中益气的功效。

选购小窍门

芋头的盛产季节为秋季到初冬。挑选芋头时，以个体浑圆发达、左右对称、无肿包、外皮没有过多水分的为佳。如果个体瘦小且出现裂痕，是由干燥或高温所致，此时里面的肉质已经呈现硬化状态。

营养档案

100克芋头中含有

人体必需营养素		
	蛋白质	2.2克
	碳水化合物	18.1克
	脂肪	0.2克
	膳食纤维	1克

维生素		
	A	27微克
	B_1	0.06毫克
	B_2	0.05毫克
	B_6	0.15毫克
	C	6毫克
	E	0.45毫克
	胡萝卜素	160微克
	叶酸	30微克
	泛酸	1毫克
	尼克酸	0.7毫克

矿物质		
	钙	36毫克
	铁	1毫克
	磷	55毫克
	钾	378毫克
	钠	33.1毫克
	镁	23毫克
	锌	0.49毫克
	硒	1.45微克
	铜	0.37毫克

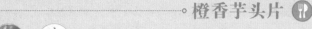
 芋头 + 橙子 + 圣女果 ▶ 粘软可口+橙香味浓

材料

【材料】芋头2个、橙子2个、圣女果1个。

【调料】白糖适量。

做法

① 橙子、芋头均切片；圣女果切半。

② 将芋头投入锅中，焯熟后捞出过凉，沥水待用。

③ 将橙片、芋头、圣女果摆入盘中，撒上白糖，即可上桌。

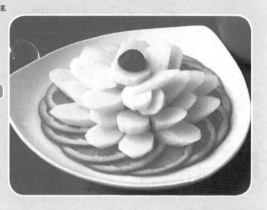

中医课堂

主治	材料	用法
蜂蜇，虫伤	生芋梗 适量	▶ 捣烂外敷患处，留出伤口排毒。
淋巴结核	干芋子 100克	▶ 研末，同适量粳米煮粥食用。
大便干燥	芋头 250克 + 粳米50克	▶ 二者煮粥，加油、盐调服食用。
补虚养颜	芋头 100克  + 糯米50克	▶ 二者煮粥，加糖作早餐食用。

饮食宜忌

宜
- ✓ 一般人群都可食用；
- ✓ 尤其适合身体虚弱者食用。

忌
- ✗ 有痰、过敏性体质、肠胃较弱的人应少食；
- ✗ 糖尿病患者应慎食；
- ✗ 食滞胃痛、肠胃湿热的人应忌食；
- ✗ 不能与香蕉同食，会导致胃部不适，腹部胀满疼痛。

古代名医论

李时珍说：芋的种类虽然很多，但可分为水、旱两种。旱芋可种在山地上，水芋种在水田中。两者的叶都相似，但水芋的味道更好。

陶弘景说：芋，钱塘最多，生的时候有毒，不能吃。芋种三年不采，则成梠芋。另外还有野生的芋，名老芋，外形和叶子都与芋非常相似，根都有毒。

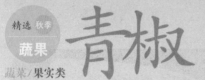

精选 秋季
蔬果
青椒
蔬菜/果实类

※ 青椒属于茄科蔬菜，与辣椒同属一族。越成熟的青椒含有越多的辣椒素，因而从绿色变成红色。因品种改良已经出现了红、橙、黄等七种色彩的青椒。

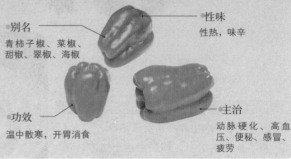

●别名
青柿子椒、菜椒、甜椒、翠椒、海椒

●功效
温中散寒，开胃消食

●性味
性热，味辛

●主治
动脉硬化、高血压、便秘、感冒、疲劳

疗效特征

○ **缓解疲劳** 青椒中含有丰富的维生素，其中维生素C的含量为番茄的4倍。维生素C是生成骨胶原的材料，具有消除疲劳的重要功效。青椒中还含有能促进维生素C吸收的维生素P，因此加热后维生素C也不易流失，可说是相当有效的成分。

○ **开胃消食** 维生素P还能强健毛细血管，预防动脉硬化与胃溃疡等疾病的发生。由于夏天容易出汗，维生素C的消耗量较大，因此我们应该经常吃青椒，以摄取充足的维生素C。青椒含有芬芳辛辣的辣椒素，能增进食欲、帮助消化。

○ **防治疾病** 青椒还含有丰富的维生素K，可以防治坏血病，对牙龈出血、贫血、血管脆弱有积极的治疗意义。

○ **净化血液** 青椒的绿色部分来自叶绿素，叶绿素能防止肠内吸收多余的胆固醇，能将胆固醇排出体外，从而达到净化血液的作用。

选购小窍门

购买青椒时，要选择外形饱满、色泽浅绿、有光泽、肉质细嫩、气味微辣略甜、用手掂感到有分量的。

营养档案

100克青椒中含有

人体必需营养素	蛋白质	1.0克
	碳水化合物	5.4克
	脂肪	0.2克
	膳食纤维	1.4克
维生素	A	57微克
	B₁	0.03毫克
	B₂	0.03毫克
	B₆	0.19毫克
	C	72毫克
	E	0.59毫克
	K	20微克
	胡萝卜素	340微克
	叶酸	0.26微克
	泛酸	0.3毫克
	尼克酸	0.9毫克
矿物质	钙	14毫克
	铁	0.8毫克
	磷	20毫克
	钾	142毫克
	钠	3.3毫克
	镁	12毫克
	锌	0.19毫克
	硒	0.38微克
	铜	0.09毫克

养生厨房

青椒炒紫包菜

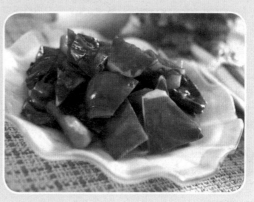

青椒 + 紫甘蓝 + 葱 ► 补充丰富的维生素C

● 材料

【材料】青椒50克、紫甘蓝150克。

【调料】葱、姜、酱油、味精适量。

● 做法

① 将青椒、紫甘蓝分别洗净，切块；葱切碎，姜切片。

② 锅置旺火上，放入油烧至八成热，先投葱、姜爆香，再放紫甘蓝、酱油炒匀，加盖焖片刻，放辣椒和精盐，同炒至熟，下味精，炒匀即可。

中医课堂

主治	材料	用法
口腔溃疡	青椒 适量	洗净蘸酱或凉拌，每餐吃两三个。
过敏性皮肤病	青椒 180克 + 番茄150克	捣碎取汁，加蜂蜜兑热水饮用。
肾虚遗精，腰膝酸软	青椒 适量 + 猪瘦肉适量	青椒和猪肉切丝一起炒，做成咸菜食用。
润肤，明目	青椒 100克 + 苦瓜500克	煸炒苦瓜、青椒至熟，再放入料酒等调料即可。

饮食宜忌

宜
- ✓ 一般人群皆可食用；
- ✓ 宜与牛羊肉、鱼类同食，可除去肉类膻腥味。

忌
- ✗ 眼疾患者忌食；
- ✗ 食管炎、胃肠炎、胃溃疡、痔疮患者应少吃；
- ✗ 火热病症或阴虚火旺者慎食；
- ✗ 高血压、肺结核患者慎食。

青椒面面观

【出产地】原产于中南美洲热带地区。

【所属科系】属茄科植物果实。

【种植时间】7月中上旬播种培植。

【食用部分】果肉、青椒肉。

【药用部分】根：治风湿麻木、风寒咳嗽、外用治跌打损伤。根皮：理气止痛，用于胃气痛、腹痛。果：治寒滞腹痛、呕吐、泻痢、冻疮、脾胃虚寒、伤风感冒等症。

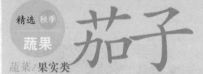

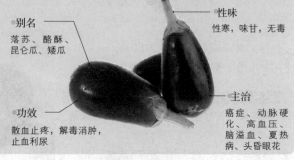

精选 秋季
蔬果
茄子
蔬菜/果实类

别名
落苏、酪酥、
昆仑瓜、矮瓜

性味
性寒，味甘，无毒

☆ 茄子是为数不多的紫色蔬菜之一，也是我们常吃的家常蔬菜。茄子中含有多种营养元素，其中紫皮中含有大量的维生素P，这是其他蔬菜所不能比的。

功效
散血止疼，解毒消肿，
止血利尿

主治
癌症、动脉硬化、高血压、脑溢血、夏热病、头昏眼花

疗效特征

○**散血止疼** 维生素P能增强人体细胞间的黏着力，增强毛细血管的弹性，减低脆性及渗透性，防止微血管破裂出血，使心血管保持正常的功能。因此，经常吃茄子能预防高血压、冠心病和动脉硬化等疾病。

○**防癌** 茄子还有清退癌热的作用，它含有丰富的龙葵素，龙葵素可以抑制消化道肿瘤细胞的增殖，特别是针对胃癌、盲肠癌有比较好的抑制作用。

○**止血抗衰老** 茄子还含有丰富的维生素E，有防止出血和抗衰老的功能。经常食用茄子，可以帮助延缓衰老，留住青春，能保持血液中胆固醇的平衡，减少老年斑。

○**降低胆固醇** 茄子纤维中所含的皂苷，能有效降低胆固醇。经常吃茄子有防治高血压、动脉粥样硬化、紫斑症、坏血病及促进伤口愈合等作用。

选购小窍门

买茄子时，应选择果形均匀，老嫩适度，无裂口、腐烂、锈皮、斑点的，而且以皮薄、籽少、肉厚为佳。一般来说，茄子拿在手中，感觉轻的较嫩，感觉重的，大多都太老，且籽多不好吃。

营养档案

100克茄子中含有

分类	营养成分	含量
人体必需营养素	蛋白质	1.1克
	碳水化合物	4.9克
	脂肪	0.2克
	膳食纤维	1.3克
维生素	A	8微克
	B₁	0.02毫克
	B₂	0.2毫克
	B₆	0.06毫克
	C	5毫克
	E	1.13毫克
	K	9微克
	P	700微克
	胡萝卜素	50微克
	叶酸	19微克
	泛酸	0.6毫克
	尼克酸	0.6毫克
矿物质	钙	24毫克
	铁	0.5毫克
	磷	23毫克
	钾	142毫克
	钠	5.4毫克
	镁	13毫克
	锌	0.23毫克
	硒	0.48微克
	铜	0.1毫克

左侧竖排：春季水果 春季菜谷 夏季水果 夏季菜谷 秋季水果 秋季菜谷 冬季水果 冬季菜谷

养生厨房

豆角烧茄子

茄子软香+豆角清脆+营养丰富

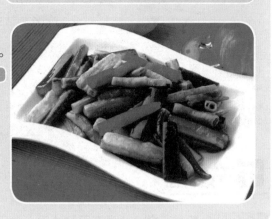

豆角　茄子　红辣椒

● 材料

【材料】豆角200克、茄子300克、红辣椒。

【调料】盐、鸡精、葱、姜、蒜、酱油适量。

● 做法

① 茄子洗净切条浸泡在盐水中，豆角择洗干净切段，红辣椒去籽、蒂并洗净切丝；

② 水锅烧开，放入豆角焯熟，捞出过一下凉水，沥干备用；

③ 油锅烧热，放入茄条煎炸至变色、炒软，放入豆角、大蒜翻炒，加入盐、鸡精、酱油及辣椒丝，炒熟即可。

中医课堂

〈 主治 〉	〈 材料 〉	〈 用法 〉
跌打损伤	老黄茄 1个	▶ 切厚片，焙研为末，温酒调服。
牙齿龋痛	茄根 1个	▶ 茄根捣汁，频繁涂抹患处。
风蛀牙痛	茄蒂 适量	▶ 将茄蒂烧成细末，每日涂用数次。
燥热咳嗽	白茄子 60~120克	▶ 煎煮，去渣取汁，加蜂蜜服用。

饮食宜忌

宜
- ✓ 一般人群皆可食用；
- ✓ 容易长痱子、生疮疖的人宜多食；
- ✓ 宜与苦瓜搭配食用，解除疲劳、清心明目；
- ✓ 适宜心血管患者食用，可防止血管破裂、平血压、止咳血。

忌
- ✗ 不宜与螃蟹同食，可能导致腹泻；
- ✗ 脾胃虚寒的人应忌食。

古代名医论

李时珍说：茄种适宜在九月黄熟时收取，洗净晒干，到二月即可播种，发苗后移栽。茄的植株高二三尺，叶子大如手掌。从夏到秋开紫花，五瓣相连，五棱如缕，黄蕊绿蒂，蒂包着茄。茄中有瓤，瓤中有子，子很像芝麻。茄有圆如栝楼的，有四五寸长的；有青茄、紫茄、白茄。白茄也叫银茄，味道好过青茄。

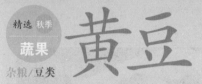

精选 秋季
蔬果
杂粮/豆类

黄豆

● 别名
大豆

● 功效
清利大小便，解热润
肺，宽中下气

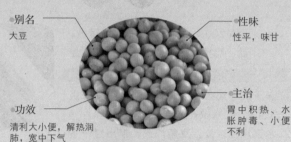

● 性味
性平，味甘

● 主治
胃中积热、水
胀肿毒、小便
不利

※ 我国种植栽培黄豆已有3000多年的历史，《美国大百科全书》记载："在有文献记载以前，大豆便因营养值高而被广泛地栽培。"

➕ 疗效特征 ●

（强肝护心）黄豆所含的卵磷脂可除掉附在血管壁上的胆固醇，防止血管硬化，预防心血管疾病，保护心脏。黄豆中的卵磷脂还具有防止肝脏内积存过多脂肪的作用，从而有效地防治因肥胖而引起的脂肪肝。

（通便降糖）大豆中含有的可溶性纤维既可通便，又能降低胆固醇含量，减少动脉硬化的发生。大豆中还含有一种抑制胰酶的物质，对糖尿病有治疗作用。

（润肺利便）黄豆含有丰富的蛋白质，含有多种人体必需的氨基酸，可以提高人体免疫力，是身体虚弱者的补益佳品，同时具有健脾宽中、润燥消水、益气养血的功效。

（延迟衰老）大豆异黄酮是一种结构与雌激素相似，具有雌激素活性的植物性雌激素，能够减轻女性更年期综合征症状，延迟女性细胞衰老，使皮肤保持弹性，而且还具有减少骨胶原丢失、促进骨胶原生成和降血脂等作用。

🥄 选购小窍门 ）

　　颗粒饱满且整齐均匀，无破瓣，无缺损，无虫害，无霉变，无挂丝的为优质黄豆。也可用牙咬豆粒，声音清脆且成碎粒，说明大豆干燥。优质大豆具有正常的香气和口味。

🥣 营养档案 ●

100克黄豆中含有		
人体必需营养素	蛋白质	35克
	碳水化合物	34.2克
	脂肪	16克
	膳食纤维	15.5克
维生素	A	37微克
	B_1	0.41毫克
	B_2	0.2毫克
	B_6	0.59毫克
	E	18.9毫克
	K	34微克
	胡萝卜素	220微克
	叶酸	260微克
	泛酸	1.64毫克
	尼克酸	2.1毫克
矿物质	钙	191毫克
	铁	8.2毫克
	磷	465毫克
	钾	1503毫克
	钠	2.2毫克
	镁	199毫克
	锌	3.34毫克
	硒	6.16微克
	铜	1.35毫克

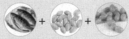
养生厨房

白果黄豆鲫鱼汤

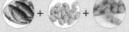

鲫鱼 ＋ 白果 ＋ 黄豆 ▶ 健脾去湿＋收敛止带＋适合白带异常的妇女

 材料

【材料】鲫鱼1条、白果12克、黄豆30克。

【调料】盐、麻油适量。

● 做法

① 白果去壳，洗净；黄豆洗净，用清水浸1小时；鲫鱼宰杀，去鳞、鳃、内脏，洗净。

② 把全部用料放入锅内，加适量清水，武火煮沸后，改文火煲2小时，调味即可。

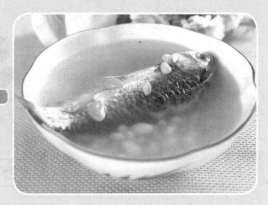

中医课堂

‹主治›	‹材料›	‹用法›
湿热痹痛	黄豆 30～60克	加水煎汤服。
流感	黄豆 20克 ＋ 鲜香菜50克	二者加水煎服，连服数日。
肠胃积热	黄豆芽 250克 ＋ 猪血250克	同煮汤服食，可清除肠胃积热。
妊娠水肿	黄豆芽 250克 ＋ 鲜蘑菇50克 ＋ 冬瓜250克	三者共煮，当佐餐食用。

饮食宜忌

宜	✓ 一般人群均可食用； ✓ 尤其适宜更年期妇女、糖尿病和心血管病患者食用； ✓ 脑力工作者和减肥者宜多食。
忌	✗ 消化功能不良、有慢性消化道疾病患者应少食； ✗ 患有严重肝病、肾病、痛风、消化性溃疡、低碘者应禁食。

 古代名医论

李时珍说：大豆有黑、青、黄、白、斑几种，只有黑大豆入药用，而黄、白色大豆炒食或做成豆腐，制作酱油或榨豆油，广为应用，不可不识别其性味。

周定王说：黄豆苗高一二尺，叶像黑大豆叶，但比黑大豆叶大，结的豆角比黑豆角略微肥大些，其英、叶嫩时可以食用。

精选 秋季
蔬果
杂粮/豆类

豇豆

❀ 豇豆分为长豇豆和饭豇豆两种，长豇豆可作为蔬菜食用，而饭豇豆一般作为粮食。豇豆含蛋白质、维生素B较为丰富，有人称豇豆是"蔬菜中的肉食品"。

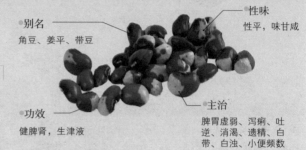

别名
角豆、姜平、带豆

性味
性平，味甘咸

功效
健脾肾，生津液

主治
脾胃虚弱、泻痢、吐逆、消渴、遗精、白带、白浊、小便频数

春季水果 春季菜谷 夏季水果 夏季菜谷 秋季水果 秋季菜谷 冬季水果 冬季菜谷

🥄 营养档案

100克豇豆中含有

人体必需营养素	蛋白质	19.3克
	碳水化合物	65.6克
	脂肪	1.2克
	膳食纤维	7.1克
维生素	A	10微克
	B$_1$	0.16毫克
	B$_2$	0.08毫克
	B$_6$	0.24毫克
	C	9毫克
	E	8.61毫克
	K	14微克
	胡萝卜素	60微克
	叶酸	20.8微克
	泛酸	1.3毫克
	尼克酸	1.9毫克
矿物质	钙	40毫克
	铁	7.1毫克
	磷	344毫克
	钾	737毫克
	钠	6.8毫克
	镁	36毫克
	锌	3.04毫克
	硒	5.74微克
	铜	2.1毫克

➕ 疗效特征

预防心脏病 豇豆具有易被消化吸收的优质植物蛋白质，所以有人称豇豆是"蔬菜中的肉食品"，因此它是食素者的食用佳品。豇豆所含的锰是抗氧化剂的一种，故经常食用豇豆，能够预防心脏病。

加速糖代谢 豇豆中含有多种维生素和微量元素，可补充人体所需的多种营养素，其中的磷脂有促进胰岛素分泌、加快糖代谢的作用，是糖尿病患者理想的食品。

抗衰老 豇豆中胱氨酸较多，胱氨酸是一种对人体有用的氨基酸，不仅是一种抗衰老的营养素，还可保护人体免受有害重金属以及有害自由基的不良影响，在医疗上常用于保护人体免受X线和核辐射的伤害。

整肠利便 豇豆中富含的B族维生素能维持正常的消化腺分泌，促进胃肠道的蠕动，从而抑制胆碱酶活性，有效帮助消化，增进食欲，另外也具有防治便秘的功效。

🍲 选购小窍门

豇豆有两种颜色，一种是白色的豇豆，另一种是红色的豇豆。白豇豆口感绵软容易入味，红豇豆口感脆硬，不易入味。

饮食宜忌

| 宜 | ✓ 一般人皆可食用；
✓ 糖尿病、肾虚患者、尿频者宜多食；
✓ 宜与粳米一起煮粥。 |
| 忌 | ✗ 豇豆多食则性滞，故气滞便结者应慎食；
✗ 不宜多食，以免胀肚。 |

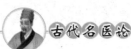
李时珍说：豇豆在各处都是三四月间下种。一种是蔓生，蔓长一丈有余；还有一种藤蔓较短。它的叶都是根部大末端尖，嫩的时候可以食用。花有红、白两种颜色。豆荚有白、红、紫、赤、斑驳几种颜色，长的有两尺长，嫩时当菜吃，老了则收子。豇豆可作菜，可作果品，可作粮食，用处最多，是豆类中的上品。

 中医课堂

〈 主治 〉	〈 材料 〉	〈 用法 〉
老年性便秘	长豇豆 适量	▶ 焯好后摊开晾凉，加入调料拌匀。
糖尿病	饭豇豆 120克	▶ 文火水煎20分钟，喝汤吃豆。
食积腹胀，嗳气	生豇豆 适量	▶ 细嚼咽下，或捣蓉泡冷开水服。
湿热小便不利	豇豆 200克 + 空心菜 250克	▶ 加水煎汤食。

养生厨房

 干豇豆 + 排骨 + 生姜 ▶ **豇豆排骨汤** 开胃+补胃+治疗由缺钙引起的厌食症

● **材料**

【材料】鲜猪排骨200克、干豇豆30克。
【调料】生姜、葱、盐、味精、鸡精粉、胡椒粉、麻油适量。

● **做法**

① 排骨斩块用热水焯一下，豇豆用温水浸透，生姜去皮切片，葱切末；
② 烧锅放油，并放入姜片、排骨炒香，倒入清汤，放入泡好的豇豆，先用中火烧开，再改小火煮，煮至排骨出味，汤汁鲜香；
③ 放入调料调味，撒入葱花即可。

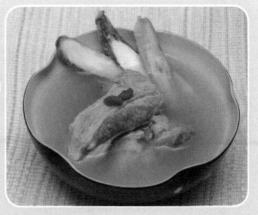

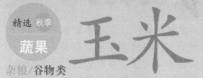

精选 秋季
蔬果

杂粮/谷物类

玉米

※ 玉米是禾本科草本植物，相当耐干旱，即使贫瘠的土地也可栽种，因此世界各地均视其为救荒的农作物而广为培育，是世界总产量最高的粮食作物。

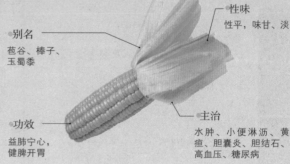

别名
苞谷、棒子、玉蜀黍

功效
益肺宁心，健脾开胃

性味
性平，味甘、淡

主治
水肿、小便淋沥、黄疸、胆囊炎、胆结石、高血压、糖尿病

营养档案

100克玉米中含有

人体必需营养素	蛋白质	4克
	碳水化合物	22.8克
	脂肪	1.2克
	膳食纤维	2.9克
维生素	A	63微克
	B₁	0.16毫克
	B₂	0.11毫克
	B₆	0.11毫克
	B₁₂	15微克
	C	16毫克
	E	0.46毫克
	生物素	216微克
	K	1微克
	胡萝卜素	0.34毫克
	叶酸	12微克
	泛酸	1.9毫克
	尼克酸	1.8毫克
矿物质	钙	1毫克
	铁	1.1毫克
	磷	117毫克
	钾	238毫克
	钠	1.1毫克
	镁	32毫克
	锌	0.9毫克
	硒	1.63微克
	铜	0.09毫克

疗效特征

○**增强体力** 玉米中富含蛋白质，虽然未含有蛋白质所必需的全部氨基酸，缺少了赖氨酸、色氨酸，但是蛋白质的含量却优于小麦和大米。因此，具有增强体力、强化肝脏功能的作用。

○**预防疾病** 玉米含有微量的镁、锌和铁。镁是维持肌肉和神经正常运作所不可欠缺的营养素，铁能预防贫血，锌则能防治味觉障碍。玉米中也富含维生素B群，具有消除疲劳、强化肝功能、预防便秘、治疗胃溃疡和胆结石的功效。

○**强健骨骼** 玉米之所以拥有特殊风味，是因为其含有一种属于无机物的硅酸，这种硅酸对强健骨骼、降低胆固醇有一定的效果。

○**减肥** 玉米中的镁有助于加强肠壁蠕动，促进机体废物的排泄，其含的热量很低，对于减肥非常有利。另外玉米成熟时的花穗玉米须，有利尿作用，也对减肥有利。

选购小窍门

　　玉米面没有等级之分，只有粗细之别。优质的玉米面淡黄色，无酸、霉等异味，散装玉米面选购时用手握紧成团，久而不散的玉米粉含有的水分较高，不易储存。

饮食宜忌

宜	✓ 一般人皆可食用；
	✓ 适宜脾胃气虚、气血不足、营养不良的人食用；
	✓ 适宜肥胖症、脂肪肝、习惯性便秘之人食用；
	✓ 适宜慢性肾炎水肿者食用。
忌	✗ 忌和田螺同食，会中毒；
	✗ 避免与牡蛎同食，会阻碍锌的吸收。

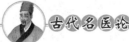 **古代名医论**

　　李时珍说：玉蜀黍始种于西部地区。它的苗和叶都像蜀黍，但粗壮、矮些，也像薏苡。它的苗高三四尺，六七月开花成穗，像秕麦。苗心长出一个小苞，形状如同棕鱼，苞上生有白须缕缕，成熟后苞裂开，可见颗粒聚集在一块。颗粒大小像棕子，为黄白色，可以用油炸炒着吃。炒爆成白花，就像炒糯谷的样子。

 中医课堂

‹ 主治 ›	‹ 材料 ›	‹ 用法 ›
鼻血	玉米须 30克 + 栀子9克	水煎服，每日1剂，分早晚两次服。
咳嗽	玉米须 30克 + 陈皮9克	水煎服，每日1剂，分早晚两次服。
水肿	玉米 30克 + 玉米须15克	加水适量，煎汤代茶饮。
湿热，小便不利	玉米须 25克 + 瓠瓜 15克 + 西瓜皮 15克 + 冬瓜皮 8克	三者共煮，分2~3次服用。

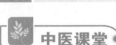 **养生厨房**

玉米红枣肉粥 🍴

 玉米 + 猪肉 + 红枣 + 枸杞 ▶ **益气活血＋化浊通络＋适宜动脉硬化患者**

● **材料**

【材料】玉米粒和瘦肉各150克、红枣10颗、枸杞30克、糯米适量。

● **做法**

① 红枣、枸杞各洗净，皆泡发30分钟，瘦肉洗净剁成肉末状，糯米泡软；

② 起锅倒水，大火烧至水开，下糯米，烧沸后放肉和红枣；

③ 再次沸腾后转入小火，倒入玉米粒和枸杞，待沸后煮半个小时即可。

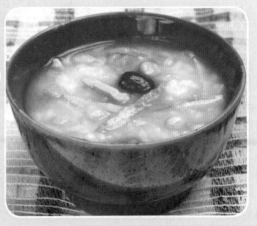

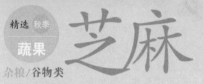

精选 秋季
蔬果

芝麻

杂粮/谷物类

芝麻的原产地是印度和埃及，相传西汉张骞出使西域时将其引进我国。现在芝麻是我国的主要油料作物之一，是四大食用油料作物之一。

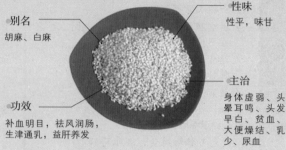

别名
胡麻、白麻

性味
性平，味甘

功效
补血明目，祛风润肠，生津通乳，益肝养发

主治
身体虚弱、头晕耳鸣、头发早白、贫血、大便燥结、乳少、尿血

营养档案

100克芝麻中含有

人体必需营养素	蛋白质	18.4克
	碳水化合物	31.5克
	脂肪	39.6克
	膳食纤维	9.8克
维生素	A	32微克
	B_1	0.36毫克
	B_2	0.26毫克
	E	38.28毫克
	生物素	110微克
	胡萝卜素	0.19毫克
	尼克酸	3.8毫克
矿物质	钙	620毫克
	铁	14.1毫克
	磷	513毫克
	钾	266毫克
	钠	32.2毫克
	镁	202毫克
	锌	4.21毫克
	硒	4.06微克
	铜	1.41毫克

疗效特征

补血养发 芝麻中的植物性脂肪属于亚油酸或亚麻酸等不饱和脂肪酸，具有降低胆固醇的作用；蛋白质中则含有人体必需的各种氨基酸，能强健血管、恢复体力、消除脑细胞疲劳。而所含的丰富矿物质能美化肌肤，预防白发，因此芝麻是延缓衰老的食材。

强健骨骼 芝麻中维生素B_1的含量最丰富，维生素B_1有助于糖类的新陈代谢。芝麻还含有丰富的钙质，人体中的钙质会随着年龄的增长而逐渐流失，因此，食用芝麻能强健骨骼。

解酒护肝 此外，在配酒小菜中搭配凉拌芝麻的小菜，能防止宿醉，因为芝麻所含的芝麻明能促进酒精分解，强化肝脏。

美肤护肤 芝麻中含有大量的维生素E，通过抵消或中和细胞内有害物质游离基的积累，有效预防过氧化脂质对皮肤的危害，从而使皮肤白皙有光泽，此外还能防止各种皮肤炎症的出现。

选购小窍门

芝麻可分黑芝麻、白芝麻、金芝麻等几种，良质芝麻的色泽鲜亮、纯净，外观白色，大而饱满，皮薄，嘴尖而小；次质芝麻的色泽发暗，外观不饱满或萎缩，嘴尖过长，有虫蛀粒、破损粒。

春季水果 春季菜谷 夏季水果 夏季菜谷 秋季水果 秋季菜谷 冬季水果 冬季菜谷

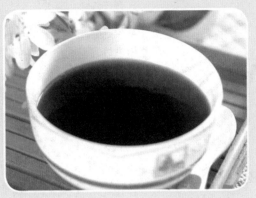

○桑麻糖水

养肝+清热+明目

黑芝麻　桑叶　蜂蜜

材料

【材料】黑芝麻240克、桑叶200克、蜂蜜或红糖适量。

做法

① 桑叶洗净，烘干，磨为细末；
② 黑芝麻捣碎，和桑叶末加水煎40分钟，稍凉后加蜂蜜即可。

 中医课堂

主治	材料	用法
乳汁不足	芝麻 15～30克 	▶ 炒香，加盐少许嚼食。
便血	黑芝麻 500克+红糖500克	▶ 炒焦研末后加红糖搅拌均匀食用。
干咳	黑芝麻 120克+白糖30克	▶ 炒熟拌匀研末，食用。
早年白发	芝麻 200克+何首乌200克	▶ 共研细末，每日早晚各服15克。

 饮食宜忌

宜	✓ 一般人群均可食用； ✓ 适宜头发早白、贫血、便秘、腹泻者； ✓ 适宜肝肾不足的人食用； ✓ 适宜妇女产后乳汁缺乏者食用。
忌	✗ 慢性肠炎、便溏腹泻者忌食； ✗ 男子阳痿、遗精者也应忌食。

 古代名医论

　　李时珍说：胡麻就是芝麻，分迟、早两种，有黑、白、红三种颜色，茎秆都呈方形。它在秋季开白花，也有开紫色艳丽花的。它每节都长角，长达一寸多。角有四棱、六棱的，子房小且籽少；也有七棱、八棱的，子房大且籽多。这是因土地的肥瘠不同。它的茎高三四尺。有的一茎独上生长，角紧贴茎而籽少；有的分枝多而四面散开的，角多籽多。这是因苗的稀疏不同而致。它的叶片有的叶基圆而叶端尖锐，有的叶基圆而叶端成三丫形如鸭掌。

金针菜

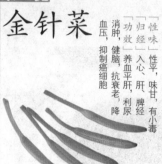

[性味] 性平，味甘，有小毒

[归经] 入心、肝、脾经

[功效] 养血平肝，利尿消肿，健脑，抗衰老，降血压，抑制癌细胞

146页

百合

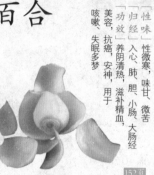

[性味] 性微寒，味甘，微苦

[归经] 入心、肺、胆、小肠、大肠经

[功效] 养阴清热，滋补精血，用于美容、抗癌、安神、咳嗽、失眠多梦

152页

柚子

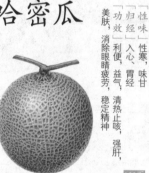

[性味] 性寒，味甘酸，无毒

[归经] 入脾、胃、肺经

[功效] 健脾、利便、止咳、解酒、补血，用于高血压、糖尿病、血管硬化

138页

哈密瓜

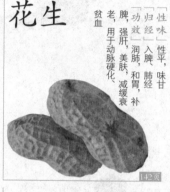

[性味] 性寒，味甘

[归经] 入心、胃经

[功效] 利便、益气、清热止咳、强肝、美肤、消除眼睛疲劳、稳定精神

132页

花生

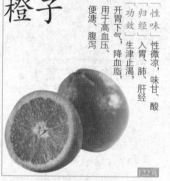

[性味] 性平，味甘

[归经] 入脾、肺经

[功效] 润肺、美肤、和胃、补脾、强肝，用于动脉硬化、减缓衰老、贫血

142页

橙子

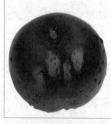

[性味] 性微凉，味甘、酸

[归经] 入胃、肺、肝经

[功效] 生津止渴、降血脂、开胃下气，用于高血压、便溏、腹泻

122页

李子

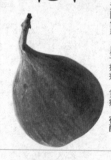

[性味] 性微温，味苦、酸、无毒

[归经] 入肝、肾、脾、胃经

[功效] 清热解毒、利湿、止痛、护肝、消渴、止咳、润喉

130页

茄子

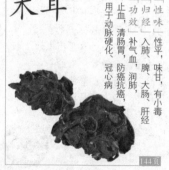

[性味] 性寒，味甘，无毒

[归经] 入胃、肠经

[功效] 散血止疼、解毒消肿，用于利尿、止血、脑溢血、夏热病、头昏眼花

158页

无花果

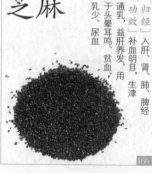

[性味] 性平，味甘，无毒

[归经] 入肺、胃、大肠经

[功效] 清热生津、健脾开胃、解毒消肿、消除便秘，用于痔疮、黄疸、宿醉

128页

木耳

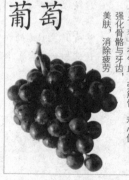

[性味] 性平，味甘，有小毒

[归经] 入胃、大肠、肝经

[功效] 清肠胃、润肺、止血，防癌抗癌，用于动脉硬化、冠心病

144页

芝麻

[性味] 性平，味甘

[归经] 入肺、脾、肝、肾经

[功效] 补血明目、生津通乳、益肝养发，用于头晕耳鸣、乳少、尿血、贫血

166页

葡萄

[性味] 性微寒，味甘、酸，无毒

[归经] 入肺、脾、肾、肝、膀胱经

[功效] 补气血、强筋骨、利小便、强化骨骼与牙齿、美肤、消除疲劳

120页

豇豆

[性味] 性平，味甘咸
[归经] 入脾、肾、胃经
[功效] 健脾胃，生津液，用于脾胃虚弱、泻痢、吐逆、消渴、遗精、白带

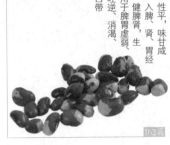

162页

山楂

[性味] 性冷，味酸，无毒
[归经] 入脾、胃、肝经
[功效] 消食化积，活血化瘀，驱虫，用于心血管疾病、腹泻、高脂血、高血压

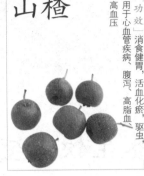

134页

松子

[性味] 性小温，味甘，无毒
[归经] 入肝、肺、大肠经
[功效] 滋阴养液，降血脂，补益气血，润燥滑肠，软化血管，健脑，美容

140页

柿子

[性味] 性寒，味甘、涩
[归经] 入心、肺、脾、大肠经，无毒
[功效] 清热润肺，生津止渴，健脾化痰，消除疲劳，美肤，消除宿醉

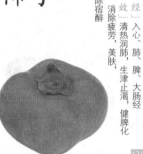

124页

南瓜

[性味] 性温，味甘
[归经] 入脾、胃、大肠经
[功效] 补中益气，解毒杀虫，降糖止渴，用于癌症、动脉硬化、高血压

150页

石榴

[性味] 性温，味甘、涩、酸，无毒
[归经] 入胃、大肠经
[功效] 生津止渴，收敛固涩，止泻止血，抗胃溃疡，软化血管，降低胆固醇

136页

扁豆

[性味] 性微温，味甘
[归经] 入脾、胃经
[功效] 健脾益气，化湿消暑，用于脾虚泄泻，暑湿吐泻

148页

猕猴桃

[性味] 性寒，味酸、甘，无毒
[归经] 入胃、肾经
[功效] 清热生津，健脾止泻，止渴利尿，用于癌症、动脉硬化、便秘、感冒

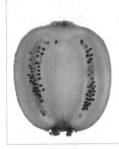

126页

青椒

[性味] 性热，味辛
[归经] 入心、脾经
[功效] 温中散寒，开胃消食，消除疲劳，用于动脉硬化、高血压、感冒

156页

芋头

[性味] 性平，味甘辛，有小毒
[归经] 入肠、胃经
[功效] 消疬散结，补中益气，便秘，整肠，消除疲劳，用于胃溃疡、胃炎

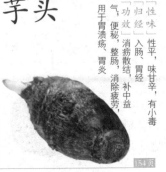

154页

玉米

[性味] 性平，味甘淡
[归经] 入胃、肠经
[功效] 益肺宁心，健脾开胃，用于水肿、黄疸、胆囊炎、胆结石、糖尿病

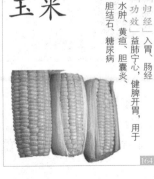

164页

黄豆

[性味] 性平，味甘
[归经] 入脾、大肠经
[功效] 清利大小便，解热润肺，宽中下气，用于胃中积热、水胀肿毒

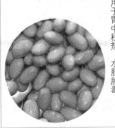

160页

秋　季

秋季气候变燥,人体也会发生一些"秋燥"反应。此时,饮食调补越发重要。但人们在补充营养的同时也要防止摄入过多热能,导致身体不适,应合理安排,做到膳食平衡。

秋季养生饮食宜忌

秋季养生饮食之宜

⊙秋季饮食养生宜"多酸少辛"

秋天要多吃些滋阴润燥的食物,避免燥邪伤害。因为肺主辛味,肝主酸味,辛味能胜酸,所以多增加酸性食物,以加强肝脏功能。从食物属性讲,少吃辛,多吃酸食有助生津止渴,但也不能过量。脾胃保健宜多吃些易消化的食物。

⊙秋季去烦忧宜用饮食调理

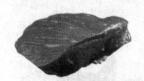

秋季天气干燥,花木凋零,使人容易产生凄凉、苦闷之感。所谓"离人心上秋",消极和烦忧情绪也因此而生。其实这种烦忧心境是可以从饮食上加以调理的。情绪低落时可以吃些健脑活血、兴奋神经系统、改善血液循环的食物,如核桃、鱼类、鸡蛋、瘦肉和豆制品等,还有羊肉、巧克力等也有助于消除人的抑郁情绪。

⊙秋季保护眼睛宜多吃柑橘类水果

柑橘类水果在秋季的上市量最大,它们不仅酸甜可口、营养丰富,还具有较高的药用价值。柑橘类水果的最大优点就在于其中含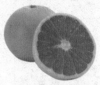有叶黄素,叶黄素对视网膜中的"黄斑"有很好的保护作用,如果人体缺乏叶黄素,就会引起黄斑退化和视力模糊。因此,在秋天吃一点柑橘类水果对保护眼睛有好处。不过,还是少食多量,不可一次性吃太多。

⊙秋季抗癌润肠宜多食苹果

秋天是一个硕果累累的季节。苹果在众多水果中,产量和营养价值都居水果首位。苹果主要含碳水化合物,其还含有鞣酸、有机酸、果胶、纤维素、B族维生素、维生素C及微量元素铁、钙、磷、钾等。苹果的保健作用是多

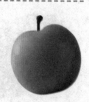

方面的，其果酸可保护皮肤，并有助于治疗痤疮和老年斑，还可降低血压，是高血压患者的最佳选择；其所含的鞣酸、有机酸、果胶和纤维既能止泻，又能润肠通便。此外，苹果具有预防癌症的特殊作用。

⊙秋季饮食养生宜重于养阴

经过夏天的烘烤，人体预存的能量消耗得差不多了，加上秋季天气干燥阴冷，人体内的水分相对减少，若摄水量太少，加上爱吃烧烤、麻辣烫等，均会有损体内的"阴分"。如果不注意体内"阴分"的调节和补充，便会引起心血管、肠胃消化系统的疾病。所以要多吃些既有清热作用又可滋阴润燥的食物，如野菊花、梨、甘蔗、蜂蜜、银耳等，这些食物能补养阴肺，可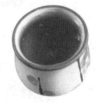防止机体在阴虚的基础上受燥邪的影响，使机体慢慢转向内敛、积蓄的阶段。

⊙秋季饮食养生宜补充核黄素

秋季寒冷干燥，有的人不仅整天感到脸部皮肤紧绷，甚至嘴唇也出现干裂等现象。其主要原因是缺少核黄素。核黄素也叫作维生素 B_2，缺乏核黄素会影响生物氧化，还会得舌炎、眼结膜炎、角膜炎及脂溢性皮炎等疾患。当气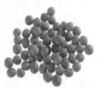温下降，空气较干燥时，容易诱发或加重核黄素的缺乏症状。食物中以动物肝、肾、心等含核黄素量较高，其次是奶及其制品、禽蛋类、豆类及其制品，谷类，一般蔬菜也含有少量的核黄素。如黄豆中含有丰富的维生素 B_2，黄豆生芽后其含量又可增加2 4倍。食用豆芽时，核黄素每人每天的摄入量应不低于 0.5 毫克。

⊙秋季饮食宜讲究凉润

秋季进补宜平补，这是根据秋季气候凉爽、阴阳相对平衡而提出的一种进补法则。所谓平补，就是选用寒温之性不明显的平性滋补品。另外，秋季阴阳虽相对平衡，但燥是秋季的主气，肺易被燥所伤，进补时还应当注意润补，即养阴、生津、润肺，采取平补与润补相结合的方法，以达到养阴润肺的目的。补肺润燥，要多食用芝麻、蜂蜜、水果等柔软、含水分较多的甘润食物。食物或药物补养肺阴，防止因机体在肺阴虚的基础上，再受燥邪影响产生疾病。例如，晨饮淡盐水，晚饮蜂蜜水，既是补水分、防便秘的好方法，又是秋季养生抗衰的重要方法。此外，在蔬菜中应多食萝卜、胡萝卜、豆腐，果类中可以吃甘蔗、柿子、香蕉、橄榄、菠萝等。在秋季，要平衡摄取膳食，增加副食种类。还要适当多吃些有助于改善脏器功能、增强身体抵抗力的食物。

⊙秋季补脾健肾宜多食板栗

板栗，俗称栗子，是中国特产，素有"干果之王"的美誉。栗子的营养丰富，不像核桃、榛子、杏仁等坚果富含油脂，它含淀粉很高，果实中含糖和淀粉高达70.1%，蛋白质为 7%。此外，还含有脂肪、钙、磷、

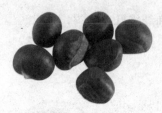

铁和多种维生素，特别是B族维生素、维生素C和胡萝卜素的含量比一般干果都高。其中维生素 B_1、维生素 B_2 含量尤其丰富，维生素 B_2 的含量至少是大米的4倍，每100克还含有24毫克维生素C，这都是粮食所不能比拟的。栗子的药用价值亦很高，能养胃健脾、壮腰补肾、活血止血。此外，栗子味甘性温、无毒，能补脾健肾，适用于脾胃虚寒引起的慢性腹泻，肾虚所致的腰酸膝软、腰肢不遂、小便频繁以及金疮、折伤肿痛等症。栗子富含较多的膳食纤维，只要加工烹调中没有加入白糖，糖尿病患者也可适量品尝。因而，在秋季，肾虚者不妨多吃板栗。栗子的营养保健价值虽然很高，但也需要食用得法。栗子不能一次吃太多，容易胀肚，每天只需吃6 7粒，坚持下去就能达到很好的滋补效果。选购栗子的时候不要一味追求果肉的色泽洁白或金黄，金黄色的果肉有可能是经过化学处理的栗子。

秋季养生饮食之忌

⊙秋季养生忌乱进补

度过了暑热难挨的盛夏，进入秋季后如何正确地养生呢？关键在于秋季不能乱进补。一忌无病进补。无病进补，既增加开支，又损害健康。如过量服用鱼肝油可引起中毒，长期服用葡萄糖会引起发胖。二忌慕名进补。认为价格越高的药物越能补益身体，如果滥服会导致过度兴奋、烦躁激动、血压升高及鼻孔流血。三忌虚实不分。中医的治疗原则是虚者补之，不是虚证病人就不宜用补药。对症服药才能补益身体，否则效果适得其反。四忌多多益善。任何补药服用过量都有害。

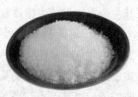

⊙秋季防寄生虫忌生食鲜藕

秋季正是食藕的好时节，有句俗话"秋季好食藕"就可说明。生藕鲜嫩脆甜，性寒味甘，能凉血、止血、散瘀。但要注意，秋季是疾病的高发季节，尤其是寄生虫，而秋藕就是水生寄生虫的佳所，如姜片虫。若食用生藕，姜片虫可寄生在人体小肠中，其卵遇水就会发育成毛蚴，慢慢发展成囊蚴，囊蚴从小肠吸收营养后，发育至成虫，成虫附在肠黏膜上，会造成肠损伤和溃疡，使人发生腹痛、腹泻、消化不良，若小孩食入的话症状更严重，不仅会出现面部水肿，还会影响小孩的身体发育和智力发育，所以，秋季应忌生食鲜藕。

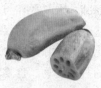

⊙秋季防感染忌生食花生

秋季是收获花生的季节，有些人爱生吃花生，不过，生吃花生会带来健康隐患。因为花生在生长的过程中可能被鼠类等污染过，吃污染过的花生易患流行性出血热，花

生的表皮也容易被寄生虫卵污染，生吃易感染寄生虫病。而且，花生的脂肪含量较高，

生吃过多，还会导致消化不良或腹泻等病症。

⊙秋季防止中毒忌生食银杏

银杏味香可口，每年入秋银杏果熟，常炒熟上市，食之中毒者常有发生。经药理实验表明，银杏外种皮含有毒成分白果酸、氰化白果酸、氰化白果亚酸、白果醇等成分，能损害人

的中枢神经系统。生食和多食银杏会引起中毒。其潜伏期最长者达14小时，最短者仅1小时。初为呕吐、腹痛泄泻、头昏头痛、继而发热，危重者可见神志昏迷、口吐白沫、呼吸困难、齿紧唇紫，可因呼吸麻痹而死亡。因此，不要生食银杏，入药、炒食时，也要防止中毒。

⊙秋季补品忌与鞣酸类水果同食

补品里一般富含蛋白质和钙等矿物质，特别是鱼、虾、海参、羊肉等荤食中钙和蛋白质的分量较多，但是这些补品是不能与鞣酸类水果同时进食的。鞣酸类水果主要包括柿子、葡萄、山楂、青果等，如果与补品同食，不仅会降低补品中蛋白

质和钙等矿物质的吸收率，甚至还可能与蛋白质等结合成一种不易被人体消化的名叫鞣酸蛋白质的物质，然后和钙一起刺激肠胃，导致人体消化不良，甚至发生过敏反应。

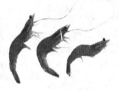

⊙秋季预防柿石忌贪食柿子

柿子营养丰富，其主要成分有糖、蛋白质、脂肪、淀粉、果胶和多种维生素及微量元素，有补虚、健胃、润肺、清热、止渴、解酒毒之功效，更是美容佳品。柿子是秋季的时令水果，营养价值和药用价值都不可小视。但柿子不可贪食，因为柿子中含单宁

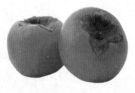

物质，而单宁有强烈的收敛作用，遇酸后可凝集成块，与蛋白质结合产生沉淀，特别是空腹食鲜柿子，当胃液游离酸浓度较高时，就会凝结成块，并随着胃蠕动的机械作用，聚集成"柿石"。若"柿石"与食物残渣相积聚，就会越积越大，越滚越硬，使人产生胃痛、恶心、呕吐、厌食的症状，严重者会引起消化道出血、胃穿孔、肠梗阻等。所以，柿子一天最多只能吃2个。

⊙秋季预防中毒忌食蜂蜜

经常有媒体报道，秋季食用采制的生蜂蜜（养蜂人在蜂房旁现采现卖的"生蜜"）容易发生蜂蜜中毒。这是为什么呢？蜂蜜中毒的原因与植物花蜜中所含的毒成分有关。入秋以后，绝大部分无毒植物花期已过，有毒植物正是开花季节。此时蜜蜂若

采集有毒植物的花粉酿成蜜，多会混进有毒物质——生物碱。人们吃了这种含有毒素又未进行加工处理的生蜜，一般会出现以下几种症状：过敏、气喘、皮肤出现斑疹或头晕、头痛、恶心、呕吐、腹泻、腹痛，也可能造成人的精神烦躁、易怒，还会影响睡眠。

第四章·冬季篇

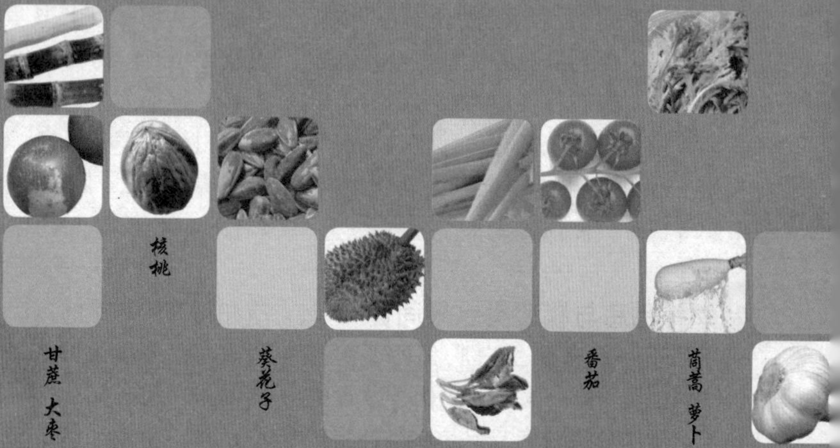

核桃

甘蔗 大枣

葵花子

榴莲

芹菜 芥菜

番茄

茼蒿 萝卜

蒜

寒冷的冬季，植物的新陈代谢被控制到最低限，养分都储存在根部及茎部，而且人体的新陈代谢也降低，阳气与养分积蓄体内，因此在中国，冬季被认为是养生的最佳季节。暖身，促进血行，储备元气是冬季食物养生的基础。

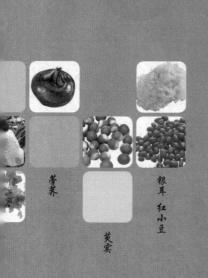

荤养

芡实

银耳 红小豆

冬季对胃的保护尤为重要，女性更是如此。因为冬天气温低，空气阴冷，易使人体气血运行不畅，减缓新陈代谢，而女性体质偏冷，再加上外部寒冷环境的刺激，致使胃酸分泌旺盛，胃肠引发痉挛性收缩，如果腹部再受凉，很容易引发胃病。所以，冬季饮食中，多

以暖身、益胃为主。

冬季气温多变，是感冒的多发时节，在注意增加衣物保暖的同时，也宜多进食一些增强抵抗力、抗病毒的食物，以此降低细菌病毒的入侵，保持身体的健康。

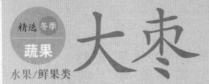

精选 冬季
蔬果
水果/鲜果类

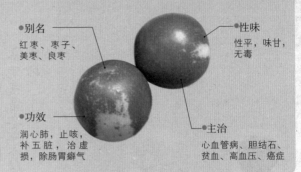

●别名
红枣、枣子、美枣、良枣

●性味
性平，味甘，无毒

✿ 大枣自古以来就被列为"五果"（桃、李、梅、杏、枣）之一，有着悠久的历史。大枣最突出的特点是维生素含量高，因而被人们誉为"天然维生素丸"。

●功效
润心肺，止咳，补五脏，治虚损，除肠胃癖气

●主治
心血管病、胆结石、贫血、高血压、癌症

疗效特征

补血养胃 大枣中富含钙和铁，它们对防治中老年人骨质疏松以及青少年和女性贫血都有很重要作用，其效果是药物所不能比的。大枣不仅能补血，而且与蜂蜜搭配泡红茶还是很好的养胃饮品。

保肝护肝 枣中丰富的糖类和维生素C以及环磷酸腺苷等，能减轻化学药物对肝脏的损害，并有促进蛋白合成，增加血清总蛋白含量的功效，具有护肝作用，并可辅助治疗慢性肝炎和早期肝硬化。

镇静抗疲劳 枣中含的达玛烷型皂苷，有抗疲劳、增加人的耐力及减轻毒性物质对肝脏损害的功能。所含的黄酮类化合物有镇静、降血压作用。

补脾和胃 枣，性味甘温，能补脾和胃，可以缓解毒药烈性，减少毒药对胃肠道的刺激。大枣所含的维生素C可使体内多余的胆固醇转变为胆汁酸，从而减小胆结石形成的概率，故经常食用鲜枣可预防胆结石。

选购小窍门

好的红枣皮色紫红而有光泽，颗粒大而均匀，果实短壮圆整，皱纹少，痕迹浅。如果红枣蒂端有穿孔或有咖啡色或深褐色粉末，说明已被虫蛀。

● ● ● ●

营养档案

100克大枣中含有

人体必需营养素	蛋白质	1.1克
	碳水化合物	30.5克
	脂肪	0.3克
	膳食纤维	1.9克
维生素	A	40微克
	B₁	0.06毫克
	B₂	0.09毫克
	B₆	0.14毫克
	C	243毫克
	E	0.78毫克
	生物素	16微克
	P	320微克
	胡萝卜素	240微克
	叶酸	140微克
	泛酸	1.6毫克
	尼克酸	0.9毫克
矿物质	钙	22毫克
	铁	1.2毫克
	磷	23毫克
	钾	375毫克
	钠	1.2毫克
	镁	25毫克
	锌	1.52毫克
	硒	0.8微克
	铜	0.06毫克

春季水果
春季菜谷
夏季水果
夏季菜谷
秋季水果
秋季菜谷
冬季水果
冬季菜谷

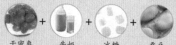

蜜枣黄豆牛奶

干蜜枣　＋　牛奶　＋　冰糖　＋　蚕豆　→　**富含B族维生素与铁元素＋预防贫血**

材料

【材料】干蜜枣3颗、鲜奶240毫升、黄豆粉2大匙、冰糖2大匙、蚕豆50克。

做法

① 将干蜜枣用温开水泡软，蚕豆用开水煮过剥掉外皮，切成小丁；

② 将所有材料倒入果汁机内搅打2分钟即可。

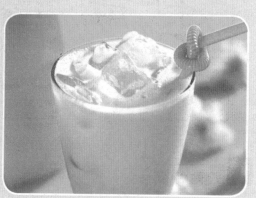

中医课堂

主治	材料	用法
痱子	鲜枣树叶 1公斤	▶ 洗净后水煎，外洗患处，连洗5天。
失眠症	红枣 40克 ＋ 葱白头5根	▶ 将二者加两碗水煎汤，连渣食用。
肝肾亏损型肝炎	红枣 10颗 ＋ 五味子9克	▶ 加适量冰糖同炖，去渣饮汁。
贫血，补血	黑枣 20克 ＋  桂圆肉10克	▶ 加适量水和红糖煎服。

饮食宜忌

宜

✓ 适合心血管疾病、癌症患者；
✓ 中老年人、青少年、女性及营养不良的人宜食。

忌

✗ 急性肝炎、牙齿疼痛患者忌食；
✗ 小儿疳积者应忌食；
✗ 糖尿病患者、脾胃虚寒者应少食；
✗ 大枣忌与葱、海鲜同食。

古代名医论

李时珍说：枣树的木心是红色的，枝上有刺。枣树四月生小叶，尖亮光泽，五月开小花，色白微青。枣树各处都有栽种，只有青、晋所产的枣肥大甘美，入药为好。

孟诜："主补津液，洗心腹邪气，和百药毒，通九窍，补不足气，煮食补肠胃，肥中益气第一，小儿患秋痢，与虫枣食，良。"

李杲："温以补脾经不足，甘以缓阴血，和阴阳，调营卫，生津液。"

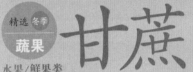

甘蔗

精选 冬季
蔬果
水果/鲜果类

- **别名**
  薯蔗、糖蔗、黄皮果蔗

- **性味**
  性寒，味甘

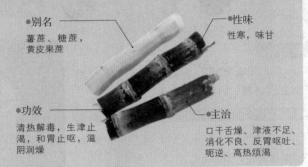

☀ 甘蔗原产于印度，现在巴西、印度和中国是世界上最大的甘蔗生产国。甘蔗富含糖分，食后容易被人体吸收，补充能量，增加营养，是清补而不寒凉的食品。

- **功效**
  清热解毒，生津止渴，和胃止呕，滋阴润燥

- **主治**
  口干舌燥、津液不足、消化不良、反胃呕吐、呃逆、高热烦渴

➕ 疗效特征

○消渴清热 甘蔗鲜食为甘寒之品，取浆汁饮效果比较好，鲜汁清凉消炎，能消渴除烦，泻火热，尤其对风热病患者来说，饮甘蔗汁最好。煎炼成糖，反而甘温，多食助热。煮过的汁则变成滋补，性质相反。

○祛痰止喘 甘蔗茎中的汁液有减轻气喘病的作用，并有祛痰功效，对反胃呕吐、心烦口渴、肺燥引发的咳嗽气喘也有一定的效果。

○和胃润肺 自古以来，众多医学家都将甘蔗列入"补益药"，他们认为，甘蔗入肺、胃二经，具有下气、润燥、清热、生津、补肺益胃的调节功效，对因热病引起的伤津有很好的治疗作用。

○解毒通便 甘蔗还可以通便解结，饮其汁还可缓解酒精中毒。不仅如此，甘蔗皮对皮肤瘙痒湿烂、小儿口疳、秃疮、坐板疮等疾病也有很好的治疗效果。

🥢 选购小窍门

良质甘蔗剥开后可见果肉洁白，质地紧密，纤维细小，富含蔗汁。劣质甘蔗纤维粗硬，汁液少，有的木质化严重或结构疏松。霉变甘蔗纵剖后，剖面呈灰黑色。

🥣 营养档案

100克甘蔗中含有

人体必需营养素	蛋白质	0.4克
	碳水化合物	15.4克
	脂肪	0.1克
	膳食纤维	0.6克
维生素	C	2毫克
	A	2毫克
	E	0毫克
	胡萝卜素	10毫克
	尼克酸	0.2毫克
	B_2	0.02毫克
	B_1	0.01微克
矿物质	铁	0.4毫克
	镁	4毫克
	钙	14毫克
	锰	0.8毫克
	锌	1毫克
	铜	0.14毫克
	钾	95毫克
	磷	14毫克
	钠	3毫克
	硒	0.13微克

春季水果 春季菜谷 夏季水果 夏季菜谷 秋季水果 秋季菜谷 冬季水果 冬季菜谷

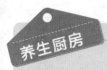

养生厨房

甘蔗番茄汁

甘蔗　番茄

消暑解渴+通便利尿

材料

【材料】甘蔗200克、番茄100克。

做法

① 甘蔗去皮，放入榨汁机中榨汁；
② 番茄洗净，切块，放入榨汁机榨汁；
③ 将甘蔗汁与番茄汁倒入搅拌机搅匀即可。

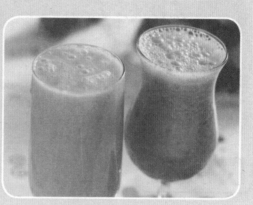

中医课堂

主治	材料	用法
肺燥咳嗽	甘蔗汁 50毫升 + 梨汁50毫升	两味汁混合均匀服用，每日2次。
呕吐	甘蔗 500克 + 生姜10克	二者榨汁后，混合均匀，炖热温服。
皮肤瘙痒湿烂	紫甘蔗皮 适量 +  麻油适量	焙干研成细末，调麻油后涂患处。
膀胱湿热，小便赤痛	甘蔗 500克 + 白茅根 30克 +  车前草 30克	三者加水10碗，煎至3碗时即可，当茶喝。

饮食宜忌

宜

✓ 一般人群均可食用。

忌

✗ 脾胃虚寒、胃肠虚引起寒痛者，少食用。
✗ 腹中寒滑泻及糖尿病患者，勿食甘蔗汁。
✗ 蔗糖忌食用过多，以免引起蛀牙。
✗ 瓤红色的甘蔗忌食，以免中毒。

古代名医论

　　李时珍说：蔗皆畦种，丛生，最困地力，茎似竹而内实，大者围数寸，长六七尺，根下节密，以渐而疏。抽叶如芦叶而大，长三四尺，扶疏四垂，八九月收茎，可留过春，充果食。

　　按王灼《糖霜谱》云，蔗有四色，曰杜蔗，即竹蔗也，绿嫩薄皮，味极醇厚，专用作霜。曰西蔗，作霜色浅。曰芀蔗，亦名蜡蔗，即荻蔗也，亦可作沙糖。曰红蔗，亦名紫蔗，即昆仑蔗也，止可生啖，不堪作糖。凡蔗榨浆饮固佳，又不若咀嚼之味隽永也。

榴莲

精选 冬季
蔬果

水果/鲜果类

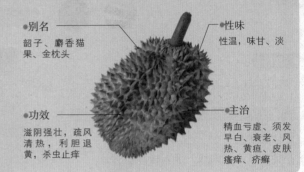

❀ 榴莲原产马来西亚，为果中之王，营养高，性热而滞，气味浓，不易消化，未必每个人都适合吃。它与山竹有互补的作用，被称为"夫妻果"。

别名
韶子、麝香猫果、金枕头

功效
滋阴强壮，疏风清热，利胆退黄，杀虫止痒

性味
性温，味甘、淡

主治
精血亏虚、须发早白、衰老、风热、黄疸、皮肤瘙痒、疥癣

疗效特征

有益皮肤 榴莲煮过之后的水对皮肤敏感性的疮痒有很好的治疗效果，而且榴莲壳不仅可以用来治皮肤病，还可以与其他化学物合成肥皂。

补养身体 榴莲虽然气味难闻，但其营养功效不可小觑。在泰国，因榴莲的营养价值非常高，是病人、产后妇女补养身体的食疗佳品。

活血散寒 榴莲性热，具有活血散寒的作用，可以缓解痛经，特别适合经常痛经的女性食用。它还能有效改善腹部寒凉的症状，促使体温上升，寒性体质者食用对身体有益。

"夫妻果" 榴莲虽然功效很多，却不适宜一次吃太多，否则容易因肠胃无法完全吸收而引起"上火"。食用榴莲时，可搭配山竹，因为山竹性寒，有清凉解热、不腻不滞的作用。两种水果功效互补，所以被称为"夫妻果"。

选购小窍门

选购榴莲时，首先看颜色，黄色是熟的，青色是生的。其次是手触，用手指按住榴莲的刺往内挤一下，如果两棵刺能相靠拢，则榴莲就是熟的。最后还可以闻一下气味，熟的榴莲闻起来很香，而有酒味的则表示熟过头了，不好吃。

营养档案

100克榴莲中含有

分类	营养成分	含量
人体必需营养素	蛋白质	2.6克
	碳水化合物	28.3克
	脂肪	3.3克
	膳食纤维	1.7克
维生素	B₁	0.2毫克
	B₂	0.13毫克
	B₆	0.14毫克
	A	3微克
	C	2.8毫克
	E	2.28毫克
	叶酸	116.9微克
	胡萝卜素	20微克
	尼克酸	1.19毫克
矿物质	钙	4毫克
	磷	38毫克
	钾	261毫克
	钠	2.9毫克
	碘	5.6微克
	镁	27毫克
	铁	0.3毫克
	锌	0.16毫克
	硒	3.26微克
	铜	0.12毫克
	锰	0.22毫克

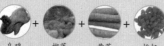

养生厨房

榴莲乌鸡汤 🍴

性质温和+滋阴益气

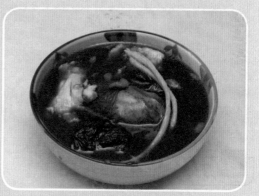

○ **材料**

乌鸡 ➕ 榴莲 ➕ 黄芪 ➕ 枸杞

【材料】乌鸡、榴莲壳及芯适量。

【调料】黄芪、桂圆肉、枸杞、姜片、料酒少许、盐适量。

○ **做法**

① 切下榴莲壳中间的白芯；乌鸡清洗干净，切成小块。

② 将鸡肉放入开水中，用料酒焯一下，去掉鸡肉的血泡沫和腥味。

③ 将材料和调料一起放进砂锅中，加水，用小火煨3~4个小时。

④ 捞出榴莲芯，即可食用。

中医课堂

‹ 主治 ›	‹ 材料 ›		‹ 用法 ›
产后补虚	榴莲果肉 适量 ●		▶ 酌量食用。
降火解滞	榴莲壳 适量 ●		▶ 淡盐水煎汤服用。
胃寒	榴莲皮肉 适量 ➕	鸡肉500克	▶ 二者煮汤服用。
腹部寒凉	榴莲壳 适量 ➕	骨头适量	▶ 将二者一起煮汤服用。

饮食宜忌

宜
- ✓ 体质虚寒者吃可壮阳助火；
- ✓ 产后虚寒者可做补品。

忌
- ✗ 肾脏病、心脏疾病患者，不可多食；
- ✗ 皮肤病患者不宜吃；
- ✗ 癌症或疾病初愈患者勿食用，以免病情恶化；
- ✗ 吃榴莲9个小时内忌饮酒。

榴莲面面观

【出产地】原产于马来西亚，我国主要种植区在广东、海南。

【所属科系】属木棉科热带落叶乔木植物。

【成熟周期】根据品种的不同，一般在4~8年后结果。

【种植时间】全年时间均可定植。

【食用部分】果肉。

【药用部分】果肉：治虚寒症、产后虚寒、心腹冷痛、暴痢。果壳：外用皮肤病、皮肤瘙痒、疥癣。根、叶：治感冒、细菌性痢疾，可解热。

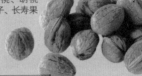

精选 冬季
蔬果
水果/干果类

核桃

❀ 核桃与杏仁、榛子、腰果并称为"世界四大坚果"。核桃营养丰富，其主要成分为良质易吸收的脂肪与蛋白质。

● 别名
山核桃、胡桃仁、羌桃、黑桃、胡桃肉、万岁子、长寿果

● 性味
性温，味甘

● 主治
动脉硬化、贫血、便秘、肾虚、小便频繁、肺气虚弱

● 功效
固精强腰，温肺定喘，润肠通便

疗效特征

（延迟衰老）核桃的主要成分为良质易吸收的脂肪与蛋白质，而且有将近七成的蛋白质都是亚油酸或亚麻酸等良质不饱和脂肪酸，能够去除附着于血管上的胆固醇，可减缓衰老、美颜。

（防癌）核桃中含丰富的单不饱和脂肪酸与多不饱和脂肪酸，其中多不饱和脂肪酸中的 $\omega-3$ 脂肪酸能抗癌。

（防辐射）由于核桃含有多酚和脂多糖成分，所以核桃还有防辐射的功能，因此核桃常被用来制作宇航员的食品。经常使用电脑者更视其为保健护肤的佳品。

（美肤）核桃可消除面部皱纹，防止肌肤衰老，有护肤护发和防治手足皲裂等功效，是可以"吃"的美容护肤品。

选购小窍门

　　核桃属于脂肪含量多且容易氧化的食品，因此不要购买不新鲜的核桃。挑选核桃时，要选择带壳核桃，食用时再去壳，而且最好选择没有虫蛀且具重量感的核桃。

营养档案

100克核桃中含有		
人体必需营养素	蛋白质	14.9克
	碳水化合物	19.1克
	脂肪	58.8克
	膳食纤维	9.5克
维生素	A	5微克
	B₁	0.15毫克
	B₂	0.14毫克
	B₆	0.49毫克
	C	1毫克
	E	43.21毫克
	K	7微克
	胡萝卜素	30微克
	叶酸	91微克
	泛酸	0.67毫克
	尼克酸	0.9毫克
矿物质	钙	56毫克
	铁	2.7毫克
	磷	294毫克
	钾	385毫克
	钠	6.4毫克
	镁	131毫克
	锌	2.17毫克
	硒	4.62微克
	铜	1.17毫克

春季水果　春季菜谷　夏季水果　夏季菜谷　秋季水果　秋季菜谷　冬季水果　冬季菜谷

养生厨房

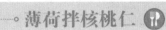 薄荷拌核桃仁

薄荷 + 核桃 + 红辣椒 ▶ **清热泻火+补肾养血**

 ● **材料**

【材料】薄荷300克、核桃400克、红辣椒1个、白糖适量。

● **做法**

① 水锅置火上烧沸，熄火，放入核桃仁浸泡10分钟，用牙签剔去皮膜；
② 薄荷择洗干净，沥干装盘，撒入白糖；
③ 辣椒去籽、蒂，洗净后切丝，用糖腌至入味，与核桃仁一起放在薄荷上即可。

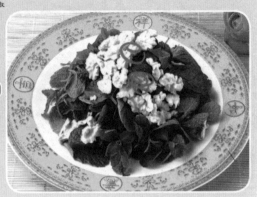

🌿 中医课堂

〈 主治 〉	〈 材料 〉	〈 用法 〉
慢性支气管炎	核桃仁 适量	▶ 每次3个，早晚各1次。
石淋，尿路结石	核桃仁120克 + 粳米100克	▶ 加水适量，煮成稀粥。
神经衰弱	核桃仁30克 + 芝麻30克 + 桑叶30克	▶ 捣成泥状，做成丸，每服10克。
胆结石	核桃仁500克 + 冰糖500克 + 麻油500克	▶ 同蒸熟，在7～10天内食完。

✖ 饮食宜忌

 宜
- ✓ 一般人群均可食用；
- ✓ 肾虚、肺虚、神经衰弱、气血不足、癌症患者宜食；
- ✓ 适宜脑力劳动者与青少年食用。

 忌
- ✗ 腹泻、阴虚火旺、痰热咳嗽、便溏腹泻、内热盛及痰湿重者均不宜食用；
- ✗ 核桃不能与野鸡肉同食；
- ✗ 核桃与酒同食易引起咯血。

🌰 核桃面面观

【出产地】原产于欧洲与中亚地区，我国主要种植区在新疆及华北地区。
【所属科系】属胡桃科。
【成熟周期】种植1～2年后成活率较高，每年果实成熟采收期在8～9月。
【种植时间】每年3月中下旬播种。
【食用部分】核桃仁。
【药用部分】核桃仁：治头晕、失眠、心悸、健忘、食欲不振、小便不利、高血压、冠心病、肺气肿、胃痛等。核桃叶：用于象皮肿、白带过多、癣疮等。

葵花子

精选 冬季
蔬果

水果/干果类

✿ 作为向日葵的果实，葵花子是一种重要的榨油原料，同时也是高档健康的油脂原材料，它不仅是制作糕点的原料，更是深受人们喜爱的零食之一。

●别名
向日葵子、天葵子、葵瓜子、西番菊、迎阳花

●性味
性平，味甘

●功效
补虚损，降血脂，抗癌

●主治
心脑血管疾病、结肠癌、贫血、高血压、冠心病、动脉粥样硬化

疗效特征

○补充营养 葵花子营养丰富，它含有丰富的植物油脂、胡萝卜素、麻油酸等，并含有蛋白质、糖类、多种维生素及锌、铁、钾、镁等微量元素。葵花子中脂肪含量可达50%左右，其中主要为不饱和脂肪酸，而且不含胆固醇。

○降胆固醇 葵花子富含亚油酸，不仅有助于降低人体血液中胆固醇含量，还有益于保护心血管健康。

○安定情绪 葵花子中维生素E含量特别丰富，可安定情绪，对防止细胞衰老、预防成人疾病都有好处。

○补血安神 葵花子还具有防止贫血、治疗失眠、增强记忆力的作用，对癌症、动脉粥样硬化、高血压、冠心病、神经衰弱都有一定的预防功效。

选购小窍门

选购葵花子时，应挑选黑壳，中心鼓起，仁肉饱满肥厚，色泽白的。而且用牙齿咬，壳易分开、声音实而响，表明比较干燥。

营养档案

100克葵花子中含有

人体必需营养素	蛋白质	19.1克
	碳水化合物	16.7克
	脂肪	53.4克
	膳食纤维	4.5克
维生素	A	5微克
	B_1	1.89毫克
	B_2	0.16毫克
	B_6	1.18毫克
	E	79.09毫克
	胡萝卜素	0.03毫克
	叶酸	280微克
	泛酸	1.66毫克
	尼克酸	4.5毫克
矿物质	钙	115毫克
	铁	2.9毫克
	磷	604毫克
	钾	547毫克
	钠	5.0毫克
	镁	287毫克
	锌	0.5毫克
	硒	5.78微克
	铜	0.56毫克

春季水果 春季菜谷 夏季水果 夏季菜谷 秋季水果 秋季菜谷 冬季水果 冬季菜谷

养生厨房

○ 葵花子粥

降血压+降血脂

糯米 + 葵花子

● 材料

[材料] 糯米100克、葵花子（生）100克。
[调料] 盐2克。

● 做法

① 糯米洗净，用冷水浸泡半小时后，捞出，沥干水分；
② 将生葵花子去壳；
③ 往锅中放入冷水、葵花子仁、糯米，先用旺火煮沸，再改用文火煮15分钟，加入盐调味，即可食用。

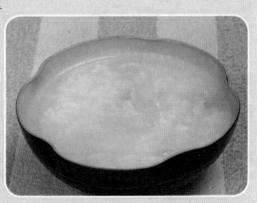

中医课堂

＜主治＞	＜材料＞	＜用法＞
蛲虫病	葵花子 250克	▶ 去壳，临睡前空腹嚼服。
高血压，头晕	葵花子 30克 + 粳米 50克	▶ 加水煮粥食用。
眩晕失眠	葵花子仁 100克 + 黑芝麻 100克 + 桑叶 60克	▶ 三者分别研末后拌匀炼蜜为丸，早晚各服10克。

饮食宜忌

宜
- ✓ 一般人群均可食用；
- ✓ 适宜高脂血、动脉硬化、高血压患者食用；
- ✓ 神经衰弱、癌症及蛲虫病患者宜食。

忌
- ✗ 炒后的葵花子，多食易导致口干、口疮、牙痛等症状。

瓜子小链接

"黑白瓜子"

所谓黑白瓜子，指的是黑瓜子和白瓜子这两种不同的种类。

黑瓜子就是我们所说的葵花子，是向日葵的果实，又被称为葵花子或葵子，通常在秋季时将花托摘下，然后收集成熟的瘦果，晒干，食用时可去壳取仁生嚼，也可以炒熟后食用。

白瓜子是葫芦科蔬菜倭瓜和西葫芦的籽，通常将瓜子洗净晒干，在炒熟后就可以直接食用。它所蕴含的维生素、脂肪和蛋白质都很丰富，中医上认为它对消除肠道寄生虫有很好的效果。

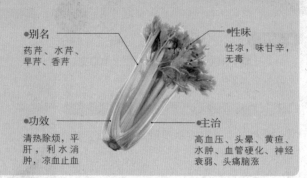

精选 冬季
蔬果

芹菜

蔬菜/茎叶类

❀ 芹菜属于伞形科植物，在我国种植的多是"本芹"，通常叶柄较细长，品种有白芹、青芹之分，是深受人们喜爱的蔬菜之一。

●别名
药芹、水芹、旱芹、香芹

●性味
性凉，味甘辛，无毒

●功效
清热除烦，平肝，利水消肿，凉血止血

●主治
高血压、头晕、黄疸、水肿、血管硬化、神经衰弱、头痛脑涨

营养档案

100克芹菜中含有

人体必需营养素	蛋白质	1.2克
	碳水化合物	4.5克
	脂肪	0.2克
	膳食纤维	1.2克
维生素	A	57微克
	B₁	0.02毫克
	B₂	0.06毫克
	B₆	0.08毫克
	C	8毫克
	E	1.32毫克
	K	10微克
	胡萝卜素	340微克
	泛酸	0.26毫克
	叶酸	29微克
	尼克酸	0.3毫克
矿物质	钙	80毫克
	铁	1.2毫克
	磷	38毫克
	钾	206毫克
	钠	159毫克
	镁	18毫克
	锌	0.24毫克
	硒	0.57微克
	铜	0.09毫克

疗效特征

○治疗高血压 芹菜是辅助治疗高血压及其并发症的首选食物，而且对于血管硬化和神经衰弱患者也有辅助治疗的作用，并且食用芹菜叶效果更佳。

○补血 芹菜中铁含量较高，能补充妇女经血的损失，非常适宜缺铁性贫血患者食用。

○利尿 芹菜还含有利尿的有效成分，能利尿消肿。

○降糖安神 芹菜浑身都是宝，叶、茎含有挥发性物质，别具芳香，可以增强人的食欲；芹菜汁具有降血糖的功效；芹菜子中有一种碱性成分，对人有安神的作用。

○清热解毒 气候干燥时，人们容易感到口干舌燥、气喘心烦，经常吃芹菜有助于清热解毒、消除烦躁。尤其肝火过盛，皮肤粗糙及经常失眠、头疼的人可适当多吃些。

○防癌 芹菜是高纤维食物，具有抗癌防癌的功效，经常食用还可以预防结肠癌。

选购小窍门

选购芹菜时，以梗长20～30厘米为宜，菜叶翠绿稀少、不枯黄，菜梗粗壮的为佳。

饮食宜忌

宜
- ✓ 适合高血压、动脉硬化、高血糖、缺铁性贫血患者;
- ✓ 经期妇女宜食。

忌
- ✗ 芹菜性凉质滑,脾胃虚寒、大便溏薄者不宜多食;
- ✗ 血压偏低者也要慎食;
- ✗ 芹菜与鸡肉、兔肉、黄瓜、南瓜、黄豆等相克,不宜同时食用。

古代名医论

李时珍说:芹有水芹、旱芹两种。水芹生长在江湖、池塘、沼泽边上;旱芹则生长在陆地上,有红、白两种。水芹二月生苗,叶子对节而生,像川芎。它的茎上有节棱,中间是空的,气味芬芳。五月开细白花,像蛇床花。芹菜对人身体的益处不小。

中医课堂

主治	材料	用法
高血压	鲜芹菜250克	▶ 切细丝后绞取汁液,每次服1茶杯。
血清胆固醇过高	鲜芹菜60克 + 红枣30克	▶ 加水煎汤,每日分2次服用。
呕血	芹菜100克 + 黄连6克	▶ 将二者加水煎服,每日2次。
眩晕	芹菜100克 + 龙胆草12克	▶ 二者加水煎服,早晚各服1次。

养生厨房

芹菜爆香菇

芹菜 + 香菇

降压 + 利尿 + 适宜高血压患者

● 材料

【材料】芹菜400克、香菇50克。
【调料】醋、干淀粉、酱油、味精、盐适量。

● 做法

① 芹菜洗净切断,用盐拌匀约10分钟,再用清水清洗,沥干待用;香菇切片;醋、味精、淀粉加水约50毫升兑成汁待用。

② 油锅烧热后下入芹菜,煸炒3分钟后,投入香菇片炒匀,再加入酱油炒约1分钟后,淋入芡汁速炒起锅即可。

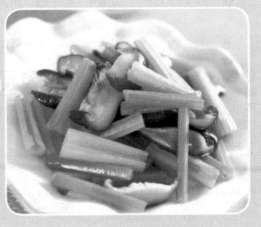

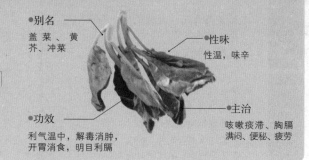

芥菜

精选 冬季
蔬果
蔬菜/茎叶类

❀芥菜有好几种。青芥，又叫刺芥，像白菘，菜叶上有柔毛。大芥，也叫皱叶芥，叶子大而有皱纹，颜色深绿，味比青芥更辛辣。此二芥都适宜入药用。

●别名
盖菜、黄芥、冲菜

●功效
利气温中，解毒消肿，开胃消食，明目利膈

●性味
性温，味辛

●主治
咳嗽痰滞、胸膈满闷、便秘、疲劳

营养档案

100克芥菜中含有

人体必需营养素	蛋白质	1.8克
	碳水化合物	2.0克
	脂肪	0.4克
	膳食纤维	1.2克
维生素	A	283微克
	B_1	0.05毫克
	B_2	0.11毫克
	C	72毫克
	E	0.64毫克
	胡萝卜素	1700毫克
	尼克酸	0.7毫克
矿物质	钙	80毫克
	铁	1毫克
	磷	36毫克
	钾	224毫克
	钠	29毫克
	镁	18毫克
	锌	0.45毫克
	硒	0.53微克
	铜	0.1毫克
	锰	0.7毫克

疗效特征

◎增强人体免疫力 芥菜中含丰富的维生素。一棵芥菜中维生素C的含量是每日建议摄取量的1.5倍。而维生素E的含量也超过每日建议摄取量的10%。这两种维生素都有增强人体免疫力的作用。

◎解毒消肿 芥菜还有解毒消肿之功效，同时能抗感染和预防疾病的发生，促进伤口愈合，可用来辅助治疗感染性疾病。

◎止痛明目 芥菜富含维生素A、维生素B族和维生素D，在这些维生素的共同作用下，可止痛生肌，促进十二指肠溃疡的愈合。芥菜所含的胡萝卜素有明目的作用，可作为眼科患者的食疗佳品。

◎开胃消食 芥菜组织较粗硬，含有大量食用纤维素和水分，可增加肠胃消化功能，促进肠蠕动，防治便秘。另外，芥菜腌制后有特殊鲜味和香味，能促进胃、肠消化功能，增进食欲，可用来开胃，帮助消化。

选购小窍门

挑选时，应选择包得比较饱满，且叶片肥厚，看起来很结实的芥菜。

●●●●

春季水果 春季菜谷 夏季水果 夏季菜谷 秋季水果 秋季菜谷 冬季水果 冬季菜谷

饮食宜忌

宜
- ✓ 一般人群均可食用；
- ✓ 特别适合眼病患者。

忌
- ✗ 新鲜芥菜不能与鲫鱼、鳖肉同食；
- ✗ 腌制后的芥菜，高血压、血管硬化的病人应少食；
- ✗ 内热偏盛及内患有热性咳嗽患者少食；
- ✗ 疮疡、痔疮、便血者也不宜食用。

古代名医论

　　李时珍说：马芥，叶子像青芥叶。花芥，叶子边缘多呈锯齿状，像萝卜缨。紫芥，茎、叶都是紫色，像紫苏。石芥，茎秆低小。它们都在八九月下种。冬季吃的，俗称腊菜；春季吃的，俗称春菜；四月吃的，称作夏芥。芥菜中心长出的嫩薹，称为芥蓝，煮来吃，味道脆美。芥菜三月开花，花为黄色，呈四瓣。结的荚长一二寸。芥菜子大小像苏子，但颜色呈紫色，味辛辣。将芥子研成细末，用水泡过之后就是芥酱，用来调佐肉吃，辛香可口。

中医课堂

主治	材料	用法
漆疮瘤痒	芥菜 适量	▶ 煎水，涂洗患处。
痔疮肿痛	芥菜 适量	▶ 捣烂取汁，频敷患处。
感冒风寒，胃寒呕逆	芥菜 250克 + 生姜10克	▶ 芥菜切碎加红糖煎汤温服。
祛痰止咳	芥菜 250克 + 生姜10克	▶ 捣烂取汁，加饴糖开水冲服。

养生厨房

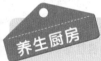

凉拌芥菜 🍴

 芥菜 + 红椒 ▶ **健胃开脾+增强食欲**

材料

【材料】芥菜一把、红辣椒1个。

【调料】盐、味精、芝麻酱、醋、香油各适量。

做法

① 芥菜洗净，切段，摆入盘中；

② 红辣椒切丝，摆入盘中；

③ 取一只碗，将盐、味精、芝麻酱、醋、香油放入其中，搅拌均匀，制成味汁；

④ 将调好的味汁均匀地淋在芥菜上即可。

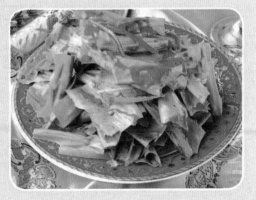

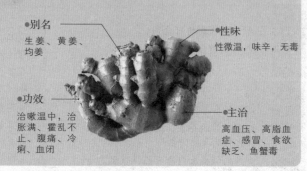

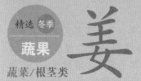

解毒除臭·温中止呕

精选 冬季 蔬果

姜

蔬菜/根茎类

❀ 姜的原产地位于东南亚，虽然姜所含的营养成分不多，但其独特的辛辣味及香味却有较高的药用价值。

●别名
生姜、黄姜、均姜

●功效
治嗽温中、治胀满、霍乱不止、腹痛、冷痢、血闭

●性味
性微温，味辛，无毒

●主治
高血压、高脂血症、感冒、食欲缺乏、鱼蟹毒

营养档案

100克姜中含有

人体必需营养素	蛋白质	1.3克
	碳水化合物	10.3克
	脂肪	0.6克
	膳食纤维	2.7克
维生素	A	28微克
	B_1	0.01毫克
	B_2	0.01毫克
	B_6	0.13毫克
	C	2毫克
	胡萝卜素	170微克
	叶酸	8微克
	泛酸	0.6毫克
	尼克酸	0.3毫克
矿物质	钙	27毫克
	铁	1.4毫克
	磷	25毫克
	钾	295毫克
	钠	14.9毫克
	镁	44毫克
	锌	0.34毫克
	硒	0.56微克
	铜	0.14毫克

疗效特征

解毒杀菌 姜具有解毒杀菌的作用，其所含的姜酮和姜油有着强烈的杀菌效果，所以日本人很久之前就把姜作为生鱼片的作料。生姜提取液具有显著抑制皮肤真菌的功效，能治疗各种痈肿疮毒。

抗衰老 人体在进行正常新陈代谢生理功能时，会生成促使身体产生癌变和衰老的氧自由基。姜在进入人体后能产生一种抗氧化本酶，可以很好地抵抗氧自由基，从而发挥抗衰老和抗癌的作用，因此老年人常吃生姜可有效消除"老年斑"。

促进消化 姜辣素刺激消化道黏膜，增进食欲；生姜能增强血液循环，刺激胃液分泌，兴奋肠管，促进消化，有助于促进新陈代谢。

发汗止吐 生姜的挥发油、姜辣素、氨基酸等，有促进食欲、兴奋呼吸中枢和心脏、升高血压、发汗、止吐等作用，其所具有的药用价值已越来越受到人们的重视。

选购小窍门

选购姜时，应挑选表皮看得清纹理，颜色淡黄的，而且肉质坚挺，不酥软，姜芽鲜嫩的。同时还可以闻一下味道，如果有淡淡的硫黄味，说明姜被硫黄熏烤过，千万不要买。

●●●●

春季水果 春季菜谷 夏季水果 夏季菜谷 秋季水果 秋季菜谷 冬季水果 冬季菜谷

养生厨房 •————————————————————•生姜花椒粥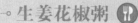

粳米　花椒　生姜

温中止泻+适宜肠胃病患者

材料

【材料】粳米100克、花椒10克、生姜2片、盐适量。

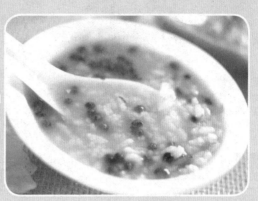

做法

① 将粳米洗净，加水800毫升，烧开；

② 将花椒和姜片一起放入，慢火煮成粥，下精盐调味即可。

注：分2次服用。

中医课堂

‹主治›	‹材料›		‹用法›
外伤出血	生姜 适量 ●		▶ 烧焦研末，伤口消毒后敷于患处。
烧烫伤	生姜 适量 ●		▶ 捣烂取汁，用药棉蘸姜汁擦患处。
哮喘	生姜 20克 +	鸡蛋1个	▶ 生姜切碎，同鸡蛋搅匀，炒熟。
伤风感冒	生姜 3片 +	葱白头1茎 + 红枣4枚	▶ 水煎服，盖被发汗。

饮食宜忌

 宜
- ✓ 伤风感冒者宜食；
- ✓ 寒性痛经者宜多食；
- ✓ 适宜晕车晕船者。

忌
- ✗ 生姜不可一次食用过多，每次大约食用10克即可；
- ✗ 食用过多，会刺激肾脏，产生口干、咽痛等不适；
- ✗ 有内热者应忌食生姜；
- ✗ 烂姜、冻姜会产生致癌物质，不可食用。

古代名医论

李时珍说：生姜宜种在微湿沙地中。四月取母姜栽种，五月就长出苗，像初生的嫩芦，只是叶稍宽像竹叶，对生，叶也辛香。秋季前后新芽迅速长出，像手指状。此时的嫩姜采食无筋，称为子姜。秋分后次之，下霜后姜就老了。姜性恶湿而畏日。

精选 冬季
蔬果
蔬菜/根茎类

萝卜

❀ 萝卜是一种具有消化功能的蔬菜，被称为"自然消化剂"，同时因其重要的药用价值还有"小人参"之称，它的盛产季节为秋季到冬季。

●别名
莱菔、芥根、萝欠、芦菔、萝白、紫菘、秦菘、紫花菜

●性味
性温，味辛、甘，无毒

●功效
消积滞，化痰清热，下气宽中，解毒

●主治
癌症、动脉硬化、胃溃疡、便秘、水肿、宿醉

营养档案

100克萝卜中含有

人体必需营养素		
	蛋白质	0.9克
	碳水化合物	5.0克
	脂肪	0.1克
	膳食纤维	1.0克
维生素	A	3毫克
	B$_1$	0.02毫克
	B$_2$	0.03毫克
	B$_6$	0.07毫克
	C	21毫克
	E	0.92毫克
	K	1微克
	胡萝卜素	20微克
	叶酸	53微克
	泛酸	0.18毫克
	尼克酸	0.3毫克
矿物质	钙	36毫克
	铁	0.5毫克
	磷	26毫克
	钾	173毫克
	钠	61.8毫克
	镁	16毫克
	锌	0.3毫克
	硒	0.61微克
	铜	0.04毫克

疗效特征

促进消化 萝卜是一种具有消化功能的蔬菜，因此又称为"自然消化剂"，根茎部位含有淀粉酶及各种消化酵素，能分解食物中的淀粉和脂肪，促进食物消化，解除胸闷，抑制胃酸过多，帮助肠胃蠕动，促进新陈代谢，而且还可以解毒。

抑制致癌物 萝卜可消除烤鱼的焦黑部分所含有的色氨酸等致癌物质，丰富的维生素C和食物纤维的木质素等成分能抑制癌细胞的产生，帮助肠胃蠕动。

保护肠胃 萝卜中含辛辣味成分的烯丙基芥子油，种子含脂肪油，油中有芥酸等甘油酯，微量挥发油等，都具有促进肠胃液分泌的作用，能让肠胃达到良好的状况。

排毒 萝卜中的粗纤维可促进肠蠕动，减少粪便在肠内停留时间，可及时把大肠中的有毒物质排出体外。

选购小窍门

　　萝卜的盛产季节为秋季到冬季。选购时要选择根茎白皙细致，表皮光滑，而且整体皆有弹力，带有绿叶的萝卜。此外，挑选时要在手里掂一下，分量较重，感觉沉甸甸的比较好，以防买到空心萝卜。

春季水果　春季菜谷　夏季水果　夏季菜谷　秋季水果　秋季菜谷　冬季水果　冬季菜谷

饮食宜忌

宜
- ✓ 一般人群均可食用；
- ✓ 急慢性支气管炎和百日咳者宜食；
- ✓ 皮肤干燥者宜食；
- ✓ 糖尿病患者宜食。

忌
- ✗ 萝卜是寒凉蔬菜，阴盛偏寒体质、脾胃虚寒的人不宜多食；
- ✗ 胃及十二指肠溃疡、慢性胃炎、先兆流产、子宫脱垂等患者也忌食；
- ✗ 不宜与水果同食；
- ✗ 不宜与胡萝卜同食；
- ✗ 服用人参、西洋参时忌食萝卜，其药效相反。

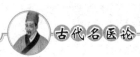 古代名医论

李时珍说：莱菔六月下种，秋季采苗，冬季挖根。春末抽高薹，开紫绿色的小花。夏初结角，角中的子大小如大麻子，长圆不等，为赤黄色。五月可再种。莱菔叶大的像芜青叶，小的像花芥叶，都有细的柔毛。它的根有红、白两色，形状有圆、长两类。一般来说，生长在沙性土壤中的脆甜，生长在瘠薄土壤中的则硬而且辣。莱菔的根、叶都可生吃或熟吃，可腌制，可酱制，可豉制，可醋制，可糖制，可腊制，可以当饭，是蔬菜当中最有益于人的。

中医课堂

主治	材料	用法
宣肺止咳	白萝卜适量	去皮，水煮，加蜂蜜调味即可。
消渴口干，中风头晕	白萝卜适量	捣汁饮用，也可用红糖水冲服。
脚气	白萝卜适量	白萝卜煮浓汁，热洗。
小儿厌食，消化不良	白萝卜适量 + 葱白头适量	洗净，切小块，捣烂取汁饮用。

养生厨房

萝卜炖猪肺

白萝卜　猪肺　杏仁

补肺纳气+适宜肺病患者

材料

【材料】白萝卜300克、猪肺1个、杏仁20克。
【调料】姜、盐、味精、麻油适量。

做法

① 猪肺挑除血丝气泡，洗净，切成小块；白萝卜洗净，切块；杏仁洗净，去皮；
② 将猪肺、白萝卜、杏仁一同放入砂锅中，注入清水600毫升，加入姜丝，炖煮；
③ 烧开后，挑去浮沫，小火炖1小时，放入精盐、味精，淋麻油调匀即可。

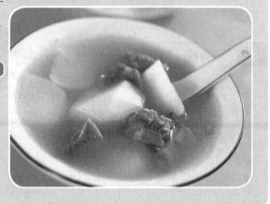

精选 冬季
蔬果

蔬菜/果实类

番茄

☀ 番茄并不只是一种美味的蔬菜，在欧洲有一句谚语："家庭中有番茄，就不会发生胃痛"，说明它还具有一定的药效。

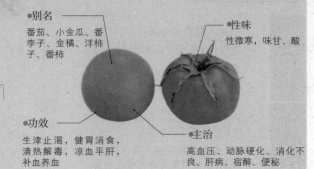

• 别名
番茄、小金瓜、番李子、金橘、洋柿子、番柿

• 性味
性微寒，味甘、酸

• 功效
生津止渴，健胃消食，清热解毒，凉血平肝，补血养血

• 主治
高血压、动脉硬化、消化不良、肝病、宿醉、便秘

🩹 疗效特征

○健胃消食 番茄的酸味能促进胃液分泌，帮助消化蛋白质；其所含的柠檬酸及苹果酸，能促进唾液和胃液分泌，助消化。

○补血养血 番茄含有丰富的维生素C，一个番茄就可提供一天所需维生素C摄取量的40%。维生素C能结合细胞之间的关系，制造出骨胶原，可以强健血管。此外，番茄中还含有能强化毛细血管的芦丁成分。

○降血压 番茄中的矿物质则以钾的含量最丰富，由于钾元素有助于排出血液中的盐分，因而具有降血压的功能。

○防癌抗癌 值得一提的是，番茄红色部分含有的番茄红素，与β–胡萝卜素的类胡萝卜素系相同，也具有防癌的效果。常食番茄有利儿童大脑发育，增强智力。老人则能延迟细胞衰老，防癌，对末梢血管脆弱动脉硬化性高血压、高脂血及冠心病患者均有奇效。

🍲 选购小窍门

选购番茄时，中大型番茄以形状丰圆、颜色绿，但果肩青色、果顶已变红者为佳，若完全红，反而口感不好；中小型番茄以形状丰圆或长圆、颜色鲜红者为佳。没有成熟的番茄，易引起中毒。

🥣 营养档案

100克番茄中含有

人体必需营养素	蛋白质	0.9克
	碳水化合物	4.0克
	脂肪	0.2克
	膳食纤维	0.5克
维生素	A	92微克
	B$_1$	0.03毫克
	B$_2$	0.03毫克
	B$_6$	0.08毫克
	C	19毫克
	E	0.57毫克
	K	4微克
	P	700微克
	胡萝卜素	550微克
	叶酸	22微克
	泛酸	0.17毫克
	尼克酸	0.6毫克
矿物质	钙	10毫克
	铁	0.4毫克
	磷	23毫克
	钾	163毫克
	钠	5毫克
	镁	9毫克
	锌	0.13毫克
	硒	0.15微克
	铜	0.06毫克

春季水果 春季菜谷 夏季水果 夏季菜谷 秋季水果 秋季菜谷 冬季水果 冬季菜谷

番茄炒蛋

清淡爽口+营养丰富

鸡蛋 + 番茄

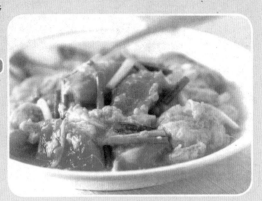

● 材料

【材料】鸡蛋3个、番茄1个。
【调料】小葱、鸡精、白砂糖、盐适量。

● 做法

① 葱洗净，切3厘米长的条；番茄洗净，切丁；

② 鸡蛋打开放入碗中，打匀，放入少许的盐；

③ 锅内放入适量的油，等油热了的时候，倒入鸡蛋液炒至半熟；

④ 加入番茄丁及两大匙水炒至水分收干，即可装盘。

中医课堂

主治	材料	用法
眼底出血	鲜番茄 1～2个	洗净，每天早晨空腹生吃。
夜盲	鲜番茄 30克 + 猪肝75克	两者煮熟当菜吃，每天1次。
跌打肿痛，积瘀	番茄 2个 + 生姜少许	番茄绞汁，加生姜汁煮熟。
牙龈出血	鲜番茄 75克 + 白糖适量	番茄切成片，蘸白糖吃。

饮食宜忌

宜

✓ 发热、食欲不振、习惯性牙龈出血者宜食；

✓ 贫血、头晕、心悸、高血压、急慢性肝炎、急慢性肾炎者宜食；

✓ 夜盲症和近视眼患者宜食。

忌

✗ 不宜空腹食用，易引起胃肠胀满、疼痛；

✗ 番茄性寒，脾胃虚寒的人也不宜多食；

✗ 不宜与黄瓜搭配食用；

✗ 不能与虾蟹类同食，会生成砒霜，有剧毒；

✗ 忌与石榴同食。

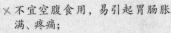 番茄面面观

【出产地】原产自南美洲和中美洲地区，现在主要出产国是中国、美国、意大利和俄罗斯。

【所属科系】属茄科草本植物果实。

【成熟周期】一年两季，分别是1～5月份和10～12月份。

【食用部分】果肉。

【药用部分】果实：治高血压、心脏病、牙龈出血、中暑、胃热口干、舌燥、发烧烦渴、夜盲、肝阴不足、目昏眼干、阴虚血热等。叶：治头痛、下痢、肿毒。藤：治甲状腺肿大。

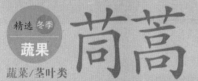

精选 冬季 蔬果

茼蒿

蔬菜/茎叶类

❀ 茼蒿的茎和叶可以同食，有特殊的香味，鲜香嫩脆，一般营养成分无所不备。它的形状类似菊花，所以又称为菊花菜。

● 别名
蒿子秆、蓬蒿菜、蒿菜、菊花菜、茼莴菜、春菊、花冠菊

● 功效
清血，养心，降压，润肺，清痰

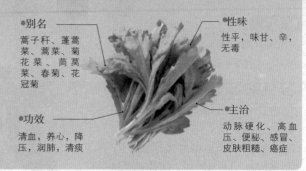

● 性味
性平，味甘、辛，无毒

● 主治
动脉硬化、高血压、便秘、感冒、皮肤粗糙、癌症

疗效特征

美化肌肤 如果想要拥有美丽的肌肤，就要多食茼蒿，因为它能改善肌肤粗糙的状况。

养心 茼蒿具有四种强化心脏的药效成分。其一就是含有许多可在体内发挥维生素A效力的β-胡萝卜素（含量紧接于菠菜之后，位于小油菜之上）；其二就是含有丰富的食物纤维；其三就是含有丰富的维生素C；最后就是它的香味，这才是茼蒿特有的药效成分。

整肠健胃 另外茼蒿的香味可以对自主神经发挥作用，能促进肠胃的运动，尤其是对于因内脏功能降低而引起的肌肤粗糙问题最为有效。

去除胆固醇 茼蒿含有新鲜且为深绿色的色素、叶绿素，具有去除胆固醇的功效。

降压 茼蒿也含有丰富的钾，能将盐分运出体外，对于患高血压的人来说，可以说是最佳的食用蔬菜。

选购小窍门

茼蒿的盛产季节为早春。选购时，挑选叶片结实、绿叶浓茂的即可。

●●●●●

营养档案

100克茼蒿中含有		
人体必需营养素	蛋白质	1.9克
	碳水化合物	3.9克
	脂肪	0.3克
	膳食纤维	1.2克
维生素	A	252微克
	B₁	0.04毫克
	B₂	0.09毫克
	B₆	0.13毫克
	C	18毫克
	E	0.92毫克
	K	250微克
	胡萝卜素	1510微克
	尼克酸	0.6毫克
	叶酸	190微克
	泛酸	0.23毫克
矿物质	钙	73毫克
	铁	2.5毫克
	磷	36毫克
	钾	220毫克
	钠	161.3毫克
	镁	20毫克
	锌	0.35毫克
	硒	0.6微克
	铜	0.06毫克

春季水果 春季菜谷 夏季水果 夏季菜谷 秋季水果 秋季菜谷 冬季水果 冬季菜谷

养生厨房

◦ 茼蒿猪心汤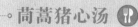

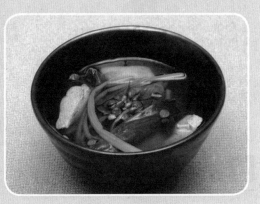

开胃健脾+降压补脑

茼蒿   猪心

◉ 材料

【材料】茼蒿350克、猪心250克。

【调料】葱花、味精、盐适量。

◉ 做法

① 将茼蒿去梗洗净切段；猪心洗净切片；

② 锅中放油烧热，放葱花炝锅，投入猪心片煸炒至水干，加入精盐、料酒、白糖和适量开水；

③ 待水烧滚后把茼蒿倒入锅内，等到茼蒿入味，水再次翻滚，放入味精、盐即可盛出。

 中医课堂

主治	材料	用法
食欲不振	茼蒿 250克	▶ 焯后以麻油、盐、醋拌匀即成。
高血压性头昏脑涨	鲜茼蒿菜 一把	▶ 捣烂取汁，用温开水送服一小杯。
十二指肠溃疡	鲜茼蒿 100克 + 蒲公英30克	▶ 煎水服，连服一周以上。
热咳痰浓	鲜茼蒿菜 90克 + 冰糖适量	▶ 将鲜茼蒿加水煎煮后去渣，再加冰糖分2次饮服。

 饮食宜忌

宜
- ✓ 适宜高血压患者、脑力劳动人士及骨折患者；
- ✓ 茼蒿对慢性肠胃病和习惯性便秘有一定的食疗作用；
- ✓ 宜于儿童和贫血患者食用。

忌
- ✗ 茼蒿气浊、上火，一次不要吃太多；
- ✗ 胃虚泄泻的人应忌食。

 古代名医论

李时珍说：茼蒿八九月下种，冬、春季节采摘其肥茎食用。它的花、叶都有点像白蒿，味辛、甘，散发蒿气。茼蒿四月起薹，高二尺多，开深黄色花，花的形状像单瓣菊花。一朵花结子近百个，成球形，像地菘及苦荬子，最易繁茂。

《本经逢原》：茼蒿气浊，能助相火，禹锡言多食动风气，熏人心，令人气满。

《千金方》：言安心气，养脾胃，消痰饮，利肠胃者，是素禀火衰而言，若肾气本旺，不无助火之患。

第四章 冬季篇

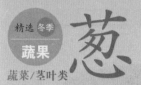

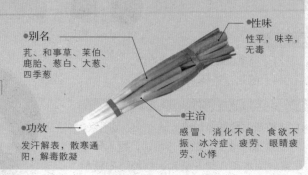

精选 冬季
蔬果

葱

蔬菜/茎叶类

※葱在东方人的饮食中，是一种很普遍的香料调味品，也可单独作为蔬菜来食用，"煎饼卷大葱"就是山东著名的小吃。

●别名

茚、和事草、菜伯、鹿胎、葱白、大葱、四季葱

●功效

发汗解表，散寒通阳，解毒散凝

●性味

性平，味辛，无毒

●主治

感冒、消化不良、食欲不振、冰冷症、疲劳、眼睛疲劳、心悸

疗效特征

○增进食欲 葱具有独特的刺激臭味，这种成分与大蒜或洋葱相同，均属于蒜素（烯丙基硫醚）的挥发性成分，而烯丙基硫醚会加速刺激胃液的分泌，增进食欲。

○缓解疲劳 蒜素可以抑制维生素B_1的分解酵素——硫胺素酶作用，因此能提高吸收率，可毫不浪费地利用肠胃里的维生素B_1，促进维生素B_1分解吸收，将淀粉及糖质转化为热量，从而具有恢复体力、防止堆积疲劳因子、稳定精神、调整身体状况等功效。

○抗菌 葱白部分仅含维生素C，不过茎叶部分却含有能保护黏膜健康的β-胡萝卜素、具抗菌作用的维生素C，以及黄绿色蔬菜中所含的钙质。另外其中的微量元素硒，可以降低胃液内的亚硝酸盐含量，这对胃癌及多种癌症有一定的预防作用。

○预防感冒 葱的叶片可预防感冒，白色部分（淡色蔬菜）具有保温身体、发汗的作用。

选购小窍门

选购葱时，如果是长葱，要选择葱叶呈深绿色，白色的根茎部分长且坚实的；叶葱则要挑选叶片鲜绿水嫩的。最好不要选择叶片枯萎、表皮干燥变硬的葱。

营养档案

100克葱中含有

人体必需营养素	蛋白质	1.70克
	碳水化合物	6.50克
	脂肪	0.30克
	膳食纤维	1.30克
维生素	A	10微克
	B_1	0.03毫克
	B_2	0.05毫克
	B_6	0.11毫克
	C	17毫克
	E	0.3毫克
	K	7微克
	胡萝卜素	60微克
	泛酸	0.4毫克
	叶酸	56微克
	硫胺素	0.03毫克
	核黄素	0.05毫克
	尼克酸	0.5毫克
矿物质	钙	29毫克
	铁	0.7毫克
	磷	38毫克
	钾	144毫克
	钠	4.8毫克
	镁	19毫克
	锌	0.4毫克
	硒	0.67微克
	铜	0.08毫克
	锰	0.28毫克

春季水果 春季菜谷 夏季水果 夏季菜谷 秋季水果 秋季菜谷 冬季水果 冬季菜谷

葱烧木耳

 +

大葱　黑木耳　猪肉　生姜

提高免疫力+降血压+清肠胃

● 材料

【材料】猪肉、黑木耳、大葱、姜适量。

【调料】酱油、淀粉、盐适量。

● 做法

① 将黑木耳用温水泡发后洗净，撕小块；

② 猪肉切成片，姜也切片，大葱切段；

③ 油锅烧热后，先把姜片爆香，然后倒入肉片，炒至白色；

④ 待肉片八分熟时将木耳下锅，然后在出现劈啪声时下葱段，出锅前用水淀粉勾芡，加入调料即可。

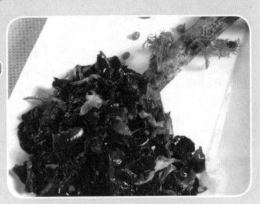

中医课堂

主治	材料	用法
预防流感	葱白 500克 + 大蒜250克	切碎加水2000毫升，煎煮。
婴儿单纯性消化不良	葱白 40克 + 胡萝卜10克	胡萝卜捣汁与葱白捣汁同服。
预防感冒	葱白 15克 + 白菜连根 15克 + 生姜 15克	将白菜洗净，切碎，和葱白、生姜一起加水煎煮，然后去渣饮汤，每日2次，连服3天。
风寒感冒	葱白 20克 + 香菜 20克 + 白萝卜 1条	将三者加水煎汤，每天1次。

       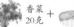

饮食宜忌

宜
- ✓ 适宜脑力劳动者；
- ✓ 伤风感冒、发热无汗、头痛鼻塞的人适宜食用葱；
- ✓ 由腹部受寒而引起的腹痛、腹泻患者也适宜多食。

忌
- ✗ 体虚多汗的人应忌食葱；
- ✗ 患有狐臭的人也应少吃或不吃；
- ✗ 葱不可与蜂蜜、大枣、杨梅和野鸡同时食用；
- ✗ 服用地黄、常山、首乌时，也要忌食葱。

古代名医论

苏恭说：葱有好几种，其中人们食用的有两种：一种叫冻葱，经冬不死，分茎栽时不结子；一种叫汉葱，到冬天则叶枯萎。食用入药，都以冻葱最好，气味也香。

李时珍说：冬葱即慈葱，因它的茎柔软细弱且有香味，冬天也不枯萎，适宜太官拿去上供，所以有太官葱等名字。汉葱因其茎粗硬，又有木葱的名字。冬葱不结子。汉葱春末开花成丛，花为青白色，子味辛色黑，有皱纹，呈三瓣的形状。收取后阴干，不要受潮，可栽苗也可撒种。

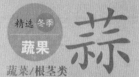

蒜

精选 冬季 蔬果

蔬菜/根茎类

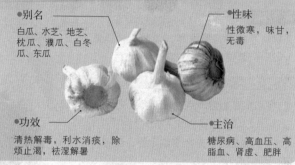

原产于亚洲中部地区的大蒜，早在5000年前的古埃及时代，就被认为具有强壮身体的作用而拿来食用，其中的蒜素是大蒜发挥药用价值的主要功臣。

●别名
白瓜、水芝、地芝、枕瓜、濮瓜、白冬瓜、东瓜

●性味
性微寒，味甘，无毒

●功效
清热解毒，利水消痰，除烦止渴，祛湿解暑

●主治
糖尿病、高血压、高脂血、肾虚、肥胖

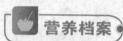

疗效特征

缓解疲劳 蒜素具有强烈的杀菌能力，可以消灭侵入人体内的病菌，而且还能提升维生素B$_1$的吸收，促进糖类的新陈代谢以提供能量、消除疲劳。

促进血液循环 大蒜中还含有甘露醇素的微量元素，能促进新陈代谢与血液循环，对治疗冰冷症或心脏病相当有效。

抗癌 大蒜素能有效地抑制癌细胞活性，使之不能正常生长代谢，最终导致癌细胞死亡；大蒜液能阻断霉菌使致癌物质硝酸盐还原为亚硝酸盐而防治癌肿；大蒜中的锗和硒等元素有良好的抑制癌瘤或抗癌作用；大蒜素还能激活巨噬细胞的吞噬能力，增强人体免疫功能，预防癌症的发生。

美肤美容 此外，大蒜外用可以促进皮肤的血液循环，去除老化的角质层，软化皮肤并增强其弹性，还可防日晒，防止黑色素沉积，具有良好的美容功效。

选购小窍门

大蒜以蒜头大，包衣紧，蒜瓣大且均匀，味道浓厚，辛香可口，汁液黏稠的为佳。

营养档案

100克蒜中含有

人体必需营养素	蛋白质	4.5克
	碳水化合物	27.6克
	脂肪	0.2克
	膳食纤维	1.1克
维生素	A	5微克
	B$_1$	0.04毫克
	B$_2$	0.06毫克
	B$_6$	1.5毫克
	C	7毫克
	E	1.07毫克
	胡萝卜素	30微克
	叶酸	92微克
	泛酸	0.7毫克
	尼克酸	0.6毫克
矿物质	钙	39毫克
	铁	1.2毫克
	磷	117毫克
	钾	302毫克
	钠	19.6毫克
	镁	21毫克
	锌	0.88毫克
	硒	3.09微克
	铜	0.22毫克

春季水果
春季菜谷
夏季水果
夏季菜谷
秋季水果
秋季菜谷
冬季水果
冬季菜谷

养生厨房

蒜香胡萝卜片 🍴

蒜 + 胡萝卜 + 生姜 ► **清热解毒+杀细菌+抗衰老**

◎ 材料

【材料】大蒜头2个、胡萝卜500克。

【调料】姜、精盐、味精等适量。

◎ 做法

① 胡萝卜洗净切片，大蒜去皮切成薄片，姜切片；

② 把炒锅置于火上，待油烧热后，放入蒜片、姜片煸香，然后放入胡萝卜片翻炒，加入精盐炒至胡萝卜入味，再放入味精拌匀，出锅即可。

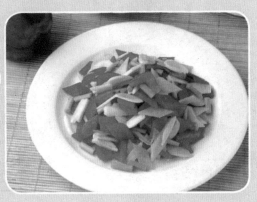

🌾 中医课堂

‹ 主治 ›	‹ 材料 ›	‹ 用法 ›
预防感冒	大蒜 250克	► 剥皮拍碎，水煎汤，每次一小杯。
鼻炎	大蒜 适量 + 白萝卜适量	► 捣烂取汁，滴入鼻孔中。
胃纳不佳，脘腹痞满	大蒜 5克 + 苋菜500克	► 苋菜焯一下，蒜捣成泥连同调料凉拌苋菜即可。
小儿百日咳	大蒜 25克 + 红糖10克 + 生姜少许	► 水煎服，依年龄大小酌情服用。

✕ 饮食宜忌

宜
- ✓ 与洋葱搭配有很好的抗癌作用；
- ✓ 与花生同食可增强维生素B_1的作用；
- ✓ 与猪肉同食可促进维生素B_1及各种营养素的吸收。

忌
- ✗ 与狗肉同食易有损身体，特别是火热阳盛的人；
- ✗ 与鸡肉同食易滞气，会引起呼吸困难。

古代名医论

李时珍说：大、小两种蒜都在八月下种。春天吃蒜苗，夏初吃蒜薹，五月则吃其根，秋季收种。北方人不可一日无蒜。

《齐民要术》记载了一种"八和斋"的制作方式，其中重要的一味就是大蒜。其云："蒜：净剥，掐去强根，不去则苦。尝经渡水者，蒜味甜美，剥即用；未尝渡水者，宜以鱼眼汤半许半生用。朝歌大蒜，辛辣异常，宜分破去心，全心用之，不然辣，则失其食味也。"

第四章 冬季篇

精选 冬季
蔬果

蔬菜/茎叶类

白菜

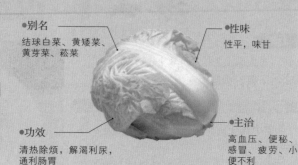

 中国是白菜的原产地。白菜含有均衡的多种营养，主要营养为维生素C，丰富的含量仅次于菜花，不过相对于水果来说，却稍比柑橘类略逊一筹。

● 别名
结球白菜、黄矮菜、黄芽菜、菘菜

● 功效
清热除烦，解渴利尿，通利肠胃

● 性味
性平，味甘

● 主治
高血压、便秘、感冒、疲劳、小便不利

营养档案

100克白菜中含有

人体必需营养素	蛋白质	1.5克
	碳水化合物	3.2克
	脂肪	0.1克
	膳食纤维	0.8克
维生素	A	20微克
	B₁	0.04毫克
	B₂	0.05毫克
	C	31毫克
	E	0.76毫克
	胡萝卜素	120微克
	硫胺素	0.04毫克
	核黄素	0.05毫克
	尼克酸	0.6毫克
矿物质	钙	50毫克
	铁	0.7毫克
	磷	31毫克
	锰	0.15毫克
	钠	57.5毫克
	铜	0.05毫克
	镁	11毫克
	锌	0.38毫克
	硒	0.49微克
	铜	0.05毫克
	锰	0.15毫克

疗效特征

○ 增强抵抗力　白菜含有均衡的多种营养，主要营养为维生素C，丰富的含量仅次于菜花，能为身体增强抵抗力，具有预防感冒及消除疲劳的功效。

○ 解渴利尿　白菜甘甜味较淡，热量也较低，含有β-胡萝卜素、铁、镁，能提升钙质吸收所需的成分。另外白菜中的钾能将盐分排出体外，有利尿作用。

○ 通利肠胃　白菜还含有丰富的食物纤维。由于经过炖煮后的白菜有助消化，因此最适合肠胃不佳或病患者食用。

○ 促进消化　白菜中含有大量的粗纤维，有促进肠壁蠕动、帮助消化、防止大便干燥、保持大便通畅的功效，也能预防矽肺（由于长期吸入硅石粉尘而引起肺广泛纤维化的一种疾病，以呼吸短促为主要症状）、乳腺癌、肠癌等疾病。

选购小窍门

　　要看根部切口是否新鲜水嫩。整棵买要选择卷叶坚实有重量感的；切开的要买断层面水平、无隆起的。白菜含有氧化酵素，切开后会活性化，发生褐变，致使维生素C氧化，因此最好买整棵。

饮食宜忌

宜
- ✓ 适合肺热咳嗽、便秘、肾病患者；
- ✓ 女性宜多吃。

忌
- ✗ 忌食隔夜的熟白菜和未腌透的大白菜；
- ✗ 腹泻者尽量忌食；
- ✗ 气虚胃寒的人忌多吃。

古代名医论

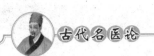

李时珍说：菘菜（即白菜）有两种，一种茎圆厚，色微青；一种茎扁薄，色白。它们的叶都是淡青白色。南方的菘菜在地里过冬，北方的菘菜大多移入窖里。燕京种菜的人还用马粪培植菘菜，不让它见风日，长出来的苗叶都是嫩黄色的，吃起来脆美无渣，称为黄芽菜，富贵人家将它作为佳品。菘菜子像芸薹子，为灰黑色，八月以后下种，第二年二月开黄花，像芥花，花为四瓣。三月结角，也像芥角。菘菜作腌菜最好，不宜蒸晒。

中医课堂

主治	材料	用法
醒酒	白菜心 1个	▶ 沸水焯后切碎，加调料凉拌食用。
感冒，咳嗽	带根白菜 120克	▶ 加生姜、葱白煨汤服用。
煤气中毒	白菜 250克 + 白萝卜200克 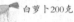	▶ 将两者榨汁，饮服。
白内障	白菜叶 8克 + 银耳 40克 + 枸杞 15克 	▶ 将三者加水煎服，每日2次。

养生厨房

白菜拌木耳 🍴

木耳 + 白菜 + 青椒 + 红椒 ▶ **丰富维生素+创造弹力肌肤**

材料

【材料】木耳小半碗、白菜叶100克、青椒红椒各一个。

【调料】盐、味精、酱油、醋、辣椒油、香油各适量。

做法

① 木耳入水泡发；白菜叶切成块；青红椒切块；

② 将木耳倒入开水中焯熟，过凉，去蒂切小块；

③ 取一只碗，将盐、味精、酱油、醋、辣椒油、香油倒入碗中，搅拌均匀，调成味汁；

④ 将木耳、白菜、青红椒放入盘中，将调好的味汁淋入，搅拌均匀，即可食用。

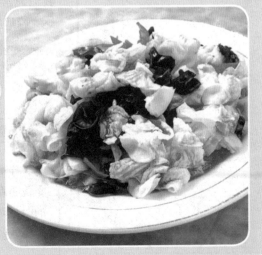

竹荪

❀ 竹荪因形状俊美、色彩鲜艳，被人们称为"雪裙仙子"、"菌中皇后"。其营养丰富，味道鲜美，但生长条件恶劣，不易收获，历来被认为是珍奇稀罕之物。

●别名
竹参、竹笙、面纱菌、网纱菌、竹姑娘、竹菌

●功效
益气补脑，宁神健体

●性味
性冷、滑，味甘，无毒

●主治
咳嗽、糖尿病、高血压、高脂血症、贫血

营养档案

100克竹荪中含有

人体必需营养素	蛋白质	19.4克
	碳水化合物	60.6克
	脂肪	2.6克
	膳食纤维	8.4克
维生素	A	8微克
	B_1	0.03毫克
	B_2	0.06毫克
	B_{12}	1.4微克
	D	5微克
	E	1.2毫克
	胡萝卜素	0.4毫克
	泛酸	12毫克
	尼克酸	0.8毫克
矿物质	钙	55毫克
	铁	12.1毫克
	磷	288毫克
	钾	567毫克
	钠	68.9毫克
	镁	134毫克
	锌	3.21毫克
	硒	3.1微克
	铜	4.32毫克

疗效特征

◦ **益气补脑** 竹荪是优质植物蛋白的营养源，并且含有多种氨基酸，其中8种为人体所必需，而且谷氨酸含量尤其丰富，是其他蔬果不能相比的。竹荪所含的氨基酸大多以菌体蛋白的形态存在，不易丧失，有益气补脑的功效。

◦ **宁神健体** 竹荪富含多种维生素和微量元素，其中核黄素含量比较高。竹荪中所含的半乳糖、葡萄糖、甘露糖和木糖等异多糖，在抗肿瘤、抗凝血、抗炎症、提高免疫力以及降血糖方面都有一定的作用，并且对艾滋病也有抵抗作用。

◦ **保护肝脏** 竹荪对于保护人体的肝脏有一定的功效，它能减少腹壁上脂肪的积存，也就是我们通常所说的"刮油"，由此能够达到降血压、降血脂以及减肥的效果。

◦ **润肺止咳** 竹荪有补气养阴、清热利湿、润肺止咳的功效，它对肺虚热咳、喉炎、高血压、高脂血、痢疾等疾病有很好的治疗作用。

选购小窍门

干竹荪比较轻，商家为了使竹荪称起来更重些，可能在竹荪中灌浆，因此挑选的时候可以把竹荪抓在手中捏紧，感觉干燥松软的质量较好，烹调后口感也佳。

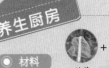

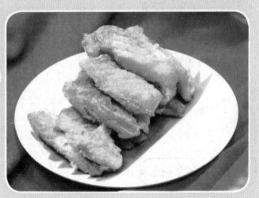

养生厨房 ●——— 香酥竹荪鱼

竹荪 + 草鱼 + 鸡蛋 ▶ 活血+健脾+益胃+预防咳嗽、高血压、高脂血

● 材料

【材料】干竹荪100克、草鱼500克、鸡蛋100克、面包屑20克。

【调料】盐、鸡精、淀粉、芝麻、椒盐适量。

● 做法

① 将干竹荪用水泡开，切成5厘米长的段；

② 将净鱼肉剁成蓉，加入盐、鸡精搅拌均匀，再将鱼蓉放入竹荪中间，蘸上鸡蛋液、面包屑、芝麻待用；

③ 油锅烧热后放入竹荪鱼，炸至金黄色时捞出，食用时蘸椒盐即可。

中医课堂 ●

‹ 主治 ›	‹ 材料 ›	‹ 用法 ›
贫血	竹荪 适量 + 猪肝适量	猪肝打碎加调料蒸成肝糕，然后和竹荪一起煮汤。
健脾益胃	干竹荪 适量 + 鲫鱼适量 + 鸡蛋适量	鱼肉剁蓉加调料拌匀放入泡开的竹荪中，蘸上鸡蛋液、面包糠炸至金黄色。
肥胖症	竹荪 适量 + 银耳适量 + 鸡蛋适量	葱炸香后加水煮银耳、竹荪，滚后洒入鸡蛋糊加调料。

   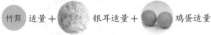

✖ 饮食宜忌

 宜

✓ 肥胖、脑力工作者宜多吃；

✓ 适宜高血压、高脂血、高胆固醇、肿瘤患者食用；

✓ 失眠及免疫力低下者可以常食。

 忌

✗ 黄裙竹荪，也叫杂色竹荪，有毒，不可食用；

✗ 腹泻的人不宜食用竹荪，有外感时，也应忌食。

古代名医论

孟诜说：慈竹林夏季逢雨时，滴汁到地上而生蕈。它的形状似鹿角，白色，可以食用。

陈藏器说：竹肉（即竹荪）生长在苦竹枝上，如鸡蛋，似肉块，有大毒。

李时珍说：竹蕈即竹荪（指竹荪），生长在朽竹的根节上。它的形状像木耳，红色。

《酉阳杂俎》上载，江淮有竹肉，大如弹丸，味如白树鸡，说的就是竹蕈。生长在苦竹上的有毒。

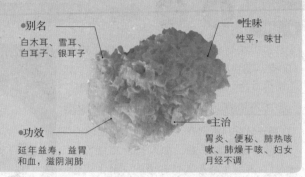

精选 冬季
蔬果
蔬菜/菌类

银耳

别名
白木耳、雪耳、白耳子、银耳子

性味
性平，味甘

❀银耳是一种名贵的营养滋补佳品，又是扶正强壮的补药，被人们誉为"菌中之冠"，自古以来也是皇家贵族的"延年益寿之品"。

功效
延年益寿，益胃和血，滋阴润肺

主治
胃炎、便秘、肺热咳嗽、肺燥干咳、妇女月经不调

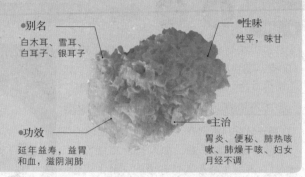

疗效特征

（促进生长发育） 银耳富含多种营养物质，其蛋白质中含有17种氨基酸，绝大多数是人体所必需的。银耳含有大量维生素D，能防止钙流失，十分有益于儿童的生长发育。同时还富含硒等微量元素，可以有效地增强机体抗肿瘤的能力。

（抗癌抗衰老） 银耳也具有很高的医疗保健价值。银耳所含的多种多糖，对老年慢性支气管炎、肺源性心脏病有显著疗效，而且还能保护肝脏，促进蛋白质与核酸的合成以及抗癌、抗衰老。

（减肥美肤） 银耳中的纤维性多糖可以滋养皮肤，祛除脸部黄褐斑和雀斑，有消除皱纹、紧致肌肤的功效。银耳中还含有膳食纤维，可促进胃肠蠕动，减少脂肪吸收，达到减肥的效果。

（造血养血） 银耳有促进造血功能，可保护肝细胞，抗凝血，抑制血栓，降血脂，降血糖，适用于高血压病、血管硬化等症。

选购小窍门

　　银耳以颜色黄白，新鲜有光泽，瓣大，清香，有韧性，胀性好，无斑点杂色，无碎渣的品质最佳。质量较差的银耳色泽不纯或带有灰色，没有韧性，耳基未除尽，胀性差。

营养档案

100克银耳中含有

分类	营养成分	含量
人体必需营养素	蛋白质	10克
	碳水化合物	67.3克
	脂肪	1.4克
	膳食纤维	30.4克
维生素	A	8微克
	B₁	0.05毫克
	B₂	0.25毫克
	B₆	0.1毫克
	B₁₂	2.6微克
	C	2毫克
	D	970微克
	E	1.26毫克
	胡萝卜素	50微克
	叶酸	76微克
	泛酸	1.37毫克
	尼克酸	5.3毫克
矿物质	钙	36毫克
	铁	4.1毫克
	磷	369毫克
	钾	1588毫克
	钠	82.1毫克
	镁	54毫克
	锌	3.03毫克
	硒	2.95微克
	铜	0.08毫克

春季水果　春季菜谷　夏季水果　夏季菜谷　秋季水果　秋季菜谷　冬季水果　冬季菜谷

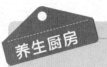
养生厨房

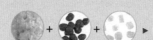
银耳红枣羹

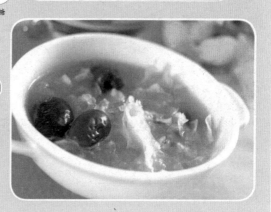

银耳 + 红枣 + 冰糖 ▶ 润肺+补肺+滋阴

● **材料**

【材料】银耳15克、红枣20克、冰糖适量。

● **做法**

① 银耳用冷水泡开，洗净，去蒂；
② 红枣洗净，去核，一同放入锅中；
③ 加水400毫升，小火煮至熟，再放入冰糖即可。

 中医课堂

‹ 主治 ›	‹ 材料 ›	‹ 用法 ›
咳血，吐血	银耳 3~6克	▶ 浸泡后加热炖成糊，加冰糖服用。
慢性支气管炎	银耳 适量 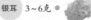	▶ 制成糖浆剂服用。
胃癌	银耳 15克 + 冰糖50克	▶ 将银耳煎熟，加冰糖服用。
肺热咳嗽，干咳	银耳 40克 + 鲜百合50克 + 蜂蜜50克 	▶ 先将百合洗净，再加入银耳、蜂蜜，一同炖服。

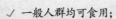 **饮食宜忌**

宜
- ✓ 一般人群均可食用；
- ✓ 适合老年慢性支气管炎、肺原性心脏病患者；
- ✓ 免疫力低下、体质虚弱、阴虚火旺者宜食；
- ✓ 月经不调的妇女也可多食；
- ✓ 肺热咳嗽、胃炎、癌症、便秘患者宜食。

忌
- ✗ 患有外感风寒的人需谨慎食用；
- ✗ 出血症、糖尿病患者应慎食。

银耳面面观

【出产地】广泛分布在我国大部分地区。
【所属科系】属银耳科菌类。
【成熟时间】每年在夏秋季节生于阔叶树的腐木上，春秋时节采收。
【食用部分】干燥的子实体。
【药用部分】子实体全体：治低热出汗、大便燥结、胃阴虚、病后体虚、痰中带血、高血压、血管硬化、虚劳咳嗽、咯血、衄血、水肿、干咳、痰咳、痰中带血等。

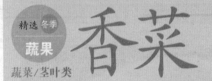

精选 冬季
蔬果

香菜

蔬菜/茎叶类

● 别名
香荽、胡菜、园荽、芫荽、胡荽

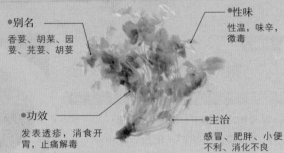

● 性味
性温，味辛，微毒

❀ 香菜之所以香，主要是因为它含有挥发油和挥发性香味物质，常被用作菜肴的点缀、提味之品，是人们喜欢食用的蔬菜之一。

● 功效
发表透疹，消食开胃，止痛解毒

● 主治
感冒、肥胖、小便不利、消化不良

疗效特征

○除腥膻味 现代研究发现，香菜之所以香，主要是因为它含有挥发油和挥发性香味物质。这些香味物质能去除肉类的腥膻味，因此香菜常被用作菜肴的点缀、提味之品，是人们喜欢食用的蔬菜之一。

○健胃利尿 香菜芳香健胃，驱风解毒，透发麻疹及风疹，所含的苹果酸、钾等成分能促进血液循环；香菜也有利尿、改善心肌收缩的能力。

○防治夜盲症 香菜营养丰富，含有多种维生素和丰富的矿物质，胡萝卜素含量为番茄的2.1倍，比黄瓜等蔬菜高出10倍多，在人体内转化成维生素A，有促进人的生长、防治夜盲症的作用，有益于人体。

○减肥美容 由于香菜有刺激性气味，因此虫害少，一般不需要喷洒农药，非常适合生食、泡茶和做菜用。生食香菜可以帮助改善代谢，利于减肥美容。日本流行用香菜泡茶，并认为香菜茶的排油效果超过柠檬茶和薄荷茶。

选购小窍门

选购时，应挑选个体大、颜色鲜绿、带根的香菜。

营养档案

100克香菜中含有

人体必需营养素	蛋白质	1.8克
	碳水化合物	6.2克
	脂肪	0.4克
	膳食纤维	1.2克
维生素	A	193微克
	B$_1$	0.04毫克
	B$_2$	0.14毫克
	B$_6$	0.01毫克
	B$_{12}$	120毫克
	C	48毫克
	E	0.8毫克
	胡萝卜素	1160微克
	尼克酸	2.2毫克
	叶酸	14微克
	泛酸	0.15毫克
矿物质	钙	101毫克
	铁	2.9毫克
	磷	49毫克
	钾	272毫克
	钠	48.5毫克
	镁	33毫克
	锌	0.45毫克
	硒	0.53微克
	铜	0.21毫克

养生厨房

香菜拌木耳

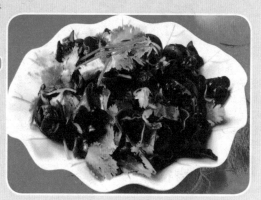

脆爽可口+营养丰富

木耳 + 香菜 + 红椒

● **材料**

【材料】木耳适量、香菜3根、红椒1个。
【调料】盐、味精、醋、酱油、香油适量。

● **做法**

① 香菜切段；木耳入水泡发；红椒切丝；

② 将切好的木耳倒入开水中焯一下，立刻捞出，沥水，放入盘中；

③ 将盐、味精、酱油、醋、香油放入碗中，搅拌均匀，制成味汁；

④ 将香菜段、红椒丝放入盛木耳的碗中，淋入味汁，搅拌均匀即可食用。

中医课堂

主治	材料	用法
小儿出疹痘	香菜 适量 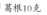	水煎，趁热熏鼻或蘸汤擦面颈部。
高血压	鲜香菜 10克 + 葛根 10克	加水煎服，早晚各1次服50毫升。
呕吐反胃	鲜香菜 50克 + 甘蔗100克	两者榨汁，加温服，一日2次。
消化不良	香菜 适量 + 生姜 适量 + 橘皮 适量	橘皮生姜米煮粥，食用前加香菜。

饮食宜忌

宜

- ✔ 风寒外感、脱肛患者宜食；
- ✔ 食欲不振者宜食；
- ✔ 尤其适合出麻疹小孩食用。

忌

- ✘ 香菜不宜和黄瓜、动物肝脏、猪肉同食；
- ✘ 服维生素K时不应食用香菜；
- ✘ 服用补药或中药白术、丹皮时，也不宜食用；
- ✘ 患口臭、狐臭、严重龋齿、胃溃疡、生疮的人要少吃香菜。

古代名医论

李时珍说：胡荽（即香菜）到处都有种植。八月下种，阴天尤好。初生时茎柔叶圆，叶有花歧，根软而白。冬春采摘，香美可食，也可作成酸菜。胡荽是道家五荤之一。它在立夏后开细花成簇，像芹菜花，颜色呈淡紫色。五月收子，子像大麻子，也辛香。

《嘉佑本草》：消谷，治五脏，补不足，利大小肠，通小腹气，拔四肢热，止头痛，疗痧疹、豌豆疮不出，作酒喷之立出，通心窍。

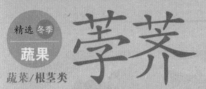

精选 冬季
蔬果

荸荠

蔬菜/根茎类

●别名
马蹄、地栗

●性味
性微寒、滑，
味甘，无毒

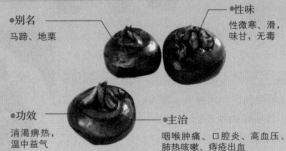

※ 荸荠在我国已有两千多年的栽培历史，而且很早就开始食用。因其味甜多汁、清脆可口，自古便有"地下雪梨"之称，我国北方更是美誉其为"江南人参"。

●功效
消渴痹热，
温中益气

●主治
咽喉肿痛、口腔炎、高血压、
肺热咳嗽、痔疮出血

疗效特征

促进生长发育 荸荠中含有丰富的磷，其含量是根茎类蔬菜中最高的。磷能促进人体生长发育和维持生理功能，对牙齿骨骼的发育有很大好处。同时它还可促进体内的糖、脂肪、蛋白质三大营养素的代谢，调节身体的酸碱平衡。

整肠通便 荸荠富含黏液质，有润肺化痰、生津作用。所含的淀粉及粗蛋白，能促进大肠蠕动，所含的粗脂肪加强了滑肠通便的作用。荸荠水煎汤汁能利尿排淋，对于小便不通有一定治疗作用。

消热解毒 荸荠生吃或煮食都可以，饭后生吃开胃下食，除胸中实热，消宿食。制粉食有明耳目、消黄疸、解毒作用。

抗菌防癌 荸荠含有不耐热的抗菌成分荸荠英，对金黄色葡萄球菌、大肠杆菌、绿脓杆菌等均有抑制作用，对降低血压也有一定效果，而且还可防治癌肿。另外其还含一种抗病毒物质，可抑制流脑、流感病毒。

选购小窍门

荸荠的盛产季节在冬春两季。选购时，应选择个体大，外皮呈深紫色，而且芽粗短的。

营养档案

100克荸荠中含有

人体必需营养素	蛋白质	1.2克
	碳水化合物	14.2克
	脂肪	0.2克
	膳食纤维	1.1克
维生素	A	3微克
	B_1	0.02毫克
	B_2	0.02毫克
	C	7毫克
	E	0.65毫克
	胡萝卜素	20微克
	尼克酸	0.7毫克
矿物质	钙	4毫克
	铁	0.6毫克
	磷	44毫克
	钾	306毫克
	钠	15.7毫克
	镁	12毫克
	锌	0.34毫克
	硒	0.7微克
	铜	0.07毫克
	锰	0.11毫克

养生厨房

荸荠海蜇汤 🍴

 + ▶ 清热+化痰+消积

荸荠　海蜇丝

● 材料

【材料】荸荠30克、海蜇丝50克。

● 做法

① 将荸荠洗净，去皮，切块；海蜇丝洗净；

② 将荸荠、海蜇丝一同放入砂锅中，加适量水，煎汤即可饮用。

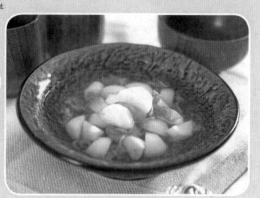

 中医课堂

‹ 主治 ›	‹ 材料 ›	‹ 用法 ›
大便下血	荸荠 60克 ●	▶ 捣汁加米酒1杯煎热，空腹饮用。
咽喉肿痛	荸荠 适量 ●	▶ 绞汁冷服，每次125克。
流感	鲜荸荠 250克 + 甘蔗1根	▶ 切段，入锅煎煮，熟后食用。
咳嗽痰多	鲜荸荠 120克 + 鲜白萝卜 250克 + 麦冬 50克	▶ 前二者捣汁，加麦冬，煎汤。

 饮食宜忌

 宜
- ✓ 一般人群均可食用；
- ✓ 适宜儿童和发烧病人食用；
- ✓ 咽喉干痛、咳嗽多痰者宜食；
- ✓ 消化不良、大小便不利及癌症患者也可多食。

 忌
- ✗ 小儿消化力弱者应忌食；
- ✗ 脾胃虚寒的人应忌食。

 古代名医论

　　李时珍说：凫茈（即荸荠）生长在浅水田中。其苗三四月出土，一茎直上，没有枝叶，状如龙须。种在肥田里的，茎粗如葱、蒲，高二三尺。其根白嫩，秋后结果，大如山楂、栗子，而脐有聚毛，累累向下伸入泥中。野生的，色黑而小，食时多滓。种植的，色紫而大，食时多汁。吴人三月下种，霜后苗枯，冬春时掘收为果，生食、煮食都很好。

精选 冬季
蔬果
杂粮/豆类

红小豆

▸别名
赤豆、赤小豆、红豆

▸性味
性平、味甘、酸，无毒

红小豆的原产地在东亚地区。红小豆的主要成分是糖类与蛋白质，此外，还富含维生素B₁、钾和食物纤维。

▸功效
消肿，解毒排脓，清热去湿，健脾止泻

▸主治
心脏病、肾脏性水肿、肝硬化腹水、脚气病、水肿、疮毒

疗效特征

消除疲劳 维生素B₁能促进糖类代谢，使脑部得到充分的能量供应，还具有消除疲劳、防治夏日病的功效。若维生素B₁不足时，身体容易疲劳，注意力会减退，也容易水肿，或引发脚气等疾病。

改善便秘 红小豆中的钾能将盐运出体外，因此能预防高血压，而食物纤维可改善习惯性便秘。

抗菌 红小豆对福氏痢疾杆菌、金黄色葡萄球菌以及伤寒杆菌等都具有显著的抑制和抵抗作用。

消肿 此外，红小豆外皮中含有皂草苷，它除了能消除水肿之外，还能降低胆固醇和中性脂肪的含量。

解毒醒酒 由于红小豆还具有强烈的解毒作用，因此可用来解除宿醉。

选购小窍门

以颗粒均匀、饱满光泽、色浓皮薄者为良品。保存红小豆时，需先密封袋口放入密封罐后，再置于阴凉场所。

营养档案

100克红小豆中含有

人体必需营养素	蛋白质	20.2克
	碳水化合物	63.4克
	脂肪	0.6克
	膳食纤维	7.7克
维生素	A	13微克
	B₁	0.16毫克
	B₂	0.11毫克
	B₆	0.39毫克
	E	14.36毫克
	K	8微克
	胡萝卜素	80微克
	叶酸	130微克
	泛酸	2.2毫克
	尼克酸	2.0毫克
矿物质	钙	74毫克
	铁	7.4毫克
	磷	305毫克
	钾	860毫克
	钠	2.2毫克
	镁	138毫克
	锌	2.2毫克
	硒	3.8微克
	铜	0.64毫克

春季水果 春季菜谷 夏季水果 夏季菜谷 秋季水果 秋季菜谷 冬季水果 冬季菜谷

红小豆竹笋汤

消肿活血＋逐血利湿

红小豆　绿豆　竹笋

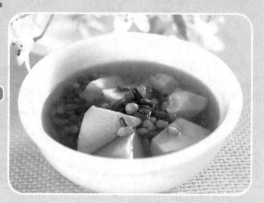

材料

【材料】红小豆100克、绿豆100克、竹笋30克。

做法

① 将竹笋洗净切块，与红小豆、绿豆置锅中，加清水500毫升；

② 先用武火煮3分钟，再用文火煮20分钟即可。

注：分2次空腹食用。

 中医课堂

主治	材料	用法
产后水肿	红小豆100克 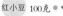	▶ 煮烂食用，每日2次。
乳汁不通	红小豆25克 ＋ 粳米适量	▶ 煮粥食用，连服3~4天。
水肿，烦渴	红小豆30克 ＋ 冬瓜50克	▶ 冬瓜切丁；先将红小豆煮沸后加冬瓜和冰糖同煮。
麻疹	红小豆适量 ＋  绿豆适量 ＋ 黑豆适量	▶ 煮熟晒干，与甘草同研末，冲服。

 饮食宜忌

 宜
- ✓ 一般人都可以食用；
- ✓ 适宜高脂血、高血压、便秘患者；
- ✓ 水肿、哺乳期妇女尤为适合；
- ✓ 红小豆宜与其他谷类食品混合食用。

 忌
- ✗ 红小豆利尿，故尿频的人应少吃；
- ✗ 忌与羊肉同食，易引起中毒。

 古代名医论

　　李时珍说：此豆以紧小而色赤黯的入药用，稍大而鲜红、淡红色的，都不能治病。它们都在夏至后播种，豆苗高一尺左右，枝叶像豇豆，叶微圆峭而小。它到秋季开花，花像豇豆花但较小些，颜色也淡一些，为银褐色，有腐气。结的豆荚长约二三寸，比绿豆荚稍大，皮色是微白带红，半青半黄时即可收取。豆可煮可炒，可做粥、饭、馄饨馅儿。

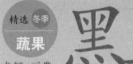

精选 冬季
蔬果

杂粮/豆类

黑豆

❀ 黑豆原产自中国东北，具有高蛋白、低热量的特性，是一种营养价值很高的食用豆类，深受人们的喜爱。

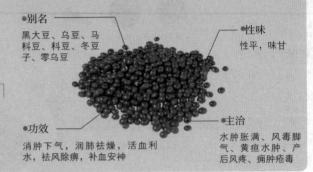

●**别名**

黑大豆、乌豆、马料豆、料豆、冬豆子、零乌豆

●**性味**

性平，味甘

●**功效**

消肿下气，润肺祛燥，活血利水，祛风除痹，补血安神

●**主治**

水肿胀满、风毒脚气、黄疸水肿、产后风疼、痈肿疮毒

营养档案●

100克黑豆中含有

人体必需营养素	蛋白质	36克
	碳水化合物	33.6克
	脂肪	15.9克
	膳食纤维	10.2克
维生素	A	5微克
	B$_1$	0.41毫克
	B$_2$	0.11毫克
	B$_6$	0.59毫克
	E	17.36毫克
	K	34微克
	胡萝卜素	30微克
	叶酸	260微克
	泛酸	1.64毫克
	尼克酸	2.0毫克
矿物质	钙	224毫克
	铁	7.0毫克
	磷	500毫克
	钾	1377毫克
	钠	3.0毫克
	镁	243毫克
	锌	4.18毫克
	硒	6.79微克
	铜	1.56毫克

疗效特征●

◦**增强细胞活力** 黑豆中蛋白质含量高达36%~40%，相当于肉类的2倍、鸡蛋的3倍、牛奶的12倍。黑豆含有人体不能自身合成的多种氨基酸，且不饱和脂肪酸含量也很高，可丰富体内磷脂，增强细胞活力。

◦**延缓衰老** 黑豆中微量元素如锌、铜、镁、钼、硒、氟等的含量都很高，而这些微量元素对延缓人体衰老、降低血液黏稠度等非常重要。

◦**美容养颜** 黑豆皮含有花青素，花青素是很好的抗氧化剂来源，能清除体内自由基，尤其是在胃的酸性环境下，抗氧化效果最好，具有养颜美容、促进肠胃蠕动的作用。

◦**活血解毒** 黑豆营养丰富，含有大量的维生素、蛋白质和矿物质，有活血、解毒、利水、祛风的功效；其中粗纤维含量高达4%，因此常吃黑豆，能摄取食物中的粗纤维，有促进消化、防止便秘的功效。

选购小窍门

优质的黑豆大而圆润，黑而有光泽。一般来说，新鲜的黑豆上附着一层白白的霜，掰开，里面为青色。

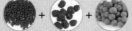

养生厨房

黑豆桂圆汤 🍴

黑豆 + 红枣 + 桂圆 ▶ 乌发+补肾+养血安神

● 材料

【材料】黑豆30克、糙米30克、红枣5枚、桂圆15克、白糖2小匙。

● 做法

① 红枣洗净、切开去除枣核；

② 黑豆、糙米洗净，分别泡发、待用；

③ 黑豆与糙米洗净后，与红枣、桂圆，加水1000毫升，煮滚后，以小火再煮30分钟，然后用滤网滤出汤汁当茶饮，其余剩料可留待以后再用。

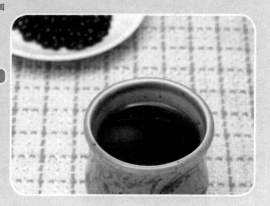

中医课堂

主治	材料	用法
烫伤	黑豆250克	煮浓汁，取适量涂患处。
高血压	黑豆200克 + 醋500克	醋浸一周后，每次嚼服30粒。
小儿夜尿	黑豆100克 + 猪瘦肉500克	煮熟任意食之。
妇女闭经	黑豆30克 + 红花8克 + 红糖50克	前二者煎煮后加红糖饮服。

✗ 饮食宜忌

宜
- ✓ 一般人群均可食用；
- ✓ 适宜高血压、心脏病患者；
- ✓ 适宜脾虚水肿、脚气水肿者、体虚之人；
- ✓ 小儿盗汗、自汗，尤其是热病后出虚汗者宜食；
- ✓ 适宜妊娠腰痛或腰膝酸软、白带频多、产后中风、四肢麻痹者食用。

忌
- ✗ 儿童及肠胃功能不良者不要多吃；
- ✗ 消化不良、气管炎、尿毒症和疔疮患者忌食黑豆。

古代名医论

李时珍说：大豆有黑、白、黄、褐、青、斑等数种颜色。黑的叫乌豆，可入药及当粮食，做豆豉。按古方称大豆（实指黑豆）解百药毒，予每试之，大不然，又加甘草，其验乃奇。

唐代陈藏器的《本草拾遗》记载，黑豆能"明目镇心，温补。久服，好颜色，变白不老。"明代李时珍所著的《本草纲目》也有"李守愚每晨水吞黑豆二七枚，到老不衰"的记载。

芡实

精选 冬季
蔬果
杂粮/谷物类

❋芡实是一年生草本植物芡的种仁，中国中部、南部各省均有种植，多生于池沼湖塘浅水中。营养丰富，可食用，也可作药用。

●别名
鸡头实、鸡头米、鸡头莲、刺莲藕、鸡嘴莲、雁头

●性味
性平，味甘、涩，无毒

●功效
固肾涩精，补脾止泄

●主治
腰膝痹痛、遗精、淋浊、带下、小便不禁、大便泄泻

营养档案

100克芡实中含有

人体必需营养素	热量	353千卡
	蛋白质	8.3克
	碳水化合物	79.6克
	脂肪	0.3克
	膳食纤维	0..9克
维生素	A	10微克
	B₁	0.3毫克
	B₂	0.09毫克
	B₆	0.02毫克
	B₁₂	110微克
	C	6毫克
	胡萝卜素	0.02毫克
	叶酸	18微克
	泛酸	0.52毫克
	尼克酸	0.4毫克
矿物质	钙	37毫克
	铁	0.5毫克
	磷	56毫克
	钾	60毫克
	钠	28.4毫克
	镁	16毫克
	锌	1.24毫克
	硒	6.03微克
	铜	0.63毫克

疗效特征

固肾补脾 芡实味甘、涩，性平，具有固肾涩精、补脾止泄的功效，其含有大量的碳水化合物，而所含的脂肪却很少，因此很容易被人体吸收。另外人体在经过服用芡实调整之后，消化系统很快就能适应其他补品了。

补中益气 芡实可补中益气，为滋养强壮性食物，和莲子有些相似，但芡实的收敛镇静作用比莲子强，适用于慢性泄泻和小便频数、梦遗滑精、妇女带多腰酸等症。它不仅能够健脾益胃，还能补充多种营养素，对消化不良、出汗多而且容易腹泻的人来说，多食芡实，可以很好地改善这种症状。

延缓衰老 在我国古代，芡实就已经被看做是永葆青春活力、防止未老先衰的食疗佳品。这是因为芡实可以调整炎夏时节脾胃所消耗的功能，在脾胃得到充实之后，再进食其他的补品补药，人体就比较容易适应了。

选购小窍门

芡实的质地好坏，首先要看外观色泽，色泽白亮、形状圆整、颗粒圆整、大小均匀、干燥的质地比较好；光泽不足，色萎，并且有硫黄味的质地较差，可能是虫蛀后再加工的。

春季水果 春季菜谷 夏季水果 夏季菜谷 秋季水果 秋季菜谷 冬季水果 冬季菜谷

饮食宜忌

宜	✓ 一般人群均可食用；
	✓ 适宜白带多、肾亏腰背酸的妇女；
	✓ 体虚尿多的儿童、小便频数的老人宜食；
	✓ 遗精早泄者、慢性腹泻者及慢性肠炎患者宜食。
忌	✗ 芡实有较强的收涩作用，因此便秘、尿赤者皆不宜用；
	✗ 妇女产后应忌食。

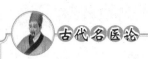 **古代名医论**

李时珍说：芡茎三月生叶贴在水面上，大于荷叶，有皱纹如毂，叶面青色而背面紫色，茎、叶都有刺。茎长达一丈多，中间也有孔有丝，嫩的剥去皮可以食用。五六月开紫花，花开时面向阳光结苞，苞上有青刺，像猬刺及栗球的形状。花在苞顶，也像鸡喙及猬喙。剥开后有斑驳软肉裹子，累累如珠。壳内有白米，形状如鱼目。

 中医课堂

‹ 主治 ›	‹ 材料 ›	‹ 用法 ›
小便不禁	芡实 20克	▶ 水煎煮。
浊病	芡实 适量 + 白茯苓适量	▶ 二者磨粉，黄蜡化蜜和丸，盐汤下。
脾虚泄泻	芡实 适量 + 山药适量 + 白术适量	▶ 水煎煮，饮服。
慢性泄泻	芡实 等份 + 莲子 等份 + 山药 等份 + 白扁豆 等份	▶ 磨研成细粉，每次30～60克，加白糖蒸熟吃。

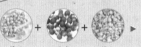 **养生厨房**

莲子芡实薏仁羹

莲子 芡实 薏仁

补气健脾+升提固摄+辅助治疗直肠脱肛症

● 材料

【材料】莲子、芡实、麦冬、薏苡仁各30克，冰糖适量。

● 做法

① 将莲子、麦冬、芡实、薏苡仁洗净，用清水浸泡20分钟；

② 将芡实、薏苡仁放入锅中，加清水，以大火煮沸后再以小火煮30分钟；

③ 然后将莲子、麦冬放入锅中，再煮20分钟左右；起锅前，调入冰糖搅拌均匀后，煮2分钟即可。

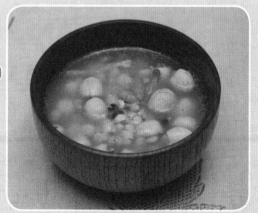

糯米

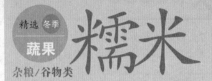

精选 冬季 蔬果

杂粮/谷物类

❀糯米为禾本科植物糯稻的种仁，在中国南方称为糯米，而北方则称其为江米，是人们普遍食用的粮食之一。由其制作成的糯米风味小吃也深受欢迎。

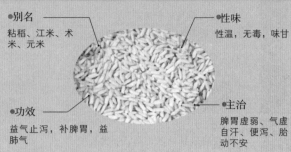

●别名
粘稻、江米、术米、元米

●性味
性温，无毒，味甘

●功效
益气止泻，补脾胃，益肺气

●主治
脾胃虚弱、气虚自汗、便泻、胎动不安

营养档案

100克糯米中含有

人体必需营养素	蛋白质	7.3克
	碳水化合物	78.3克
	脂肪	1.0克
	膳食纤维	0.8克
维生素	B_1	0.2毫克
	B_2	0.05毫克
	B_6	0.04毫克
	B_{12}	23微克
	E	1.29毫克
	生物素	120微克
	叶酸	7微克
	泛酸	0.5毫克
	尼克酸	1.7毫克
矿物质	钙	26毫克
	铁	1.4毫克
	磷	113毫克
	钾	137毫克
	钠	1.5毫克
	镁	49毫克
	锌	1.54毫克
	硒	2.71微克
	铜	0.25毫克

疗效特征

补脾胃 糯米为禾本科植物糯稻的种仁，是一种温和的补品，它含有钙、磷、铁、蛋白质、脂肪、糖类等，有补益中气、暖脾胃、止腹泻的作用，对脾胃气虚、便泻、体质虚弱者最为适宜，主要适用于脾胃虚寒所致的反胃、食欲降低、泄泻和气虚引起的汗虚、气短无力、妊娠腹坠胀等症。

益气止泻 糯米富含B族维生素，能温暖脾胃、补益中气，对脾胃虚寒、食欲不佳、腹胀腹泻有一定缓解作用。除此之外，糯米还有收涩作用，对尿频、自汗有较好的食疗效果。

滋补气血 糯米制成的酒，可用于滋补健身和治病。民间流传用糯米、杜仲、黄芪、杞子、当归等酿成"杜仲糯米酒"，饮用后有壮气提神、美容益寿、舒筋活血的功效。糯米不但可配药物酿酒，而且可以和果品同酿，如"刺梨糯米酒"，常饮能预防心血管疾病和癌症。

选购小窍门

糯米在选购时，以米粒较大，颗粒均匀，颜色白皙，有米香，无杂质的为好。若米粒发黑，有杂质则为次。

养生厨房

○ 鲫鱼糯米粥

鲫鱼　糯米

提升血压+下乳

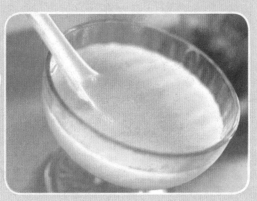

● 材料

【材料】鲫鱼500克、糯米100克。

● 做法

① 将鱼宰杀，去内脏，洗净；
② 鲫鱼与糯米同入锅内，加水煮粥至熟即可。

注：每周食用两次

 中医课堂

‹ 主治 ›	‹ 材料 ›		‹ 用法 ›
百日咳	陈年糯稻根 60克 ●		水煎去渣，加入冰糖服食。
少食欲呕	糯米 30克 ●		研末，加蜂蜜适量，煮成稀糊。
产妇或病后体虚者	糯米酒 适量 +	鸡肉适量 	蒸熟食用。
心悸失眠，便溏，水肿	糯米 250克 + 党参 10克 + 红枣 60克 + 白糖 50克 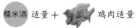 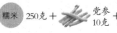		党参红枣煮30分钟后捞去党参，糯米蒸熟后淋上汤汁和白糖。

 饮食宜忌

宜	✓ 一般人群都能食用； ✓ 适宜体质虚弱者、腹泻者、脾胃虚寒者。
忌	✗ 糯米性黏滞，难于消化，不宜一次食用过多； ✗ 老人、小孩或病人更应慎用； ✗ 糯米年糕碳水化合物和钠的含量都很高，患有糖尿病、体重过重或其他慢性病如肾脏病、高脂血的人要谨慎食用。

 古代名医论

　　李时珍说：糯稻，南方水田多有种植。其性黏，可以酿酒，可以做糍粑，可以蒸糕，可煮粥，也可炒着吃。它的种类也有很多，谷壳有红、白两种颜色，有的有毛，有的无毛。米也有红、白两种颜色，红糯米酿酒，酒多糟少；白糯米粒白如霜，长三四分。

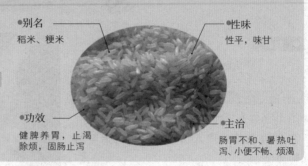

精选蔬果

大米

杂粮/谷物类

❀ 大米是稻子的子实脱壳而成的，它是中国人的主食之一，无论是家庭用餐还是去餐馆，米饭一般是不可少的。

别名 稻米、粳米

性味 性平，味甘

功效 健脾养胃，止渴除烦，固肠止泻

主治 肠胃不和、暑热吐泻、小便不畅、烦渴

营养档案

100克大米中含有

人体必需营养素	蛋白质	7.7克
	碳水化合物	77.4克
	脂肪	0.6克
	膳食纤维	0.6克
维生素	B₁	0.08毫克
	B₂	0.04毫克
	B₆	0.2毫克
	B₁₂	20微克
	C	8毫克
	E	1.01毫克
	生物素	220微克
	叶酸	3.8微克
	泛酸	0.6毫克
	尼克酸	1.3毫克
矿物质	钙	11毫克
	铁	1.1毫克
	磷	121毫克
	钾	97毫克
	钠	2.4毫克
	镁	34毫克
	锌	1.45毫克
	硒	2.5微克
	铜	0.19毫克

疗效特征

补充营养素 大米中各种营养素的含量虽不是很高，但因其食用量大，因此也具有很高的营养功效，是补充营养素的基础食物。

健脾养胃 大米是提供B族维生素的主要来源，具有预防脚气病、消除口腔炎症的重要作用，而且米粥还具有补脾、和胃、清肺的功效，对生病时或病后肠胃功能较弱者，尤其是口渴、烦热之人适宜食用。

益气养阴 此外，米汤含有大量的尼克酸、维生素B₁、维生素B₂和磷、铁等无机盐，有益气、养阴、润燥的功能，但在饮用米汤时要注意，不能过烫，避免伤害到黏膜，但也不需要太凉，否则会影响功效。

促进消化 米汤还具有一定含量的碳水化合物和脂肪等营养素，有益于婴儿的发育和健康，同时还能刺激胃液的分泌，有助于消化，并对脂肪的吸收有促进作用。

选购小窍门

优质大米颗粒整齐，富有光泽，比较干燥，无米虫，无沙粒，米灰极少，碎米极少，闻之有一股清香味，无霉变味；质量差的大米，颜色发暗，碎米多，米灰重，潮湿而有霉味。

饮食宜忌

宜
- ✓ 一般人群均可食用，老弱妇孺皆宜；
- ✓ 病后脾胃虚弱或有烦热口渴的病人更为适宜；
- ✓ 宜煮粥、蒸米饭，这种形式最容易被消化和吸收。

忌
- ✗ 在煮米粥时，切记不要加碱，否则会造成大米中维生素的破坏。

大米面面观

【出产地】我国大部分地区都有种植。
【所属科系】属禾本科稻谷的种子。
【成熟周期】稻谷在我国有早稻、中稻和晚稻之分，所以其相应的生长期为早稻90~125天，中稻125~150天，晚稻150~180天。
【储藏方法】
①相对湿度在75%，气温在15℃以下为宜，应保持阴凉干燥。
②可通过日晒或放置花椒来防虫、驱虫。
③储藏时间不易过久，避免陈化。

中医课堂

主治	材料	用法
止咳定喘，祛痰润燥	大米50克 + 杏仁20个左右	大米快煮熟时加杏仁继续煮，熟后加白糖或食盐。
风寒咳嗽	大米50克 + 葱白头10克 + 生姜10克	生姜、葱白切末；大米煮熟后加入二者，略煮即可。
鼻塞声重	大米50克 + 防风15克 + 葱白头10克 + 生姜10克	大米煮熟前加防风、葱白和生姜，熟后加盐即可。

养生厨房
果仁粥

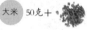 白果 大米 ▶ 下气+平喘+止咳

● 材料
【材料】白果10克、浙贝母10克、萝卜种子15克、大米100克。
【调料】盐、麻油适量。

● 做法
① 白果、大米洗净，与浙贝母、萝卜种子一起装入瓦煲内；
② 加入2000毫升清水，烧开后改为小火慢煮成粥样调味。

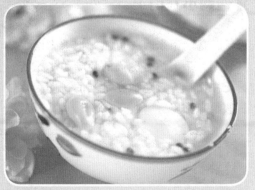

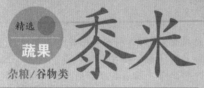

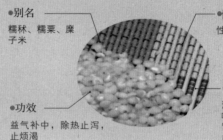

精选蔬果 黍米

杂粮/谷物类

※ 黍米是禾本科植物黍的种子，我国主要的粮食作物，被列为五谷之一。黍米是一种营养丰富的杂粮，一般在夏秋季节采收。

● 别名

糯秫、糯粟、穈子米

● 性味

性平，味甘，无毒

● 功效

益气补中，除热止泻，止烦渴

● 主治

泻痢、烦渴、吐逆、咳嗽、胃痛、小儿鹅口疮、烫伤

疗效特征

○ 保肝解毒　黍米是一种营养丰富的杂粮，其含粗蛋白16%、淀粉59%、油5%（脂肪酸为棕榈酸），含糖较多，具有供给热量、保肝解毒的作用。

○ 补中益气　黍米在中医学中被列为具有"补中益气"作用的食疗佳品。黍米中所含的脂肪主要有棕榈酸、廿四烷酸、十七烷酸、油酸、亚油酸、异亚油酸等，均有利于生长发育。

○ 促进消化　黍米中所含的粗纤维、灰分、黍素等物质有促进消化、滋补身体等功效。

○ 调补机体代谢　黍米中还含有多种米、麦中所缺乏的氨基酸，对调补机体代谢十分重要。

○ 辅助疗效　此外，黍米还有治疗小儿鹅口疮及水火烫伤的功效。

选购小窍门

选购黍米时，可抓一把黍米两手轻摩，手上沾有糠面的为新黍米，若无糠面且有黄色沾在手上的，即为掺假黍米。

营养档案

100克黍米中含有

人体必需营养素	蛋白质	9.2克
	碳水化合物	73.3克
	脂肪	3.2克
	膳食纤维	1.6克
维生素	A	17微克
	B$_1$	0.67毫克
	B$_2$	0.12毫克
	B$_6$	0.18毫克
	B$_{12}$	73微克
	E	3.63毫克
	生物素	143微克
	胡萝卜素	0.19毫克
	叶酸	29微克
	泛酸	1.7毫克
	尼克酸	1.6毫克
矿物质	钙	9毫克
	铁	5.6毫克
	磷	240毫克
	钾	239毫克
	钠	9毫克
	镁	107毫克
	锌	2.08毫克
	硒	4.74微克
	铜	0.54毫克

春季水果　春季菜谷　夏季水果　夏季菜谷　秋季水果　秋季菜谷　冬季水果　冬季菜谷

养生厨房

武乡枣糕 🍴

黍米　大枣 ▶ **解热消毒+祛邪安中**

● 材料

【材料】黍米面1000克、大枣500克。

● 做法

① 用温水将黍米面搅拌成碎粒状，将大枣洗净泡软；

② 蒸锅置于旺火上，水沸后套上瓦甑铺纱布。把黍米面粒撒入甑内约6厘米厚，摆一层大枣再撒一层黍米面粒，如此反复，直至甑满；

③ 蒸熟后倒出用湿布盖住，冷水拍压，切片食用即可。

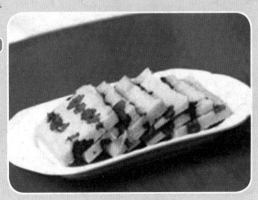

中医课堂

＜ 主治 ＞	＜ 材料 ＞	＜ 用法 ＞
解热止渴泻	黍米 适量	▶ 炒黄，煎汤取汁，分次食用。
补肺止咳	黍米 适量	▶ 煎汤内服。
小儿鹅口疮	黍米 适量	▶ 煮汁涂在患处，禁饮用母乳。
烫伤	黍米 适量	▶ 研末调敷。

✕ 饮食宜忌

宜
- ✓ 一般人群均可食用；
- ✓ 适宜体弱多病者；
- ✓ 面生疥疮、阳盛阴虚、毒热、毒肿者宜食。

忌
- ✕ 黍米性黏腻难消化，因此脾胃功能弱者不宜多食、久食；
- ✕ 忌与牛肉同食。

古代名医论

李时珍说：黍即稷之黏者，也有红、白、黄、黑几种。三月种的为上时，五月即熟。四月种的为中时，七月即熟。五月种的为下时，八月才熟。白黍米的黏性次于糯米，红黍米黏性最强，可以蒸着吃，也可煮粥。

《名医别录》中记载：丹黍米，主咳逆、霍乱、止泻、除热、止烦渴。黍米在中医中药学中被列为具有"补中益气"食疗价值的食品。

白菜

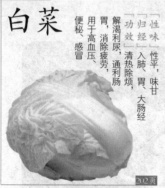

[性味] 性平，味甘
[归经] 入肺、胃、大肠经
[功效] 清热除烦，解渴利尿，通利肠胃，消除疲劳，用于高血压、便秘、感冒

202页

萝卜

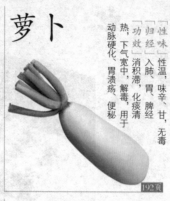

[性味] 性温，味辛、甘，无毒
[归经] 入肺、脾经
[功效] 消积滞，化痰清热，下气宽中，解毒，用于动脉硬化、胃溃疡、便秘

192页

蒜

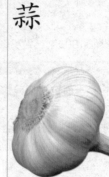
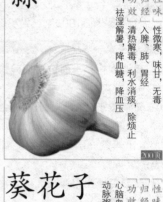

[性味] 性微寒，味甘，无毒
[归经] 入脾、肺、胃经
[功效] 清热解毒，利水消痰，降血糖，降血压，祛湿解暑，除烦止渴

200页

大枣

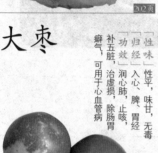

[性味] 性平，味甘，无毒
[归经] 入心、脾、胃经
[功效] 润心肺，止咳，补五脏，治虚损，除肠胃癖气，可用于心血管病

176页

番茄

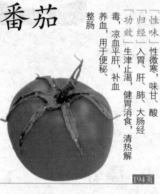

[性味] 性微寒，味甘、酸
[归经] 入胃、肝、肺、大肠经
[功效] 生津止渴，健胃消食，清热解毒，凉血平肝，补血养血，用于便秘，整肠

194页

葵花子

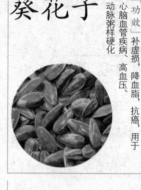

[性味] 性平，味甘
[归经] 入肝、肾、大肠经
[功效] 补虚损，降血脂，抗癌，用于心脑血管疾病、高血压、动脉粥样硬化

184页

姜

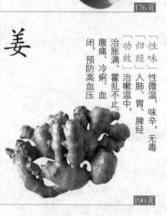

[性味] 性微温，味辛，无毒
[归经] 入肺、胃、脾经
[功效] 治嗽温中，治胀满、霍乱不止，腹痛、冷痢、血闭，预防高血压

190页

黍米

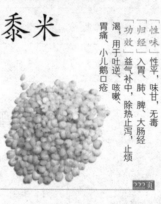

[性味] 性平，味甘，无毒
[归经] 入胃、肺、脾、大肠经
[功效] 益气补中，除热止泻，止烦渴，用于吐逆、咳嗽、胃痛、小儿鹅口疮

222页

银耳

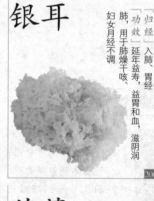

[性味] 性平，味甘
[归经] 入肺、胃经
[功效] 延年益寿，益胃和血，滋阴润肺，用于肺燥干咳，妇女月经不调

206页

芥菜

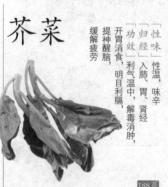

[性味] 性温，味辛
[归经] 入肺、胃、肾经
[功效] 利气消痰，明目利膈，解毒消肿，开胃消食，提神醒脑，缓解疲劳

188页

香菜

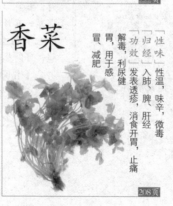

[性味] 性温，味辛，微毒
[归经] 入肺、脾、肝经
[功效] 发表透疹，消食开胃，解毒，利尿健胃，用于感冒，减肥

208页

茼蒿

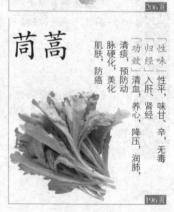

[性味] 性平，味甘、辛，无毒
[归经] 入肝、肾经
[功效] 清血，养心，降压，润肺，清痰，预防动脉硬化，美化肌肤，防癌

196页

黑豆

[性味] 性平，味甘
[归经] 入脾、肾、心经
[功效] 消肿下气，润肺祛燥，活血利水，祛风除痹，补血安神

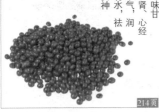

214页

红小豆

[性味] 性平，味甘、酸，无毒
[归经] 入心、小肠经
[功效] 解毒排脓，清热去湿，健脾止泻，用于肾脏性水肿、肝硬化腹水、疮毒

212页

芡实

[性味] 性甘，涩，无毒
[归经] 入脾、肾经
[功效] 固肾涩精，补脾止泄，用于腰膝痹痛、遗精、小便不禁、大便泄泻

216页

甘蔗

[性味] 性寒，味甘
[归经] 入肺、胃、脾经
[功效] 清热解毒，和胃止呕，滋阴润燥，止渴，用于反胃呕吐、呃逆

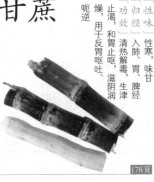

178页

荸荠

[性味] 性微寒，滑，味甘，无毒
[归经] 入肺、胃经
[功效] 消渴痹热，温中益气，用于咽喉肿痛、口腔炎、高血压、痔疮出血

210页

核桃

[性味] 性温，味甘
[归经] 入肾、肺、大肠经
[功效] 固精强腰，温肺定喘，润肠通便，美肤，稳定精神，减缓衰老

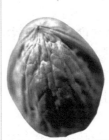

182页

竹荪

[别名] 别名：竹参、竹姑娘、竹笙、面纱菌、网纱菌
[功效] 益气补脑，宁神健体，用于咳嗽、糖尿病、高血压、高脂血症、贫血

204页

榴莲

[性味] 性温，味甘、淡
[归经] 入肝、肾、肺三经
[功效] 滋阴强壮，疏风清热，用于精血亏虚、黄疸、皮肤瘙痒、疥癣等症

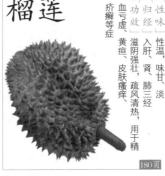

180页

芹菜

[性味] 性凉，味甘辛，无毒
[归经] 入肺、胃、肾、肝经
[功效] 清热除烦，平肝，凉血止血，用于血管硬化、水消肿、头痛脑涨

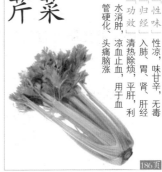

186页

糯米

[性味] 性温，味甘，无毒
[归经] 入脾、胃、肺经
[功效] 益气止泻，补脾胃，益肺气，用于气虚自汗、便泻、安胎、解毒疗疮

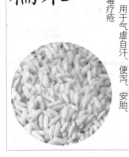

218页

大米

[性味] 性平，味甘
[归经] 入脾、胃经
[功效] 益气止泻，健脾养胃，止渴除烦，固肠，用于肠胃不和、小便不畅、烦渴

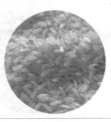

220页

葱

[性味] 性平，味辛，无毒
[归经] 入肺、胃二经
[功效] 发汗解表，散寒通阳，解毒散凝，消除疲劳，用于感冒、食欲不振

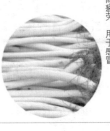

198页

冬季气候寒冷，寒气凝滞收引，人体气机、血运不畅，从而导致许多旧病复发或加重，所以冬季养生要注意防寒，服用补药补品，有利于吸收储存，对身体健康有利。

冬季养生饮食宜忌

冬季养生饮食之宜

⊙冬季饮食养生宜坚持"三要"

根据冬季的季节特点，冬季饮食宜坚持"三要"。一要御寒。人怕冷与其体内缺乏矿物质有关，因此，在注重热量时，冬季还应补充矿物质。二要保温。保温要强调热能的供给，宜食肉类、蛋类、鱼类及豆制品等。三要防燥。冬季干燥，人们常有鼻干、舌燥、皮肤干裂等症状，因此，在饮食中补充能有效保湿和缓解干裂的维生素 B_2

和维生素 C 十分有必要。维生素 B_2 多存于动物的肝、蛋和乳酪中，维生素 C 多存于新鲜蔬菜和水果中。

⊙冬季避免肥胖宜科学饮食

冬季人体运动少，能量消耗也少，在和其他三季摄入同样食物的情况下，冬季的能量更容易化为脂肪储存在人体内。现代医学研究认为，避免肥胖，关键在于控制和平衡饮食。人体中能促进脂肪堆积的胰岛素在早晨含量最少，而傍晚最高，因此我们可以在上午多吃一点，同时，要严格控制晚餐的进食量。另外，还要多吃新鲜蔬菜和水果，增加维生素的摄入量，主食也要尽量粗杂一点。

⊙冬季护肤养颜宜补充维生素

冬季干冷的天气对皮肤无疑是种巨大的考验，皮肤也因此常出现干涩、粗糙、皱纹等。为了在冬日更好地护肤，宜在饮食中适当补充各种维生素。如维生素A，在韭菜、菠菜、萝卜、南瓜和动物肝脏中含量较多，能够防止皮肤干涩、粗糙；B族维生素，在动物肝脏、豆类、花生中含量较多，可以平展皱纹，防止脂溢性皮炎和酒渣鼻等皮肤病的发生。特别是维生素C，它是一种活性很强的物质，参与机体的生理氧化还原过程，是机体代谢不可缺少的，而且具有抗感染的作用。要知道呼吸道感染（冬季更常见）可增加血液凝集，从而导致

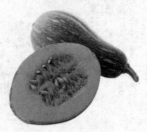

心肌梗死或脑卒中发生。维生素 C 在蔬菜和水果中几乎都可见它的身影，充足的维生素 C 能有效防止皮肤发生出血性紫癜。富含维生素 C 的食品，能有助于防止心肌梗死、脑卒中的发生，特别是在冬季。因此，为了提高人体抵御寒冷的能力，预防

心肌梗死和卒中等病的发生，冬季应多食鲜枣、柚子、柿子、柑橘等含维生素 C 量丰富的水果及绿叶蔬菜。另外，中老年人在冬季还应多吃含蛋白质较高的食品，如豆类、瘦肉、鲜鱼、蛋类、奶等，以增加热量，增强免疫力。

⊙冬季提神健脑宜补充铁质

冬季的气候会让我们变得异常慵懒。如何改善慵懒状况，让我们的思想、精神依然充满活力？专家认为人体需要补充铁。铁质是产生人体能量的主要介质，它担负着向人体器官和肌肉输送氧气的重要任务。人体内缺乏铁质就会导致贫血，使人感到头晕、乏力。虽然猪肝和瘦肉是铁

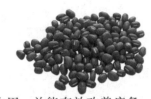

质的最佳来源，但经常吃一些红豆、黑豆或黄豆，也能起到补充铁质的作用，并能有效改善疲惫、无力的状况。当然，菠菜、麦片、香蕉、草莓、金枪鱼和脱脂酸奶都是不错的食物选择。

⊙冬季饮食养生宜补阳气

冬季天寒地冷，饮食也应该以补阳为主，多吃些增强机体御寒能力的饮食，如羊肉、狗肉、牛肉、鹿肉、荔枝、海带、牡蛎等，还应吃些富含糖、蛋白质、脂肪、维生素和无机盐的食物，如海产品、鱼肉类、家

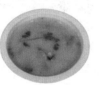

禽类食物。当然，冬季也流行煲汤、熬粥。很多人喜欢喝姜枣汤，这对身体御寒能力的提高、免疫力的增强都是很有好处的。此外，还应喝些虾米粥、牛肉粥、狗肉红枣汤、海带汤，等等。总之，冬季的饮食除了考虑个体不同情况外，主要目的应放在补阳御寒上。只有这样，才能在饮食上帮助人们御寒。

⊙冬季防感冒宜多吃红色食品

冬天的低温天气，使过惯了温暖日子的人们受尽了众多疾病的困扰。特别是感冒和支气管炎喜欢侵袭缺少锻炼的中青年人。因此，在冬季预防感冒或反复感冒已经成为很多人共同的话题。一些营养专家

建议冬季应多吃南瓜、洋葱、山楂、红辣椒、胡萝卜和番茄等红颜色的食品，其中所含的 β–胡萝卜素可防治感冒。此外，每天喝一杯酸奶、喝一碗鸡汤也能有效预防流感。

⊙冬季养生宜适当补充零食

冬季人体热量低，胃肠功能不济，单纯依赖正餐获取的营养往往有失周全，适当补充些零食会有益健康。咀嚼零食可以让我们的脸部肌肉增加运动，避免冬季常

见的肥胖脸，还可以增添唾液，给口腔洗澡。最主要的是能

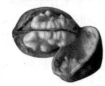

为我们提供营养，如葡萄干、巧克力、糖果等，为补充热量的

良好供源。坚果中的核桃，补钙又益智、健脑。栗子可护肾、暖胃。山楂有助于消化油脂、降低血脂，增添胃蛋白酶活性，推动胃肠蠕动活力，防治"食滞"，促进消化。不过，补充零食时可千万不能忽视正餐。

⊙冬季补充营养宜吃荞麦

荞麦在所有谷类中被称为最有营养的食物，富含淀粉、蛋白质、氨基酸、维生素 P、维生素 B_1、维生素 B_2、芦丁、镁、总黄酮，而且含有的膳食纤维是一般精制大米的 10 倍，含有人体必需的氨基酸占 92%。人们都喜欢食用荞麦，尤其是日本，自从荞麦从唐朝由中国传入后，荞麦食品便风行日本诸岛，光吃法就达到 100 多种。至今日本仍然把荞麦列为保健食品。入冬后，常常吃些荞麦食品更有益于健康。荞麦中所含热量虽高，但不会引起发胖，是冬季不可多得的养生食品。冬季是脑出血和消化性溃疡出血的高发期，

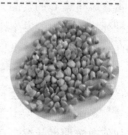

由于荞麦含有丰富的维生素 P，对血管系统有保护作用，可以增强血管壁的弹性、韧度和致密性。高血压、冠心病等易受气候变化的影响，荞麦中含大量的黄酮类化合物，尤其富含芦丁，能促进细胞增生和防止血细胞的凝集，还有降血脂、扩张冠状动脉、增强冠状动脉血流量等作用。荞麦含有丰富的镁，能促进人体纤维蛋白溶解，使血管扩张，抑制凝血块的形成，具有抗栓塞的作用，也有利于降低血清胆固醇。

⊙冬季清肺润喉宜多吃橄榄

橄榄又名青果，是一种硬质肉果。初尝橄榄味道酸涩，久嚼后方觉满口清香，回味无穷。土耳其人将橄榄、石榴和无花果并称为"天堂之果"。橄榄果肉含有丰富的营养素，食用新鲜橄榄有益人体健康，特别是其含钙较多，对儿童骨骼发育有帮助。新鲜橄榄还可解煤气中毒、酒精中毒和鱼蟹之毒。中国隆冬腊月气候异常干燥，橄榄中含有大量鞣酸、挥发油、香树脂醇等，具有滋润咽喉、抗炎消肿的作用，常吃橄榄可以清肺润喉。中医素来称橄榄为

"肺胃之果"，其对于肺热咳嗽、咯血也颇有益处。另外，橄榄味道甘酸，含有大量水分及多种营养物质，能有效补充人体的体液及营养成分，具有生津止渴之效。对于干冷的冬季，橄榄也能派上用场。冬季是吃火锅的好季节，火锅一般与酒相伴，如果发生醉酒现象，橄榄能帮助解除酒毒，并可安神定志。这与橄榄中含有大量碳水化合物、维生素、鞣酸、挥发油及微量元素等有关。

⊙冬季宜适当吃点甘寒之食

冬季在抵御寒气的同时，也要注意，散寒助阳的温性食物往往含热量偏高，食用后体内容易积热，常吃会导致肺火旺盛、口干舌燥等。中医学认为，可选择一些甘寒食品来压住燥气。在冬天，可选择的甘寒食物比较多。例如，可在进补的热性食物中添加点甘草、茯苓等凉性药材来减少热性，避免进补后体质过于燥热。平时的饮食中，也可以选用凉性食物，如龟

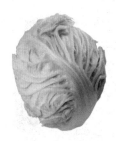

肉、鳖肉、兔肉、鸭肉、鹅肉、鸡肉、鸡蛋、海带、海参、蜂蜜、芝麻、银耳、莲子、百合、白萝卜、大白菜、芹菜、菠菜、冬笋、

香蕉、梨、苹果等。冬季很多人喜欢炖牛肉，最好在其中加点萝卜。民间有"冬吃萝卜夏吃姜，不用医生开药方"的说法。这是因为，萝卜味辛甘、性平，有下气、消积、化痰的功效，它和温燥的牛肉可以调剂平衡，不仅补气，还能消食。

⊙冬季饮红茶宜适当补锌

冬日饮红茶对人体健康很有好处。不过，还要注意，在饮红茶时需要适当补充锌。因为红茶中含有能使人体内锌减少的成分，长期或过多饮红茶，会导致人体缺锌。缺锌会影响 RNA 和 DNA 的合成，它们是人体每个细胞必含的物质，对蛋白质

和酶素的合成，有着重要的作用。缺锌还会导致人体抵抗疾病的能力减弱或者疾病恢复慢。含锌量多的食物品种并不少，如乳类、牡蛎、苹果、粗粮、海产品和动物肝脏等。蔬菜和坚果含锌量最丰富。

冬季养生饮食之忌

⊙冬季阴虚者忌食用偏温性食物

阴虚患者一般表现为心烦、易于激动、失眠心悸、舌红少苔等症状。补益食物一般分为偏寒性和偏温性两种。对于阳虚和气虚，食用偏温性食物并无坏事，但是对

于阴虚、血虚者来说，如果食用羊肉、狗肉、桂圆、核桃等一类的偏温性食物，更容易助长火气，严重的还会引发口干舌燥、口疮面疮等情况。

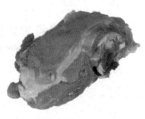

⊙冬季进补忌凡补必肉、凡虚必补

冬季进补效果最好，动物性肉类是补品中的首选，不仅营养丰富，味道也是鲜美可口。但是冬季人体代谢较其他季节缓慢，身体本来就容易聚集脂肪，凡补必肉的做法会严重考验人的消化功能，让肠胃不堪重负。进补非但不能食用高蛋白类和高脂肪类的肉类，反而应该尽量追求清淡的饮食，脂肪肝、血脂高、体重超重者尤其应该如此。只要不挑食，花样多，粗茶淡饭也是可以的。冬季进补忌凡虚必补，冬季是进补的最佳时节，而"虚则补之"是冬季药膳进补的基本

原则。不过，"虚"分阴虚、阳虚和气虚、血虚等，不能凡虚必补。如果不能根据"虚"的具体情况而胡乱食用药膳，很容易火上加油或加重病情。所谓补，是在身体已经没有外邪的情况下，根据身体具体状况进行适宜的调理，如果是慢性病或急性病发作者，应该暂停原先吃的补品。另外，在消化道疾病发作的时候，一般是不提倡进补的，否则，会对肠胃产生更大的刺激影响。

⊙冬季关节疼痛者忌饮酒

冬天气候寒冷，容易导致关节屈伸不利。一些患有关节炎的患者，这时候往往会病情加重，因此，他们认为喝酒是个很不错的保健方法，一则可以驱除寒冷，二则可以活血利关节。但长期饮酒可加速骨钙的丢失，导致腿脚软弱无力，关节不利，腰背疼痛；经常饮酒能促使内源性胆固醇的合成，使血浆胆固醇及甘油三酯浓度升高，造成动脉粥样硬化。因此，关节疼痛者在冬天，除了正常的治疗外，应摄入足够量的营养物质，充分日照，适当运动。

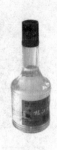

⊙冬季蔬菜忌"一洗而过"

天气转冷的冬季，市场上大棚里生产的蔬菜越来越多。许多人认为，大棚蔬菜干净，洗起来省事，于是常常"一洗而过"。其实天气寒冷，植物所进行的光合作用不能完全将农药吸收。多数进入大棚种植的植物对农药的需要量更大，农药残留量也会更大。植物在大棚中生长环境相对密集，使用农药的浓度会高于农田，农药的自然稀释很慢，未被分解的农药也会更多地残留在叶子和果实上。如果食用了农药残留较多的蔬菜，极易发生食物中毒。越是大棚里的蔬菜，越要仔细清洗。所以，冬天购买蔬菜水果要在正规的集贸市场或超市，这些场所的蔬菜水果一般都经过农药残留检测，合格才能上市，不要认为田间地头和流动摊贩的水果蔬菜最新鲜而盲目购买，这些未上市的果蔬大多没有经过抽检，不能保证农药残留是否合格。此外，食用蔬菜时最好在水中充分清洗浸泡，食用水果时尽量削皮，葡萄等不好去皮的水果要经半小时浸泡后再食用。要用温水将蔬菜充分浸泡 20 分钟以上，并彻底冲洗 3 次。还可以用头一两次的淘米水洗菜，能有效减少蔬菜上的农药残留。像生菜等叶子卷曲的蔬菜要把叶子充分平整再洗，能够去皮的蔬菜尽量去皮食用。

⊙冬季忌盲目食用狗肉

狗肉是冬季人们的美味佳肴，内含丰富的蛋白质、脂肪、肌酸和铁、钙等微量元素，能补脾胃、强筋骨、益血脉。不过，吃狗肉一定要讲究卫生，否则对健康反而有害。狗肉中常寄生一种叫旋毛虫的寄生虫，人食用狗肉，这种寄生虫就会进入人体导致人感染旋毛虫病。往往会引起人们消化、呼吸和循环系统的多种疾病，严重时还会危及生命。如果要预防这种病，人们最好购买已经过卫生部门检疫过的狗肉。另外，将狗肉洗切后要放在水中煮约半小时，而且在狗肉剁好后，手还要用醋或肥皂水浸泡洗净，以防感染诸如狂犬病之类的病毒。

⊙冬季热淋患者忌食南瓜

中医学认为，热淋为泌尿系统感染发炎所致，在饮食方面，应食寒凉清热通淋之物，忌食温热之物。南瓜属温热性食物，热淋患者食用南瓜后，会导致小便更为艰涩，甚至滴沥灼热疼痛、小便下血等。这些症状都是尿道排毒不畅的表现。所以，冬季热淋患者忌食南瓜。

⊙冬季忌用喝酒、过热饮料来御寒

喝酒能促进体内血液循环，使全身发热。冬天气候寒冷，很多人都喜欢在冬天喝酒来御寒，产生了所谓"饮酒能抗寒"的理论。这种理论其实是生活中一些人的认识误区。喝酒确实能使人温暖，有发热的感觉，不过，此时饮酒只是麻痹了人对冷的感觉，而且这种热量仅仅是暂时的，等酒劲一过，人会更寒冷，并能使抗寒能力减弱或者发生意外，出现头痛、感冒甚至冻伤等症状。冬季御寒忌喝过热的饮料，

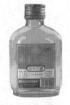

冬天的天气会让人不由自主想拥有温暖的东西，对于饮料，很多人似乎认为温度越高越好，其实人是不能喝过热的饮料的。因为饮用温度过高的饮料，会造成广泛的皮肤黏膜损伤。蛋白质会在43℃开始变性，胃肠道黏液在温度达60℃时会产生不可逆的降解，在47℃以上时，血细胞、培养细胞和移植器官会全部死亡。因此，冬季经常饮用过热的饮料，对身体器官是有害无益的。

⊙冬季肉类忌与茶水相混食

有的人在吃肉食或海味等高蛋白的食物时或之后，都喜欢喝茶，以为能促进消化。其实，茶饮中含大量的鞣酸和这些高蛋白结合，会产生具有收敛性的鞣酸蛋白质，使肠胃蠕动减慢，延长身体粪便在肠

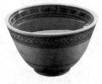

道里的滞留时间，既容易形成便秘，还增加有毒和致癌物质被人体吸收的可能性。所以在吃肉食和海味后不宜饮茶，吃的时候更不应喝浓茶，在冬季吃狗肉或羊肉更应如此。

⊙冬季感冒忌随便进补

感冒是冬季的常见病，如果是轻度感冒，可以多喝水，让体内的毒随体液排出来，从一定程度上解表散寒、和胃补中，

从而减轻感冒症状。 但如果已经发展到了重感冒，还伴有发热头痛，这时最好不要进补，否则可能外邪不清，既耽误感冒的治疗，又得不到进补的效果。

第五章·蔬果营养功效面面观

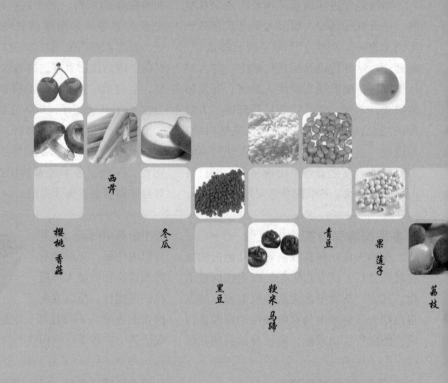

樱桃 香菇

西芹

冬瓜

黑豆

粳米 马蹄

青豆

果 莲子

荔枝

自古以来，我国就有『药食同源』之说，许多食物即药物，它们之间并无绝对的分界线。和有『四性五味』之分的中药材相比，水果和蔬菜也被分为寒性、热性、温性、凉性，另外，寒热偏性不明显的即为平性蔬果。不同属性的水果和

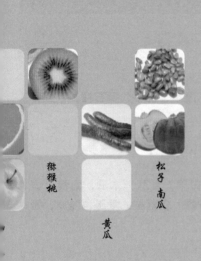

猕猴桃

松子 南瓜

黄瓜

蔬菜对人体所起到的食疗功效也各不相同。如寒凉性蔬果具有清热降火、解暑除燥之功效，能消除或减轻热症；温热性蔬果则有温中补虚、驱除寒症之功效，可以使人体的能量代谢率提高，增加人体的能量；平性蔬果则容易消化，具有开胃健脾、强壮补虚之功效，适合任何

体质者食用。了解蔬果的属性，再针对自己的体质食用，对身体将大有裨益。

此外，科学食用水果和蔬菜还要因人制宜、因病制宜。不同病症、职业、性别、年龄的人群的蔬果饮食宜忌也有所差异。只有综合考虑自身情况，选择适合自身的蔬果才有利于健康。

常见水果、蔬菜属性表

属性	水果名称
热	榴莲，樱桃核
温性	金橘，板栗，核桃，樱桃，荔枝，柑，桃，魔芋，佛手，番石榴，苹果，青梅，金枣，红枣，杏
平性	菠萝蜜，菠萝，李子，生红枣，印度枣，白果，甘蔗，木瓜，葡萄，橄榄，凉粉果，火龙果，人心果，红毛丹，柠檬，番荔枝，爱玉，酪梨，番龙眼，乌梅
凉性	柳橙，草莓，枇杷，梨，罗汉果，白梨，橘子，沙梨，仙桃，百香果，青苹果，金苹果，胖大海，生藕，无花果，柿子
寒性	奇异果，香蕉，水梨，柚子，西瓜，香瓜，猕猴桃，山竹，葡萄柚，哈密瓜
偏性	山楂（微温，温），木瓜（温，平），甘蔗汁（平，微寒），杨桃（平，微寒），菠萝（微寒，平），西瓜（凉，寒），杜果（温，凉），李子（微温，凉），咖啡豆（平，温），龙眼（平，温），柑子（平，凉），桃子（平，微温），柠檬（凉，微寒，平），桑葚（凉，微寒），梨子（微寒，寒），甜橙（平，微温），梅（平），苹果（平，微凉），番石榴（平，温），无花果（凉，平），杨梅（温平），椰子（寒，凉，平）

属性	蔬菜名称
热性	辣椒，山葵，干姜，花椒，胡椒
温性	熟藕，韭菜，洋葱，芥菜，大蒜，香菜，葱，生姜，淡菜，九层塔，糯米，刀豆，灵芝，高粱，香椿子，八角，茴香，罗勒，小茴香，薤白
平性	胡萝卜，花椰菜，青椒，茼蒿，甘蓝，四季豆，香菇，扁蒲，银耳，黑木耳，番薯，芋头，黄豆，玉米，芝麻，黑豆，花生，山药，熟萝卜，藕节，豌豆，蚕豆，豆角，土豆，莲子，包菜，猴头菇，燕窝，赤小豆，番杏，燕窝菜，土人参，白扁豆，蘑菇，油菜，南瓜，油菜子，香椿叶
凉性	黄瓜，红凤菜，菠菜，洋菇，莴笋，丝瓜，生萝卜，大头菜，发菜，茄子，芹菜，黄花菜，薏苡仁，生菱角，芥蓝，大麦，枸杞幼芽，牛蒡根、叶，水芹菜，豆薯，白菜叶，苦麦菜，芦笋，落葵全株，豆腐
寒性	绿豆，绿豆芽，苦瓜，竹笋，西洋菜，空心菜，茭白笋，海带，冬苋菜，马齿苋，生藕，马蹄，芦荟，海藻，蕨菜，冬葵嫩叶，山韭菜，海带，石花菜，落葵叶
偏性	刀豆（平、温），大头菜（温、凉），白菜叶（凉），白菜全株（微寒），白地瓜叶（微凉），竹笋（微寒），黄花菜（微寒、凉），红豆（平、偏凉），茭白（凉、寒），马蹄（凉、微寒），苋菜（微凉、凉），瓠瓜（微寒、平），紫菜（凉、平、寒），黄豆芽（微寒、平），莴笋（微寒、凉），绿豆（凉、寒），荞麦（凉、寒），冬瓜（微寒），金针菇（寒、平），生藕（凉寒），西红柿（平、凉、微寒）

常见病症适宜食用的蔬果及应忌食、少食的东西

病症	适合食用的蔬果	忌食或少食
感冒	马蹄，南瓜，苦瓜，萝卜，莲藕，山药，香菜，白菜，青葱，生姜，大蒜，茼蒿，西蓝花，辣椒，橄榄枇杷，草莓，菠萝，杜果，梨，山楂	辣椒，蒜头，花生，腰果，橘子，胡椒等油腻、辛辣、燥热食物，冰冷食物，汽水，可乐等龙眼：风寒感冒不宜食。柠檬：伤风感冒发烧，咳嗽者少食。西瓜：初期少食。柿子：风寒感冒不宜吃
咳嗽	土人参，牛蒡子，百合，野百合，向日葵，盘龙参，乌梅，马蹄，鼠曲草，黄花菜根白萝卜，南瓜子，茄子，香菜，白菜，韭菜，芹菜，菠菜，土豆，银耳，芥菜柿饼，杏仁，白果，红甘蔗，枇杷，葡萄柚，柑橘。柠檬：化痰止咳，中暑烦渴。梨：热咳。乌梅：止久咳。红枣：润肺，止咳。土芋：去热咳。苹果：润肺化痰，补脑益血，消食顺气。生花生：润肺，治燥咳	蒜头，橘子，腰果，炒花生，胡椒等辛辣、燥热食物，油炸食物，酒类白梨寒咳忌食
百日咳	丝瓜，马蹄，胡萝卜，白菜，梨，橘子，荔枝，杏，红枣。干咳：生花生、百合、野菊花	辛辣、油腻食品，生冷水果
哮喘	白萝卜，马蹄，白萝卜子，鼠曲草，灵芝，桃子，葡萄。杏仁：去痰止咳、平喘、润肠。核桃：虚寒喘咳、温肺甜瓜，柿子。喘咳：山药，莲藕，洋菇，莲子，韭菜，芝麻	辛辣、油腻食品百香果，生梨，西瓜，香蕉，柿子，马蹄。柳橙：肺寒喘者慎用
气喘	南瓜，山药，杏仁，石榴，杏仁，白果，核桃，山药。咳喘：橙子，柚子，洋菇，莲子，莲藕，芝麻	竹笋，蒜头，香蕉，芥末，百香果，柠檬，可乐，油炸食品，虾，蟹，小卷，烟酒，糯米食品，罐头类食品，泡面橘子，柳橙，辛辣食品

病症	适合食用的蔬果	忌食或少食
气管炎	南瓜，芹菜	辛辣、油腻食品，温补食品，烟，酒，忌过食甜品
支气管炎	水梨，木瓜，板栗，白果，豆浆，豆腐，牛乳，白萝卜，马蹄，茄子，菠菜，银耳，丝瓜，白菜，芝麻，黄豆类制品，胡萝卜，花生，芦笋，杏仁，柿子，核桃，番石榴，苹果，草莓，葡萄，枇杷，菠萝，樱桃，银杏，红甘蔗，柚子，杨桃，杜果，橘子，橘饼，梅子，西瓜	辣椒，芋头辛辣、油腻食品，温补食品，烟，酒，忌过食甜品，荔枝，核桃，腰果，炒花生
肺炎	山药，马蹄，黄瓜，莲藕，大蒜，野菊花，鱼腥草，梨子，甘蔗，薏苡仁，柿子，杏，柚子，雪梨，荔枝，红枣	辛辣、油腻食品，过量饮酒
肺结核	莲藕，山药，南瓜，西红柿，菠菜，韭菜，西洋菜，大蒜，黄花菜，白萝卜，白果，李子，芭蕉，梨子，桃子，枇杷，木瓜，水蜜桃，西洋梨，藕，红枣	辛辣食物，烟，酒，忌多食甜味食品，生冷食物，肥腻、油炸及腥发食物等
肺气肿	莲藕	烟，腥膻发物，甜腻食物，田螺，海蜇，蚌肉，牛肉，鸡爪等
肺脓肿	莲藕，冬瓜，山药，梨，甘蔗，薏苡仁，百合	辛辣食物，温燥烈食品，酒等
肺脏病	枇杷，梨，桃，橘，乌梅，白柿，甘蔗，白果，水蜜桃，草莓，柑橘，苹果，葡萄柚，红枣，香蕉，核桃，西瓜子，甜瓜子，南瓜子	烟，酒及辛辣食物

病症	适合食用的蔬果	忌食或少食
发烧	胡萝卜，茄子，西瓜汁	辣椒，生姜，炒花生，蒜头，腰果，烟，酒等
咽喉痛	马蹄，白菜，胡萝卜，乌甜菜，橄榄，干冬菜	辣椒，腰果，蒜头，花生，橘子，胡椒
急性喉炎	丝瓜，马蹄，杧果，橄榄，白梅	辛辣、油炸食物，烟，酒，辛腥发物，生冷食物等
扁桃体炎	土豆，杨桃，水梨，枇杷，牛蒡，橄榄，无花果，白柿，白梅，西瓜，杏仁，梨子，杧果，马蹄。咽喉炎：橘子，香蕉，马蹄，鸭梨	辛辣、油炸食物，酒，烟，荔枝，龙眼，红枣，葡萄干，香菜，羊肉，公鸡肉
白喉	白萝卜，龙葵	油腻、辛辣、燥热食物
声音嘶哑	枇杷，葡萄，乌梅，无花果	龙眼，荔枝，葡萄干，红枣，辛辣食物，热性食物，烟，酒
胸膜炎	南瓜，冬瓜，南瓜子，天门冬	辛辣，烟，酒，腰果
胸痛	韭菜，莴笋	辛辣食品，烟，酒，腰果
头痛	黄瓜，马蹄，白萝卜，胡萝卜，白菜，菠菜，甜椒，苹果，龙眼，杏。偏头痛：荞麦，白萝卜，杨梅，猪脑	油腻、辛辣、燥热食物。偏头痛：忌高盐，烟，酒，高脂肪食物，辛辣刺激食物，浓茶，虾蟹，忌过饥过饱，奶酪，熏鱼，海产类，蛋类，牛奶，巧克力，咖啡，啤酒，茶叶，橘子，西红柿等
眩晕症	南瓜，冬瓜，芹菜，白菜，核桃仁，黑芝麻，葡萄，红枣，橘子	辛辣、燥热食物
耳鸣	凤果，核桃仁，莲子，柿	马蹄，红枣
梅尼尔氏症	凤果，葡萄，橘子，红枣	凤果：体虚者不宜多食忌烟，酒，高脂肪食物，咖啡，浓茶

病症	适合食用的蔬果	忌食或少食
伤寒	土豆，苦瓜，冬瓜	辛辣、燥热、油炸食物
麻疹	香菜，白菜，黄瓜，马蹄，甘蔗，橘子，樱桃，水果和糖煮水食	辛辣、油炸、冰冷食品，海鲜食品
腮腺炎	甜椒，土豆，赤小豆，野菊花，白菜心，绿豆	燥热、辛辣食物，酸菜，杨梅，香菜，韭菜，咖啡，浓茶，生冷水果
淋巴结核	马蹄，马兰，无花果根，栗花，泥胡菜，荔枝	黄豆，白萝卜，包菜，菠菜，豌豆，其他禁忌同腮腺炎
淋巴结肿大	芋头	黄豆，白萝卜，包菜，菠菜，豌豆，其他禁忌同腮腺炎
中暑	莲藕，西红柿，白萝卜，冬瓜，苦瓜，韭菜，白扁豆，丝瓜，菱角，绿豆，土枸杞子	辛辣、油腻、燥热食物
痢疾	甜椒，油菜	忌饮食过饱，辛辣、肥腻食品
多汗症	莲藕，冬瓜，丝瓜	辛辣、燥热食物，油炸食物，冰冷食品等
盗汗症	莲藕，黄瓜，白菜，芹菜，韭菜，香菜	同多汗症
食物中毒	白菜，韭菜，野百合，绿豆，凤尾草，乌蕨，鲜石蒜鳞茎	不新鲜食品，油腻、辛辣、燥热食物等
酒精中毒	南瓜，马蹄，莲藕，番薯，白萝卜，空心菜，红豆，乌豆，扁豆，绿豆，凤尾草，野菊花，红梅消，柚子，菱角，菠萝蜜，西瓜，橄榄	
解酒	西红柿，苹果，杨梅，葛花，枳椇子，柳橙	

病症	适合食用的蔬果	忌食或少食
呕吐	白萝卜，生姜汁，莲藕，丝瓜，苦瓜，香菜，芹菜，芥菜，甘蓝，甘蔗，苹果皮，杧果，奇异果，黄橘皮，山楂	辣椒，香瓜蒂，红毛丹，油腻、燥热食物等
呃逆	白萝卜，马蹄，生姜汁，韭菜，南瓜，刀豆，甘蔗，荔枝，山楂，柿蒂，红柿，山楂汁，枇杷，葡萄	辛辣食品，燥热食物肾衰竭者吃杨桃易引起不断地打嗝
吐血	芹菜，大蒜，韭菜，银耳，板栗，柿饼	油炸食物，辛辣食品，酒
咯血咳血	莲藕，冬瓜，白菜，银耳，白萝卜，大蒜，紫菜，西瓜，橄榄，枇杷，柿饼，白果，枇杷叶，薏苡仁	辛辣、油炸、燥热食物，酒等
外伤出血	山药，山茶花，泥胡菜	辛辣、油炸、燥热食物，酒等
昏迷	韭菜	
嗜睡	甘蓝	
肥胖症	黄瓜，冬瓜，花椰菜，竹笋，玉米，魔芋，蘑菇，白菜，柳橙，黄豆，木瓜，山楂	芋头，番薯，甜食，甘蔗，咖啡，龙眼，辣椒，沙茶酱，色拉，鸡肉，动物内脏，牛肉，羊肉，肥肉
口腔炎	梨子，石榴，橘子	辛辣食物，烟酒，高脂类，温补类忌过多甜食西瓜少食
口疮	西红柿，茄子，甜椒，白萝卜汁	辛辣、油炸食品，羊肉，牛肉，酒等
口干口臭	苦瓜，莴笋，白萝卜汁西红柿，苹果，柳橙	油炸、燥热食物，烟，酒等
口干舌燥	西红柿，白萝卜汁	油炸、燥热食物，烟，酒等

病症	适合食用的蔬果	忌食或少食
牙周炎	丝瓜，杏	烟、酒，辛辣、燥热食物
牙痛	甜椒，丝瓜，苦瓜	烟、酒，辛辣、燥热食物
牙龈出血	西红柿，芹菜，白菜，芥蓝菜，黄豆芽	烟、酒，辛辣、燥热食物
牙齿疾病	草莓，李子，橘子，西红柿牙周炎可食杏	龙眼，荔枝，辛辣，山楂。梅子：多食损齿、伤脾胃。杨梅：多食伤胃损齿
食欲不振	芹菜，辣椒，莴笋，青葱，香菜，薤白，干猕猴桃果，核桃仁，梨子，木瓜，奇异果，苹果	苦瓜，芦笋，甜食
眼睛视力障碍	枇杷，小蓝莓，葡萄，樱桃，荔枝，马蹄，枸杞叶，枸杞，菟丝子	辛辣、油炸食物，酒
白内障	莲藕，菠菜，番薯	辛辣、肥腻食品，烟，酒，高胆固醇饮食，高糖饮食
青光眼	丝瓜，马齿苋，鸡冠花，夏枯花，红枣，龙眼	禁饮水过量，大量饮酒，吸烟，辛辣刺激性食品，浓茶和咖啡，热性和甜腻食品
夜盲症	菠菜，胡萝卜，南瓜，西红柿，甜椒，土枸杞叶，薏苡仁，橘子，红柿子，木瓜，杧果	辛辣、油炸食物，酒，燥热食物
迎风流泪	西红柿，胡萝卜，菠菜，苦瓜	辛辣刺激性食品，腥荤发物，肥甘、油腻食品
结膜炎	马蹄，苦瓜，鲜枸杞嫩叶，野菊花，甘蔗	辛辣食品，发物，烟，酒，热性食物
眼底出血	西红柿，草决明	辛辣食品，发物，烟，酒，热性食物
慢性结膜炎	苦瓜，马蹄	同结膜炎

病症	适合食用的蔬果	忌食或少食
麦粒肿	黄瓜，野菊花，蒲公英	辛辣食物，糯米，荞麦，蚕豆，豌豆，海带，苦菜，鸭肉，鸭蛋，螃蟹，牡蛎，羊肉，狗肉，烟，酒等
鼻病	柿子，红枣，桃，杏，甜瓜	
慢性鼻炎	白菜	大量饮酒，辛辣刺激性食物，咸菜，咸鱼，生冷食物，烟
鼻出血	菠菜，空心菜，韭菜，藕节，板栗，白萝卜，大蒜，椰子，西瓜，木耳，石榴花，枇杷叶	芥末、辣椒、蒜头等辛辣、燥热食物，烟，活血类药物等
衄血	菠菜，萝卜，韭菜，藕，板栗	芥末、辣椒、蒜头等辛辣、燥热食物，烟，活血类药物等
鼻息肉	杨梅，甜瓜，葫芦	辛辣食物如辣椒、芥末等，百香果，柠檬，烟，酒，鱼虾蟹等易过敏海产品
中耳炎	黄瓜，虎耳草	辛辣刺激性食物，烟，酒
心脏病，心绞痛	南瓜，山药，芹菜，香菜，茄子，酪梨，苹果，奇异果，菠萝，核桃，香蕉	过量饮食，高脂肪食物，烟酒，辛辣刺激性食物，浓茶和咖啡
风湿性心脏病	龙眼，山药	过量饮食，高脂肪食物，烟酒，辛辣刺激性食物，浓茶和咖啡
充血性心脏衰竭	椰子汁，山楂，南瓜	过量饮食，高脂肪食物，烟酒，辛辣刺激性食物，浓茶和咖啡，龙眼和西瓜
心律不整	南瓜，甘蔗，龙眼肉。山楂：有强心、抗心律不整的功效，对冠心病和老年性心脏衰弱有明显效果	同心脏病
心悸	莲藕，土豆，龙眼，葡萄，桃，红枣，山楂，鸭梨	同心脏病
心肌炎	香椿，菠菜，油菜，胡萝卜，丝瓜	同心脏病

病症	适合食用的蔬果	忌食或少食
冠心病	甘蓝，油菜，莲藕，胡萝卜，黄瓜，黑木耳，绿豆芽，洋葱，山楂，香蕉，椰子汁，橘子，海带，金橘，桃，杏，红枣	同心脏病不宜多饮可乐及甜食
动脉硬化	西红柿，番薯，番薯叶，银耳，黑木耳，花生，黑芝麻，空心菜，海带，洋葱，绿豆芽，黄豆芽，黄花菜，山楂，茶叶，苹果，草莓，橘子，核桃，香蕉，红柿，杏仁，核桃仁，淡菜	烟，酒，高胆固醇食物，动物性脂肪，高热食物
血管脂肪化	橘子，西红柿，苹果，草莓，核桃，香蕉，火龙果	长期食用高热食物，抽烟，胆固醇含量高的食物，暴饮暴食血管硬化要少食椰汁
高血压病	甘蓝，芹菜，菠菜，马蹄，芥菜，西红柿，胡萝卜，银耳，黑木耳，黄瓜，茄子，香菇，莴笋，茭白，淡菜，海参，酪梨，香蕉，葡萄，梨子，柿子，西瓜，核桃，菠萝，山楂，椰子，爱玉子，莲雾，奇异果，葡萄柚，火龙果，红枣，桃子，柑，橙，苹果，白萝卜，莲子心	辣椒，炒花生，核桃，蒜头，腰果，咖啡，油炸食品，动物内脏，龙眼，荔枝，番荔枝
高血脂症	白萝卜，银耳，黑木耳，香菜，菠菜，韭菜，南瓜，黄瓜，冬瓜，茄子，竹笋，黄花菜，香菇，蘑菇，玉米，芹菜，燕麦，红枣，麦麸，荷叶，山楂，红柿，香蕉，红枣，腰果，火龙果，芥菜	辣椒，花生，核桃，蒜头，腰果，咖啡，油炸食品，动物内脏，龙眼，番荔枝，荔枝
高胆固醇	葡萄麦芽，山楂，何首乌，灵芝，山竹，核桃，柑橘，菠萝，香蕉，火龙果	辣椒，花生，核桃，蒜头，腰果，咖啡，油炸食品，动物内脏
脑血管意外	马蹄，香蕉，红枣	长期食用高脂肪、高胆固醇食物，饮酒过量，抽烟，长期饱餐，温热食物油炸、燥热食物，过多摄入盐

病症	适合食用的蔬果	忌食或少食
中风	芹菜，甜椒，菠菜，白菜，马蹄，黄瓜，冬瓜，西瓜，绿豆，薏苡仁，豆浆，苹果，奇异果，柿子，菠萝，梨子，山楂，梅子	燥热油炸食物，豆类，烟，酒，高脂肪食物，高胆固醇食物，止血药
半身不遂	茄子	酒，油炸、燥热食物，豆类，过食肉类
痛风	葡萄柚，丝瓜，芥蓝菜，菠萝，猕猴桃，火龙果茎	高嘌呤食物，鱼虾类，豌豆，菠菜，糙米，花生，果糖，酒等应禁食或少食用。核桃，竹笋，黄豆芽，香菇，芦笋，杨桃，酸菜，杨梅
肝病	甘蓝，马蹄，草莓，橘子，李子，苹果，葡萄，香蕉，灵芝，荠菜，乌蕨	辣椒，龙眼，炒花生，腰果，咖啡，小卷，鸡肉，鸭肉，鹅肉，羊肉，动物内脏，烟，酒
肝炎	西红柿，白菜，香菜，胡萝卜，茄子，莲藕，南瓜，银耳，菠菜，苦瓜，甘蓝，红枣，洋菇，甘蔗，李子，柳橙，乌梅，红枣，雪梨，山楂，梅子，葡萄	辣椒，龙眼，炒花生，腰果，咖啡，小卷，鸡肉，鸭肉，鹅肉，羊肉，动物内脏，烟，酒，甲鱼，生姜，大蒜，小麦，土豆等
肝硬化	茄子，西瓜，刀豆，红豆，绿叶蔬菜，山楂，苹果，红枣，李子，橙子，桃。肝硬化腹水：西瓜翠衣，竹茹，椇木	长期饮酒，食肥甘厚腻食品和高蛋白食品，高嘌呤食物，油炸食物，强烈调味料。过食食盐，炒花生，炒黄豆，炒腰果，蚕豆，竹笋，芹菜，韭菜，空心菜，生胡萝卜等
胆囊炎	甘蓝菜汁，菠菜，冬瓜，南瓜，苹果，李子，乌梅，山楂	芋头，豆类
胆石症	甘蓝，冬瓜，丝瓜，茄子，莲藕，玉米须，乌梅，苹果，李子，包菜，山楂，红枣，梅子，石榴	芋头，豆类，辛辣食物，茶，咖啡含纤维素多的蔬果不宜吃
脾脏病	山药，莲子，黑芝麻，荔枝，腰果，龙眼，红枣，樱桃，甘蔗，干柿，木瓜，菠萝，西瓜子，甜瓜仁	燥热食物，冰冷食品等脾胃虚寒、口淡不渴者勿多食奇异果

病症	适合食用的蔬果	忌食或少食
脾胃虚寒	山药，黑芝麻，大蒜，菠菜，干姜，葱，龙眼肉，荔枝，无花果，腰果	竹笋，莲藕，西红柿，马蹄，苦瓜，大白菜，西瓜，椰子，水梨，甘蔗，香瓜，百香果，香蕉，奇异果（少食），杨桃，杨梅（少食），橄榄，罗汉果
消化不良	西红柿，白萝卜，香菜，山药，猕猴桃，韭白，山楂，梨子，枇杷，草莓，奇异果，木瓜，火龙果，苹果	竹笋，生冷、辛辣食品，暴饮暴食，浓茶，咖啡，糯米类，不新鲜食物，咸菜，西红柿，仙桃（少食）。龙眼，桑葚不宜食
胃胀食积	山药，红曲，香菜，莴笋，乌梅，橄榄，香蕉，菠萝，苹果，水蜜桃，葡萄柚，柳橙，豆角	竹笋，百香果，杜果，红柿子，柠檬，糯米类，鱿鱼，浓茶，咖啡，不新鲜食物
胃肠病	马蹄，西红柿，莲子，苹果，橘，柿子，杨梅，柑，乌梅，葡萄，红枣，山楂，无花果，橄榄，杏仁，橙，板栗，龙眼，核桃，草莓，木瓜，葡萄柚	芹菜，酸菜，榨菜，香蕉，南瓜，柠檬，菠萝，百香果，竹笋，蒜头，奇异果，杜果
胃肠炎	白萝卜，茄子，韭菜，无花果，乌蕨，苹果，酪梨，葡萄，木瓜，柚子，枣子，橄榄，核桃，马蹄，山楂，乌梅	芹菜，酸菜，榨菜，香蕉，南瓜，柠檬，菠萝，百香果，竹笋，蒜头，奇异果，杜果，橘子，桃子。不宜大量喝啤酒
急性胃炎	土豆，甘蓝，乌梅，山楂	芹菜，酸菜，榨菜，香蕉，南瓜，柠檬，菠萝，百香果，竹笋，蒜头，奇异果，杜果
慢性胃炎	山药，莲藕，马蹄，甘蓝，芋头，西蓝花，葡萄干，未成熟核桃	酸菜，竹笋，辣椒，大白菜
胃下垂	红枣，马蹄，龙眼肉，枳壳	不易消化食物
胃痛	山药，芋头，土豆，胡萝卜，白萝卜，茄子，白菜，南瓜，灵芝，小茴香，韭菜子，木瓜，柚子，甘蔗，梅子，杏，橘子，石榴，红枣，葡萄，荔枝，橄榄，苦瓜	不易消化食物。寒滞胃痛，消化不良者少食仙桃

病症	适合食用的蔬果	忌食或少食
胃出血	莲藕	辛辣、烟熏食物，油炸食物及过咸食物，大量吃糖、烟、酒、咖啡等。杨梅，山楂，酸菜，醋，鸡汤
胃、十二指肠溃疡	甘蓝，土豆，西红柿，香椿，红枣，何首乌，生花生，酪梨，梨子，苹果，橄榄，枣子，菱角，高丽菜	辛辣、烟熏食物，油炸食物及过咸食物，大量吃糖、烟、酒、咖啡等。杨梅，山楂，酸菜，醋，鸡汤，橘子，菠萝，百香果，柠檬，甜瓜，西瓜，莲雾，乌梅，橄榄（少食），牛奶
胃脘痛	香菜，荔枝。胃酸过少者：山楂	糯米食品，冰冷食品，竹笋，酸菜，香蕉，浓茶，酒
胃热	西瓜，竹笋	
胃酸	柚子，木瓜，柠檬，苹果	菠萝，山楂，柳橙，乌梅，百香果，西红柿，香蕉少食。柠檬：胃酸过多者忌用
反胃	奇异果，白柿，橄榄，甘蔗，黄橘皮，苹果，橘子，无花果	菠萝，山楂，柳橙，乌梅，百香果，西红柿，香蕉少食。柠檬：胃酸过多者忌用
胃癌	奇异果，菱角，山楂，无花果，甘蔗，杏仁，甜瓜，番杏，甘蓝，韭菜，龙葵，山药，猕猴桃	咸菜，辛辣、油炸烟熏食品，烟，酒，咖啡
腹胀	白萝卜，土豆，甘蓝菜	糯米类食品，冰冷食物，竹笋，咸菜，香蕉，浓茶，酒等
腹泻肠炎	山药，芋头，莲子，香椿，甜椒，莲藕，白萝卜，苦瓜，韭菜，苹果，橄榄，板栗，石榴，干柿，杨梅，乌梅，无花果，山楂，红枣，橘子，龙眼，荔枝。久泻者：无花果。泄泻者：香蕉，西瓜，木瓜加黑糖搅拌	辛辣、燥热、油腻、油炸食物，橘子，冰冷食物，汽水，可乐，竹笋，牛蒡，木瓜，柚子，黑芝麻，花生，菠萝，橄榄，西红柿（少吃）
消化性溃疡	包菜，黄花菜，土豆，生姜，豆浆，豆芽，胡萝卜	咸菜，辛辣、油炸烟熏食品，烟，酒，咖啡

病症	适合食用的蔬果	忌食或少食
消化道癌	菱角，薏苡仁，猴菇菌，水杨梅，龙葵，猕猴桃	辛辣、刺激食物，榴莲
痢疾	山药，芋头，西红柿，白萝卜，苦瓜，香椿，芹菜，韭菜，油菜，马蹄，大蒜头，石榴皮，白扁豆	不新鲜食物，油炸食物，糯米类，酸笋，香蕉，酒等
小儿腹泻	苦瓜	不新鲜食物，油炸食物，糯米类，酸笋，香蕉，酒等
肠炎	番石榴，葡萄，西红柿，菠萝，香蕉，苹果：生者通便、熟者止泻石榴，橄榄，板栗，莲子。干柿：痢疾可食柿饼马蹄，无花果，荔枝，韭菜，山药，萝卜	文旦柚，木瓜，花生，牛蒡，竹笋，黑芝麻，菠萝（少吃），菠萝蜜，香蕉少吃
结肠炎	白萝卜，莲藕，茄子	文旦柚，木瓜，花生，牛蒡，竹笋，黑芝麻，菠萝（少吃），菠萝蜜，香蕉少吃
糖尿病	山药，香椿，莲藕，胡萝卜，白萝卜，南瓜，冬瓜，菠菜，芹菜，油菜，苦瓜，黄瓜，空心菜，红豆，木瓜，黄豆，玉米，柳橙，蛤，海参，酪梨，番石榴，西红柿，梨子，桃子，枇杷，文旦柚，李子，梅子，红枣，西瓜，石榴，葡萄柚，火龙果	甜食，龙眼肉，甘蔗，莲雾，苹果，仙桃，辣椒，巧克力，咖啡，油炸食品，肥肉，牛肉，色拉，沙茶酱，动物内脏，西瓜（少食），番荔枝，荔枝，龙眼
肾脏病	山药，苹果，莲子，菠萝，山楂，野菊花。板栗：补肾气。葡萄：对慢性肾炎有效	花生，腰果，辣椒，大蒜，蒜头，龙眼，色拉，食盐，鸡肉，鸭肉，鹅肉，羊肉，牛肉，动物内脏，腌渍食物，油炸食物，蛋类，猪油，牛油榴莲少食
肾脏炎	西瓜，苹果，梨子，菠萝，橘子，桃子，草莓，酪梨，奇异果，香瓜，葡萄	红柿子，杨桃，杧果，香蕉，哈密瓜肾衰竭者禁食番荔枝和哈密瓜
慢性肾炎	山药，芋头，莲藕，茄子，冬瓜，芹菜	花生，腰果，辣椒，大蒜，蒜头，龙眼，色拉，食盐，鸡肉，鸭肉，鹅肉，羊肉，牛肉，动物内脏，腌渍食物，油炸食物，蛋类，猪油，牛油

病症	适合食用的蔬果	忌食或少食
急性肾炎	玉米须，瓠瓜，洋葱，胡萝卜，西瓜翠衣，冬瓜皮，红菜头	花生，腰果，辣椒，大蒜，蒜头，龙眼，色拉，食盐，鸡肉，鸭肉，鹅肉，羊肉，牛肉，动物内脏，腌渍食物，油炸食物，蛋类，猪油，牛油
水肿	山药，白萝卜，黄瓜，苦瓜，莴笋，玉米须，白扁豆，赤小豆，马蹄，萝卜老根，西瓜，梨子，葡萄，椰子浆	大蒜，辣椒，花生，腰果，龙眼肉，油炸食物，腌渍食品，蛋类，动物内脏，猪油，鸡，鸭，羊，牛等肉。全身水肿，排尿困难者不宜食用西瓜。禁食柿子
四肢水肿	黄瓜	同水肿
小便不利	莴笋，马蹄，芦根，玉米，菠菜，梨子，西瓜，葡萄，椰子，莲雾，爱玉，红甘蔗，柑橘，杨梅，火龙果，芹菜	银杏、莲雾等少吃，辛辣、油腻、燥热食品，白果，酒
前列腺肥大	莲藕，南瓜子，紫茉莉根	乌梅，芡实，五味子，辛辣、油炸食物，寒性药
摄护腺肥大	南瓜子，南瓜，土豆根。前列腺炎：可吃荔枝，枣，橘子，西瓜，杏	乌梅，芡实，五味子寒性药，辛辣、刺激、油炸食物
尿路感染	莲藕，香椿，冬葵菜，苋菜，鲜萝卜，莲子，白果，甘蔗，柿子	酒，辛辣、油炸、燥热食物
尿道炎	绿豆芽，碎米芽，鲜芭蕉根，桃子，葡萄，梨子，西瓜	辛辣、油炸、燥热食物，烈酒
膀胱炎	黄瓜，苦瓜，香椿，车前草，竹叶草，鲜芭蕉根，南瓜子，碎米芽，黄鹌菜，乌蕨，西瓜，桃子，梨子，葡萄	过食辛辣、油腻食物，服温热药
膀胱结石	冬瓜，马蹄，芹菜，玉米须，瓠瓜，黄瓜，苦瓜，核桃仁，冬瓜子，茅	菠菜，冬笋，韭菜，葱，大蒜，辣椒，面粉，巧克力，坚果类，糖

病症	适合食用的蔬果	忌食或少食
尿血、血尿	黄瓜，芹菜，梅子，石榴，韭菜，冬瓜，大蒜，莲子，芝麻，柿子，乌梅，柿饼	辛辣、油炸食品，烈酒
便血	白萝卜，胡萝卜，山药，南瓜，苦瓜，香椿，油菜，菠菜，银耳，马蹄，芝麻，香蕉，乌梅，板栗	辛辣油炸食物，荔枝，腰果，龙眼，咖啡，烈酒
黄疸	马蹄，茭白，番薯	辣椒，糯米类食品，动物内脏，小卷，鸡、鸭、鹅肉
尿酸	菠萝，丝瓜，猕猴桃，香蕉，柑，火龙果茎	果汁，蜂蜜
大便燥结	山药，莲藕，芋头	同便秘
便秘	番薯（叶），马蹄，土豆，牛蒡，菠菜，木耳，笋类，香菇，金针花，桃子，桑葚，芝麻，核桃仁，香蕉，西瓜，木瓜加乌糖搅拌，木耳，柿子，梨子，橘子，杏仁，火龙果，柚子，枇杷，甘蔗，山楂	辣椒，胡椒，蒜头，龙眼肉，荔枝，腰果，番石榴，苹果，咖啡，烈酒，油炸食物，熏烤肉，樱桃，山楂，石榴，白果
尿闭症	葱白	辛辣、刺激性食物，油炸食品，油腻厚味食物，酒，咖啡，浓茶等
尿失禁	桃子，李子，土人参，韭菜子，金樱，杜仲。尿频：核桃仁，芡实	少食西瓜，尿频者少食莲雾
尿道结石	奇异果，西瓜，莲雾，椰子，马蹄，玉米须，核桃仁	菠菜
肛门瘙痒	南瓜	辣椒，蒜头，芥末，胡椒，姜，烟酒，燥热食品，长期使用泻药
痔疮	冬瓜，西瓜，空心菜，菜心，葡萄，水梨，橄榄，芝麻，西红柿，番薯，番薯叶，马蹄，莲藕，茄子，香菜，白菜，韭菜，木耳，笋类，苦瓜，牛蒡，金针花，香菇，柿子，桃子，无花果，香蕉，板栗，菠菜，丝瓜，橙子，乌梅，柿饼。木瓜：加乌糖搅拌	同便秘

病症	适合食用的蔬果	忌食或少食
痔疮出血	丝瓜，冬瓜，菠菜，橙子，柿饼，香蕉，银耳，黄花菜，韭菜，香菜	同痔疮
疝气	香椿，山药，南瓜，甜椒，茄子，丝瓜，白萝卜，荔枝，龙眼，橘子，山楂，柑	油炸食品，生冷食品
脱发	菠菜，核桃，胡萝卜，香蕉，土豆，芹菜	辛辣、刺激性食物，油炸食品
斑秃	甜椒，土豆	同脱发
少年白	胡萝卜，菠菜	同脱发
血瘀	莲藕，韭菜，红凤菜	辛辣、刺激性食物，生冷食品，高脂、高胆固醇膳食，烟骨折有血瘀血肿的患者忌食花生
失眠	莲子，芹菜，红枣，龙眼，鲜仙人掌汁，鲜百合	茄子，浓茶，咖啡，干姜，蒜头，辣椒，油炸食物，沙茶酱，烈酒，少食梅子
疲劳失眠	西红柿，苹果，柳橙	咖啡，浓茶，刺激性食物
健忘	莲藕，莲子，胡萝卜，南瓜，韭菜，核桃仁	茄子，浓茶，咖啡，干姜，蒜头，辣椒，油炸食物，沙茶酱，烈酒
神经衰弱	甘蓝，苦瓜，番薯，菱角，茼蒿，菠菜，黄花菜，莲藕，黑豆，龙眼肉，红枣，板栗，苹果，樱桃，何首乌藤，花生叶，葡萄，百合	茄子，浓茶，咖啡，干姜，蒜头，辣椒，油炸食物，沙茶酱，烈酒
贫血	西红柿，胡萝卜，山药，莲藕，菠菜，南瓜，韭菜，红凤菜，红刺苋，香菇，葡萄，枸杞，苹果，樱桃，橘子，龙眼，荔枝，红枣，桃，山楂，杏	柿子、柚子少食，柳橙，牛奶，浓茶。缺铁性贫血：忌偏食含铁量少的食物，浓茶。再生贫血者：忌食或少食碱性食物，忌用过多脂肪、烟等
低血压	莲藕	不宜挑食

病症	适合食用的蔬果	忌食或少食
男性性功能失调	山药，刀豆，黑芝麻，韭菜，大蒜，南瓜子，生姜，黑豆，白果，龙眼，荔枝，核桃，番石榴，干姜，淡菜	白菜，空心菜，芹菜，咖啡，浓茶，烟酒，辛辣刺激性食物，寒凉生冷食品，油腻食品，腌渍食品，椰子，豌豆
阳痿	韭菜，苦瓜，干姜，淡菜，核桃仁	白菜，空心菜，芹菜，咖啡，浓茶，烟酒，辛辣刺激性食物，寒凉生冷食品，油腻食品，腌渍食品，椰子，豌豆
早泄	韭菜，山药，芡实	白菜，空心菜，芹菜，咖啡，浓茶，烟酒，辛辣刺激性食物，寒凉生冷食品，油腻食品，腌渍食品，椰子，豌豆
遗精	山药，莲藕，油菜，核桃仁，白果，芡实，韭菜子，核桃	白菜，空心菜，芹菜，咖啡，浓茶，烟酒，辛辣刺激性食物，寒凉生冷食品，油腻食品，腌渍食品，椰子，豌豆
内分泌失调	苹果，酪梨，葡萄，奇异果，桃子，香瓜，木瓜	
月经不调	甜椒，芹菜，冬瓜，玫瑰花，山楂。月经过多者：莲子，乌梅，荠菜，菱	冷饮，肥腻食品，空心菜，白菜，酸笋，辛辣燥热食品，肥胖者忌食高糖食品
痛经	茄子，韭菜。虚寒性痛经者：核桃仁	酸味，烧成炭的食品，冷饮，辛辣、肥腻食品，油炸食品，收涩中药，止血药物等
闭经、经闭	莲藕，山药，山楂，桃子，桃仁	生冷和刺激性食物，收涩药物，五味子，五倍子，山茱萸，肥胖人忌食高糖食品
崩漏	莲藕，荠菜，鲜韭菜汁，银耳，莲子，淡菜，马蹄，核桃仁，豆浆	暴饮暴食，辛辣、刺激及热性食物
白带过多	香椿，枸杞叶，白扁豆，紫茉莉根，莲子，芡实，核桃仁，豆角，扁豆，秫米，白果，大蒜，淡菜	空心菜，白萝卜，茶，竹笋，黄面条，冰冷食物，白菜，酸笋
习惯性流产	莲藕，莲子，葡萄，红枣	辛辣、刺激性食物，油腻和生冷食品，不易消化食品，烟，酒等

病症	适合食用的蔬果	忌食或少食
妊娠泄泻	土豆	不新鲜食物，糯米类，香蕉，油炸食物，酒，生冷食品
妊娠便秘	菠菜，韭菜，芹菜，荠菜	辣椒，石榴，酒类，羊肉，狗肉，过食精细纤维素食物
妊娠呕吐	莲藕，新鲜蔬菜，水果，梨，柿子，橘子，石榴，苹果，孕妇食口淡可食柚子	辛膻食物，豆腐乳，臭豆腐，油腻食物，暴饮暴食，厌恶之物
孕妇胎动不安	葡萄，白扁豆，柠檬，多食新鲜蔬果	大量食用水果罐头，辛辣、油炸食品，肥肉
产后恶露不尽	山楂，柿蒂，小蓟，桃仁，益母草，红枣	柑，少食柿子
产后体力恢复	黑芝麻，核桃，苹果，酪梨流产可吃葡萄，红枣产后腹痛可食红枣，山楂	山竹、柿子、火龙果不宜多食
产后乳汁少	炒黑芝麻，花生，莴笋，豌豆，赤小豆，丝瓜，茭白，金针叶，鲤鱼，菠萝蜜，无花果，龙眼肉，凉粉果，红枣	柿子，麦芽，枳壳，少食盐烧焦成炭食物
急性乳腺炎	柳橙	乌梅，石榴皮，五味子，五倍子，辛辣食物，磨菇
更年期综合征	黄豆，莲子，豌豆，石榴	高糖、高脂肪饮食，鱼腥发物，辛辣、热性食物，香菜，橘子，荔枝，龙眼，公鸡肉，羊肉，狗肉，虾，蟹，猪头肉，咖啡，浓茶等
妊娠腹痛	南瓜	同妊娠泄泻
子宫出血	甜椒，荠菜，韭菜汁，菱角，香菇，薏苡仁，乌梅，牛蒡，杏仁，甜瓜，凉粉果，魔芋	暴饮暴食，辛辣、刺激及热性食物，寒冷食品含防腐剂、色素、糖精、香精等食品，烧焦成炭的肉类及过冷过烫饮食

病症	适合食用的蔬果	忌食或少食
子宫颈炎	莲藕，油菜	辛辣、刺激食品，含防腐剂，油炸、燥热食品，过冷过烫食物
子宫颈癌	菱角，魔芋，薏苡仁，香菇，牛蒡，乌梅，杏仁，甜瓜	辛辣、刺激食物，易致癌食物，含防腐剂、色素、香精、糖精等食物
小儿支气管炎	黄瓜。小儿咽喉炎：橄榄，枇杷	辛辣、油腻食品，温补食品及过甜食品
小儿厌食	马蹄，苹果，石榴，梨子，木瓜，奇异果，山楂，西瓜，红枣，酪梨，草莓，香蕉，香瓜。小儿疳积：梨子	冰冷、燥热等食物，甜食
小儿遗尿	山药	咖喱，浓茶等辛辣刺激食物
小儿麻痹	白萝卜	辛辣、刺激食物
小儿痱子	胡萝卜，苦瓜，黄瓜，香菜	致过敏食物，辛辣、油腻食物及刺激饮料等
婴儿黄疸	黄瓜	
婴儿脐炎	莲藕	
老人增加体力	黑芝麻，土人参，土枸杞子，韭菜子，酪梨，香蕉，核桃，黑芝麻	山竹，长期吃素
老人胃口不佳	新鲜蔬果	
骨质疏松症	香菇，莲子，黑木耳，小白菜，骨碎补	高盐食品，咖啡，杨梅，山楂，过食糖及高蛋白食物
手术后伤口愈合	甘蓝，草莓，包菜，含锌的食物	油腻、辛辣、燥热食物，南瓜，香菜，韭菜，蒜苗，羊肉，猪头皮，狗肉，鲫鱼，醋
背痛	奇异果，柑橘，梨子，西瓜，荔枝，葡萄，板栗，核桃仁，灵芝	百香果，杧果，柠檬，香蕉

病症	适合食用的蔬果	忌食或少食
肩痛	桃子，桑枝，首乌，生姜	百香果，杜果，肥肉，油炸食品，奶油，香蕉
腰痛	莲藕，南瓜，冬瓜，甜椒，香椿，茄子，韭菜，莴笋，土枸杞子，小茴香，葡萄，核桃，骨碎补，梨子，西瓜，奇异果，核桃，板栗，山楂，莲子	少吃橘子，香蕉，杜果，百香果，柠檬等
腰扭伤	菠菜，甜椒，南瓜，冬瓜，薜荔果	少吃橘子，香蕉，杜果，百香果，柠檬等
骨折	韭菜，骨碎补，红苋菜，葡萄，接骨木	酒，花生，醋，肉骨汤，香蕉，竹笋，酸菜
失血诸症	藕节，藕粉，莲藕	
肩周炎	南瓜，丝瓜络，甜椒，生姜，白菜，韭菜，木瓜，小茴香，鸡血藤	海带，海菜，海参，海鱼等海产品
跌打损伤	韭菜，黄花菜，生姜，黄瓜，萝卜，绿豆粉，木瓜，核桃，乌梅，金针根，桑叶，红枣，李子	骨伤者忌食醋跌打损伤者忌香蕉、花生、竹笋、酸菜
多发性神经炎	小麦，莴笋，腰果。肋间神经痛：南瓜。风湿性神经痛：芹菜	辛辣食物，烟酒。神经痛者：香蕉，百香果，杜果，柠檬，豆类等
风湿性关节炎	香椿，菠菜，韭菜，甜椒，丝瓜，茄子，冬瓜，薏苡仁，葡萄，鼠曲草，紫茉莉根	柠檬，百香果，香蕉，杜果，西瓜，水梨，葡萄柚，西红柿
关节炎	葡萄，枇杷类风湿关节炎可吃苹果	肥肉，杜果，百香果，香蕉，柠檬
风湿痹痛	香椿，木瓜，土牛膝，五加皮，威灵仙风湿性神经痛：芹菜	柠檬，百香果，香蕉，杜果，西瓜，水梨，葡萄柚，西红柿
坐骨神经痛	芋头，骨碎补，桑葚，凉粉果	柠檬，百香果，香蕉，杜果，西瓜，水梨，葡萄柚，西红柿

病症	适合食用的蔬果	忌食或少食
三叉神经痛	茄子，桃仁，向日葵盘	柠檬，百香果，香蕉，杧果，西瓜，水梨，葡萄柚，西红柿
肋痛	土豆，南瓜	香蕉，橘子，百香果，杧果等
手脚心肿	甜椒	
惊风	黄瓜	
鱼刺鲠喉	香椿	辛辣、燥热食物
烫伤	甘蓝，白菜，土豆，芋头，白萝卜，西瓜，橘子，小麦，绿豆粉，黑豆，核桃	辛辣助火食物，烟酒，茶，狗肉，羊肉，鹿肉，猪头皮肉，鲫鱼，南瓜，香菜，韭菜，蒜苗等，少喝白开水
火伤	甘蓝，白菜，土豆，芋头，莲藕，胡萝卜	辛辣助火食物，烟酒，茶，狗肉，羊肉，鹿肉，猪头皮肉，鲫鱼，南瓜，香菜，韭菜，蒜苗等，少喝白开水
防止老化	酪梨，胡核，香蕉，奇异果	柠檬，百香果，杧果
皮肤美容	西红柿，白木耳，绿豆芽，胡萝卜，甘蓝，油菜，甜椒，苦瓜，小白菜，苹果，柳橙，奇异果，葡萄柚，白柿，乌梅，樱桃	荤腥发物，辛辣刺激性食物，过饮酒类，浓茶，咖啡，荔枝，龙眼，山药，番薯，芋头。番荔枝：肥胖者少食
皮肤病	西红柿，丝瓜，冬瓜，苹果，草莓，木瓜，核桃，梨子，南瓜，菜瓜。湿疹：橄榄，核桃仁	荤腥发物，辛辣刺激性食物，过饮酒类，浓茶，咖啡，荔枝，龙眼，山药，番薯，芋头。番荔枝：肥胖者少食。榴莲不宜食用，皮肤过敏者少食菠萝蜜
皮炎	白菜，韭菜	辣椒，蒜头，花生，金瓜，杧果，腰果，核桃仁，虾，蟹，小卷，鱿鱼，蛋类，油炸食品，秋刀鱼，白带鱼，吴郭鱼，咸鱼，麻油鸡，姜母鸭
风疹	西红柿	辣椒，大蒜，韭菜，芥末，煎炸油腻食物

病症	适合食用的蔬果	忌食或少食
荨麻疹	芹菜, 莴笋, 芋头, 虎耳草, 核桃仁, 酢浆草	生冷瓜果, 膻腥食物, 刺激性食物, 草莓, 板栗, 竹笋, 菠菜, 蘑菇, 香菇, 白果, 西瓜, 柑, 李子, 茄子
湿疹	苦瓜, 芹菜, 土豆, 橄榄, 核桃仁	辣椒, 大蒜, 韭菜, 芥末, 煎炸油腻食物
痱子	胡萝卜, 香菜, 苦瓜, 绿豆	辣椒, 大蒜, 韭菜, 芥末, 煎炸油腻食物
带状疱疹	莴笋, 天门冬, 盘龙参, 蛇莓	辣椒, 大蒜, 韭菜, 芥末, 煎炸油腻食物慎食酸涩收敛食品及肥肉、饴糖、牛奶、甘甜等食物
乳糜尿	鲜青茎芹菜, 荠菜, 碎米荠, 鲜凉粉果	油腻、辛辣食物, 烟, 酒
白癜风	莲藕, 土豆宜高维生素饮食	辣椒, 大蒜, 韭菜, 芥末, 煎炸油腻食物, 烟, 酒
鸡眼	芋头, 大蒜头（外用）	辣椒, 大蒜, 韭菜, 芥末, 煎炸油腻食物
牛皮癣	莲藕, 芋头	辣椒, 大蒜, 韭菜, 芥末, 煎炸油腻食物
腋臭	甜椒	辣椒, 胡椒, 咖喱, 芥末, 过浓的香料、香精等辛辣刺激食物, 烟, 酒, 茶
脚裂	土豆	
水痘	白菜, 胡萝卜, 马蹄, 营养丰富的食物	辛辣、油腻食物, 南瓜, 香菜, 韭菜, 生姜, 大蒜, 肉类
疖疮	香椿, 胡萝卜	同上加烟, 酒, 香茸, 蘑菇
鹅口疮	莴笋, 鸡内金	同疖疮
黄水疮	莲藕, 甜椒, 芋头	同疖疮

病症	适合食用的蔬果	忌食或少食
疮疖	油菜，苦瓜，葱白，赤小豆，黄豆，绿豆粉	同疥疮
痈疽	胡萝卜，苦瓜，油菜	同疥疮
癫痫	莲藕，茄子，黄瓜	同疥疮
无名肿毒	油菜，鲜茄子，大黄粉末	同疥疮
风热肿毒	油菜	同疥疮
蜈蚣咬伤	苦瓜，鲜凤尾草、鲜酢浆草捣敷	
蚊，虫，犬咬伤	甜椒，芋头，韭菜	
丹毒	白菜，油菜，茄子	肥甘、油腻、辛辣食物，糖及海腥河鲜食物
小儿丹毒	油菜	肥甘、油腻、辛辣食物，糖及海腥河鲜食物
漆疮	香椿，白菜，清热解毒食物	辛辣、油腻、鱼腥等发物
癌症	奇异果，木瓜，葡萄，菠萝，柠檬，乌梅，牛蒡，核桃，香菇，昆布，菱，埔银，龙葵，蛇莓，仙鹤草，小蓟，苍耳，桑寄生，半枝莲，白花蛇舌草，蒲葵，鱼腥草，桑白皮	榴莲 1.癌病寒症者，勿服寒凉食物2.癌病属热者，勿食温补食品3.原则：肝病禁辛，心病忌咸，脾病忌酸，肺病忌苦，肾病忌甘
癌症化疗后	绿豆芽，黄豆芽，芦笋，冬虫夏草，奇异果，草莓，核桃	
癌症放疗后	奇异果，草莓，绿豆芽，冬虫夏草，核桃	

病症	适合食用的蔬果	忌食或少食
白细胞减少症	蘑菇, 胡萝卜, 灵芝, 木耳, 红枣, 茄子, 葡萄, 洋菇	过食生冷食品或冷饮, 各种糖类
坏血病	西红柿, 菠菜, 黄豆芽, 草莓, 土豆	辛辣、温燥食品, 油炸食品
紫癜症	红枣, 梅子, 龙眼, 葡萄, 带皮花生	生菜, 大白菜, 萝卜, 牛乳, 蛋类, 鱼, 虾
神经官能症	莲子, 黄花菜, 白木耳, 小麦, 百合, 龙眼, 红枣, 石榴	辛辣食物, 烟, 酒
淋症白浊	苋菜, 紫菜, 绿豆芽, 藕节, 豆角, 白果	腌渍食品, 酒, 花生, 油炸、冰冷食物
甲状腺肿大	紫菜, 海带, 鲜牛蒡根, 小麦, 马蹄, 昆布, 淡菜, 红柿子, 黄药子, 白芥子, 白豆腐	补品, 竹笋, 豆类, 橘子, 烟酒, 芦笋, 过食菠菜、卷心菜等含有致甲状腺的物质的绿色蔬菜
甲状腺功能亢进	柿子, 苹果, 黄药子, 荔枝, 樱桃, 橘子, 杏	药酒, 补气助阳药, 羊肉, 狗肉, 母鸡肉, 油腻食品
下肢溃疡	茄子, 苋菜, 黄豆, 豆腐	油炸、辛辣、燥热食物
痔疮出血	柿子, 板栗, 猕猴桃, 马蹄, 无花果, 山竹, 橄榄, 黄花菜, 丝瓜, 黑木耳	油炸食品, 辣椒, 蒜头, 芥菜, 腰果, 苹果
子宫脱垂	韭菜, 棉花子, 枳壳, 铜锤玉带草, 龙眼, 荔枝, 梅子, 柿子, 橘子	生冷、辛辣食物, 生梨, 黄瓜, 丝瓜, 茄子, 茭白, 马蹄, 香蕉, 西瓜, 橙, 绿豆汤
咳嗽无痰	马蹄, 竹笋, 藕, 银耳, 冬瓜, 茼蒿, 甘蔗, 柠檬	辣椒, 蒜头, 炒花生, 香蕉, 腰果
咳嗽有痰	梨子及其皮, 苹果肉, 柚子, 荔枝, 杨桃, 生姜, 柿饼, 杏子, 橄榄	油腻辛辣食物, 烟, 酒

富含维生素的蔬菜

维生素	蔬菜名称
维生素A	黄瓜，南瓜，蛇瓜，香橼瓜，黄花菜，番薯，木薯，花椰菜，西蓝花，菠菜，韭菜，芥蓝，红凤菜，蕨菜，莴笋，苋菜，小白菜，大白菜，芹菜，茼蒿，油菜，甘蓝，芥菜，落葵，芦笋，茭白，芋头，土豆，牛蒡，胡萝卜，莲子，洋葱，香菜，葱，罗勒，茴香，茄子，甜椒，黄秋葵，菜豆，皇帝豆，鹊豆，豌豆，玉米，甜菜，辣椒
维生素B₁	豌豆苗，黄豆，花生，毛豆，黄花菜，青花菜，花椰菜，韭菜，莴笋，苋菜，芹菜，油菜，茼蒿，小白菜，芥菜，芋，土豆，豆薯，牛蒡，胡萝卜，白萝卜，芦笋，竹笋，莲藕，马蹄，大蒜，葱，茴香，茄子，黄秋葵，丝瓜，越瓜，苦瓜，冬瓜，花豆，菜豆，四季豆，皇帝豆，赤小豆，绿豆，鹊豆，香菜，大豆，蚕豆，番薯，木薯，黄瓜
维生素B₂	甘蓝，豌豆，黄豆，韭菜，蕨菜，红凤菜，莴笋，大白菜，油菜，土豆，豆薯，芦笋，竹笋，莲藕，马蹄，洋葱，香菜，姜，葱，越瓜，花豆，四季豆，皇帝豆，绿豆，豌豆，花生，蚕豆，玉米，扁豆，冬瓜，黄瓜，绿叶蔬菜
维生素B₃	毛豆，花生
维生素B₅	花椰菜，花生，黄豆，香菇
维生素B₆	土豆，白菜，花生，大头菜，花椰菜，豌豆，毛豆，深绿蔬菜，荚豆类，莴笋，甘蓝，小麦胚芽，大豆，燕麦，糙米
维生素B₁₂	海藻，海带，香菇
维生素B₁₃	根茎类蔬菜

维生素	蔬菜名称
维生素C	花椰菜，空心菜，菠菜，芹菜，大白菜，小白菜，甘蓝，油菜，落葵，白萝卜，胡萝卜，丝瓜，苦瓜，黄瓜，冬瓜，匏瓜，黄花菜，韭菜，越瓜，蛇瓜，香橼瓜，甜椒，红凤菜，苋菜，莴笋，芥蓝，茼蒿，芥菜，芦笋，茭白，结头菜，洋葱，葱，香菜，番薯，莲藕，茴香，罗勒，四季豆，菜豆，鹊豆，黄豆，玉米，甜菜，土豆，小麦草，苜蓿芽，胡椒，其他绿叶蔬菜
维生素D	香椿，香菜，大白菜，小白菜，菠菜，油菜，土豆，苦瓜，姜，白萝卜，辣椒，干香菇，甘蓝
维生素E	甘蓝，绿豆，绿叶蔬菜，菠菜，番薯，土豆，大豆，黄豆，豌豆，小麦胚芽，莴笋
维生素F	黄豆，花生，小麦胚芽
维生素H	香菇，花椰菜，菠菜，洋葱，花生，毛豆，豌豆，荚豆类
维生素K	绿叶蔬菜，花椰菜，白菜，甘蓝，胡萝卜，菠菜，土豆，黄豆，大豆油，紫花苜蓿，海藻类
维生素M	花椰菜，芦笋，花生，豆类，香菇，小麦草，根茎类蔬菜，深绿蔬菜
维生素P	茄子
维生素U	西蓝花，包菜

富含维生素的水果

维生素	水果名称
维生素A	柿，葡萄，龙眼，印度枣，人心果，柳橙，椪柑，桑葚，番石榴，枇杷，杧果，木瓜，橄榄，板栗，杨桃，百香果，苹婆，番荔枝，仙桃，无花果，菠萝蜜，酪梨，西瓜，猕猴桃，西红柿，香蕉，椰子，核桃，甜瓜
维生素B$_1$	荔枝，龙眼，苹果，桃，人心果，柳橙，葡萄柚，番石榴，橄榄，板栗，百香果，葡萄，苹果，番荔枝，草莓，樱桃，香瓜，核果，梨，西瓜，柿子，杏，枇杷，红甘蔗，西红柿，木瓜，香蕉，无花果，李子，核桃，杨桃
维生素B$_2$	桃子，橄榄，板栗，杨桃，核果，杏仁，可可，椰子，梨，柿子，苹果，荔枝，木瓜，核桃
维生素B$_3$	杏仁，枣
维生素B$_6$	葡萄，香蕉，橘子，苹果，洋香瓜，核桃
维生素C	莲雾，菠萝，印度枣，荔枝，苹果，梨，桃，柿子，柳橙，柠檬，柚子，橘柑，葡萄柚，桑葚，番石榴，李，枇杷，杧果，木瓜，橄榄，杨桃，百香果，葡萄，梅，椰子，番荔枝，仙桃，草莓，无花果，西瓜，香瓜，菠萝蜜，酪梨，猕猴桃，金橘，龙眼，樱桃，山楂，杏，香蕉，杨梅，石榴
维生素D	苹果，桃，梨，猕猴桃，菠萝，草莓，椰子，柑橘，柿子，柚子，杨梅，西瓜，枣，杏
维生素E	菠萝，龙眼，人心果，香蕉，仙桃，酪梨，核桃
维生素F	杏仁，核桃，核桃，酪梨
维生素H	草莓，香蕉，核果
维生素K	草莓
维生素M	西瓜，香瓜，香蕉，杏仁，橘子
维生素P	柚子，橘子，草莓，柠檬汁，杏，葡萄柚，樱桃，枣，白葡萄，柑，杨梅

家庭特定人群饮食宜忌

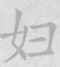

孕妇

简介

处于怀孕期的妇女与一般的妇女不一样，其胎儿所需要的一切营养均由母体供给。如果孕妇食物选择不当、营养不良或营养过剩，都会导致胎儿畸形。胎儿是否健康，怀孕期的饮食安排尤为关键。

·宜食须知·

①要摄入优质蛋白，以增加营养。②要摄入适当碳水化合物，以提高能量。③要保证适当的热量供应，以满足代谢需求。④要摄入适当的维生素，以增强抵抗力。

·忌食须知·

不喝刺激性的、冰冷的饮品，以免影响胎儿生长发育。

温馨提示

①孕妇不宜长期吃土豆，因为土豆中含有生物碱，过多食用会影响胎儿正常发育。②慎食热性调料，如小茴香、八角、花椒、胡椒等。

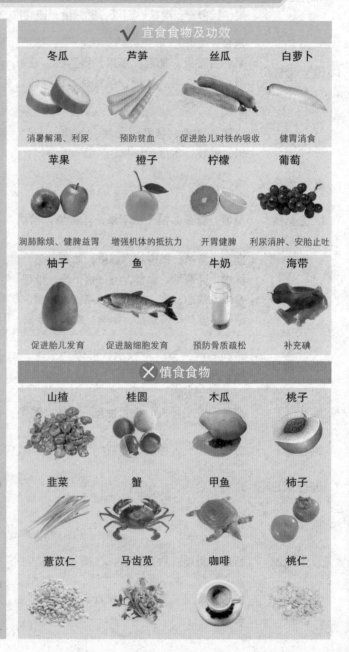

✔ 宜食食物及功效

冬瓜	芦笋	丝瓜	白萝卜
消暑解渴、利尿	预防贫血	促进胎儿对铁的吸收	健胃消食

苹果	橙子	柠檬	葡萄
润肺除烦、健脾益胃	增强机体的抵抗力	开胃健脾	利尿消肿、安胎止吐

柚子	鱼	牛奶	海带
促进胎儿发育	促进脑细胞发育	预防骨质疏松	补充碘

✘ 慎食食物

山楂	桂圆	木瓜	桃子
韭菜	蟹	甲鱼	柿子
薏苡仁	马齿苋	咖啡	桃仁

产妇

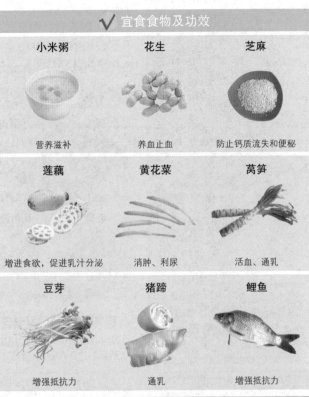

💙**温馨提示**

孕妇产后，内外生殖器的血管多有损伤，若马上服用人参，会影响血管的愈合，导致流血不止，且人参属热性药物，服用过多会使产妇上火或引起婴儿食热。因此，人参应在产后七天，伤口基本愈合后服用。

简介

分娩后为补充营养和有充足的奶水，一般都重视产后的饮食滋补。其实大补特补既浪费又有损健康。滋补过量容易导致肥胖，肥胖会使体内糖和脂肪代谢失调，引发各种疾病。因此产妇要注意日常生活中的饮食搭配。

· 宜食须知 ·

①食物种类应齐全、多样化，不要偏食。②要补充足够的优质蛋白，以保证婴儿的生长发育。

· 忌食须知 ·

①不可大补特补，滋补过量会导致产妇和婴儿的肥胖，且有损身体。②不可立即节食，否则有害身体。

✔宜食食物及功效

小米粥	花生	芝麻
营养滋补	养血止血	防止钙质流失和便秘

莲藕	黄花菜	莴笋
增进食欲，促进乳汁分泌	消肿、利尿	活血、通乳

豆芽	猪蹄	鲤鱼
增强抵抗力	通乳	增强抵抗力

✘慎食食物

草莓	西瓜	大蒜

胡椒	田螺	味精

香菜	花椒	人参

准备受孕的人

🌸温馨提示

准备受孕者不仅在饮食上要多加注意，其生活行为也会对胎儿造成一定的影响。因此，夫妻双方要养成良好的生活习惯，合理安排作息时间，平时加强锻炼以增强体质，忌吸烟饮酒，保持心情放松。

·忌食须知·

①忌食非全熟的肉类，食用未熟肉类可引起弓形虫病。②忌食未洗净的蔬菜。

简介 很多人为了优生，会在怀孕期间或是产期注意安排饮食，以加强营养，其实，双方孕前的准备对于孕妇和胎儿的健康也是至关重要的。因此，夫妻双方应在孕前做好身体和心理的准备。

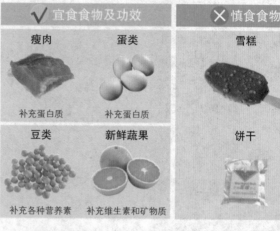

✔ 宜食食物及功效		✘ 慎食食物
瘦肉	蛋类	雪糕
补充蛋白质	补充蛋白质	
豆类	新鲜蔬果	饼干
补充各种营养素	补充维生素和矿物质	

·宜食须知·

①应多食富含优质蛋白、维生素、微量元素的食品。②宜服用叶酸，以降低胎儿脊柱裂和其他神经方面问题的发病率。

考试期的学生

🌸温馨提示

由于考生平时学习紧张，大脑长期处于工作状态，因此，家长在孩子进餐之时，应给孩子创造一个轻松、和谐的环境，使孩子的身心都能得到较好的休息，进而更有效率地进行下一轮的学习。

·宜食须知·

①多食用富含蛋白质和脂肪类的食物。②多食用碳水化合物类食物。

简介 参加考试的学生精神压力大，用脑过度，对能量和营养的需求都很高。过重的学习压力会造成学生食欲不佳，抵抗力减弱，甚至引发疾病。因此，在这一特殊时期，要在学生的营养方面多下功夫。

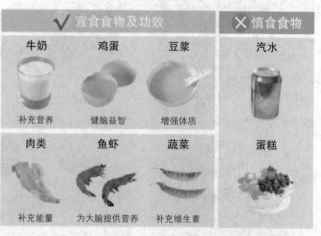

✔ 宜食食物及功效			✘ 慎食食物
牛奶	鸡蛋	豆浆	汽水
补充营养	健脑益智	增强体质	
肉类	鱼虾	蔬菜	蛋糕
补充能量	为大脑提供营养	补充维生素	

·忌食须知·

①不宜食冷食。过量食用冷食会影响人体对食物营养的吸收。②不宜喝饮料。饮料含有较多糖精，会影响消化和食欲，从而增加肠胃负担。

生理期的女性

🍀温馨提示

女性生理期的不适，可通过饮食来调整。若月经常提早来的人，应减少肉类的食用，多食富含维生素 C 的食物。若月经迟迟不来，应少食或不吃冷食，多吃肉。经期前两天，应多食用补血的食品。

简介 青春期少女一般在 12~14 岁时开始出现月经，直到 50 岁左右。月经一般都会按月而行，每个月的行经期也就是月经期。青春期少女因为有着这一明显的生理特征，在饮食上更应特别注意。

✓ 宜食食物及功效		✗ 慎食食物	
阿胶	红糖	螃蟹	梨
滋阴补血	活血润肠、调经止痛		
山楂	黑木耳	柿子	香蕉
行气开郁、化瘀止痛	止血补气		

·宜食须知·

①多吃些性平且温、易消化、营养丰富的食物。②注意食用补气补血的食物，不要食用辛辣耗气的食物。

·忌食须知·

①不应吃生冷瓜果及冷饮等性寒的食品。②忌食酒及辛辣食物。③忌食浓茶、咖啡等饮料。

变声期的青少年

🍀温馨提示

变声期的少年在进餐的时候应注意食物的充分咀嚼，切忌快速进食，以免食物中的硬颗粒对喉咙造成伤害。此外，细嚼慢咽还有利于肠胃的消化和吸收。

简介 变声期是指 14~16 岁的青少年因喉头、声带增长而伴随的声音嘶哑、音域狭窄、发音疲劳、局部充血水肿、分泌物增多从而导致说话、唱歌时的声音发生变化并持续半年至一年的时期。

✓ 宜食食物及功效		✗ 慎食食物	
大米	牛奶	生姜	辣椒
健脾养胃、聪耳明目	预防骨质疏松		
鱼	猪蹄	锅巴	
补充矿物质和维生素	促进发音器官生长发育		

·宜食须知·

①注意胶原蛋白和弹性蛋白的摄入，这是构成发音器官的重要营养物质。②多补充钙质，以促进甲状软骨的发育。

·忌食须知·

①少吃辛辣刺激性食物。②不食油炸类且干燥的食物，以避免对喉咙造成损伤。

更年期的妇女

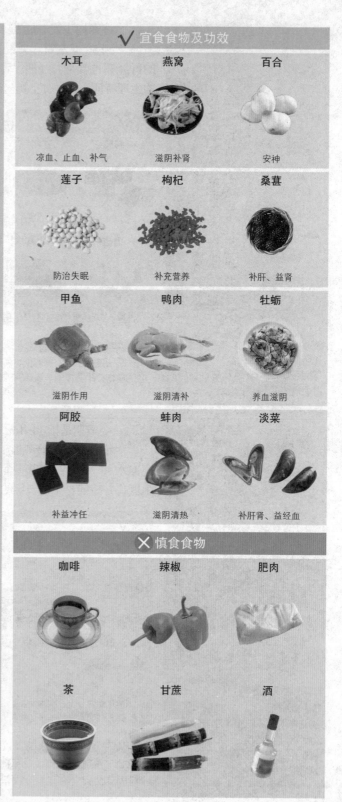

木耳 — 凉血、止血、补气

燕窝 — 滋阴补肾

百合 — 安神

莲子 — 防治失眠

枸杞 — 补充营养

桑葚 — 补肝、益肾

甲鱼 — 滋阴作用

鸭肉 — 滋阴清补

牡蛎 — 养血滋阴

阿胶 — 补益冲任

蚌肉 — 滋阴清热

淡菜 — 补肝肾、益经血

✘ 慎食食物

咖啡

辣椒

肥肉

茶

甘蔗

酒

💬 温馨提示

更年期的女性应坚持运动和锻炼，减缓体力下降，使自己有充足的精力和体力投入到工作和生活中；工作、生活应有规律；定期做妇科检查，以达到早期防治疾病的目的。

简介

女性到了更年期，受激素的影响身体会出现代谢紊乱、贫血、骨质疏松、高血压等症状。因此，更年期女性更应该注意饮食养生、营养调节，以预防和调治更年期女性生理功能变化。

·宜食须知·

①多食用富含钙质的食品。②多食可滋阴、补血的食品。

·忌食须知·

①不宜多食高糖、高脂的食物。②不宜多食咖啡、茶、可乐等饮料。③不宜多食辛辣食物。④不宜多食热性食物。⑤忌抽烟饮酒。

特定年龄的人群

婴幼儿

🍃**温馨提示**

婴儿的新陈代谢旺盛，水的需求量比成人大，而且肾脏发育不成熟，排出体内的废物需要大量的水分参与。父母要注意随时给婴儿补充水分。

简介

婴幼儿在生长发育的重要时期，需要大量的营养物质，如果喂养得好，婴幼儿发育就好，且少得病。同时，婴幼儿的肠胃尚未发育成熟，消化能力不强，咀嚼能力有限，所以要注意供给富有营养的食物。

· **宜食须知** ·

①宜多吃谷类食品。②宜多摄取优质蛋白和钙。③宜多吃蔬菜、水果等，多补充维生素和微量元素。

· **忌食须知** ·

①忌给婴幼儿多食富含铁的食品。②忌给婴幼儿喂低脂甚至脱脂的食物。③忌盲目给孩子补钙。④忌给婴幼儿食用过多甜食。

✓ 宜食食物及功效

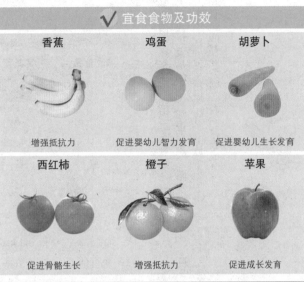

香蕉	鸡蛋	胡萝卜
增强抵抗力	促进婴幼儿智力发育	促进婴幼儿生长发育
西红柿	橙子	苹果
促进骨骼生长	增强抵抗力	促进成长发育

✗ 慎食食物

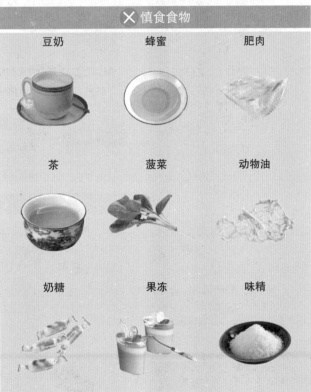

豆奶　　蜂蜜　　肥肉

茶　　菠菜　　动物油

奶糖　　果冻　　味精

儿童

父母应多给孩子补充谷类食物，因为谷类不仅能给人类提供大量的热量和蛋白质、碳水化合物及相当一部分矿物质，其 B 族维生素和不饱和脂肪酸都是大脑必需的营养成分。

简介

儿童正处于生长发育期，合理的营养对他们的生长发育和健康成长起着决定性的作用，同时也为他们具有高度的活动能力和良好的学习能力提供了物质基础。在这个时期，营养不良不但影响少年儿童生长发育，而且有碍于智力的发育和身心的健康。

宜食须知

①营养要全面，粗细搭配好。②摄入足够的蛋白质，以增加营养。③食用富含钙的食物，以强健骨骼。

忌食须知

①不可暴饮暴食，否则会增加肠胃负担。②不可食用过多糖，否则会使牙齿釉质脱矿。

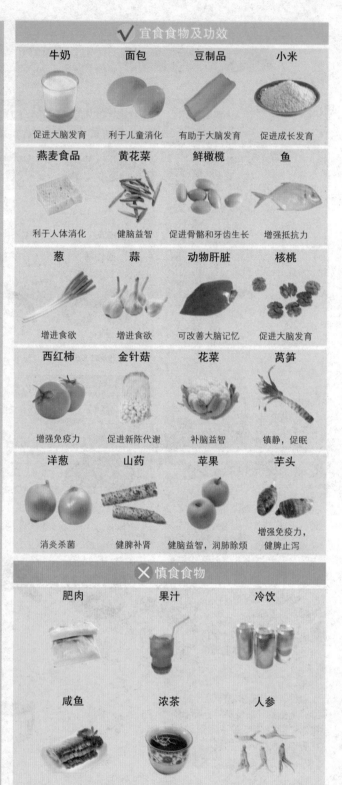

✔ 宜食食物及功效

牛奶	面包	豆制品	小米
促进大脑发育	利于儿童消化	有助于大脑发育	促进成长发育

燕麦食品	黄花菜	鲜橄榄	鱼
利于人体消化	健脑益智	促进骨骼和牙齿生长	增强抵抗力

葱	蒜	动物肝脏	核桃
增进食欲	增进食欲	可改善大脑记忆	促进大脑发育

西红柿	金针菇	花菜	莴笋
增强免疫力	促进新陈代谢	补脑益智	镇静，促眠

洋葱	山药	苹果	芋头
消炎杀菌	健脾补肾	健脑益智，润肺除烦	增强免疫力，健脾止泻

✘ 慎食食物

肥肉	果汁	冷饮

咸鱼	浓茶	人参

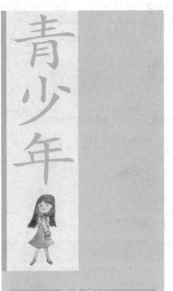

青少年

简介 青少年时期是生长发育的旺盛时期，加之活动量大，学习负担重，对能量和营养的需求都很大。因此，饮食宜富有营养，以满足生长发育的需要。

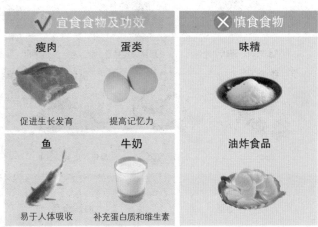

√ 宜食食物及功效

| 瘦肉 | 蛋类 |
| 促进生长发育 | 提高记忆力 |

| 鱼 | 牛奶 |
| 易于人体吸收 | 补充蛋白质和维生素 |

✕ 慎食食物

味精

油炸食品

·忌食须知·

①忌不吃早餐。②忌过多食肥肉、糖果等食物。③避免暴饮暴食、偏食挑食及盲目节食，少吃零食，养成良好的饮食卫生习惯。

·宜食须知·

①注意摄入足够的优质蛋白，以保证生长发育的需求。②要注意食用富含铁的食物，避免引起缺铁性贫血。③多食用富含钙的食物，以促进骨骼的成长。④多食维生素含量高的鲜蔬水果。⑤多吃谷类，保证充足的能量，青少年对热量的需要高于成人，且男性高于女性。

成年人

温馨提示

许多老年时期的疾病正是因为成年时期不注意饮食和生活作息而落下病根造成的。因此，成年人不仅要在饮食方面多下功夫，更要注意平时多做运动及合理安排休息，以保持身心良好的状态。

简介 成年人是指已过生长发育期，身体和心理都进入生命中状态最好的时期。这个阶段的人活动量大，精神压力和负担较重。合理的饮食不仅可以满足其对能量和营养的需求，而且也可作为一个饮食疗法，对其身心的健康发展有着很大的作用。

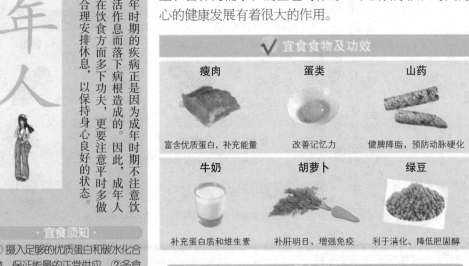

√ 宜食食物及功效

| 瘦肉 | 蛋类 | 山药 |
| 富含优质蛋白，补充能量 | 改善记忆力 | 健脾降脂，预防动脉硬化 |

| 牛奶 | 胡萝卜 | 绿豆 |
| 补充蛋白质和维生素 | 补肝明目，增强免疫 | 利于消化、降低胆固醇 |

·宜食须知·

①摄入足够的优质蛋白和碳水化合物，保证能量的正常供应。②多食维生素含量高的鲜蔬水果。③多吃谷类，做到粗细搭配。

·忌食须知·

①忌不吃早餐。②忌过多食用肥肉和胆固醇过高的食物。③避免暴饮暴食。

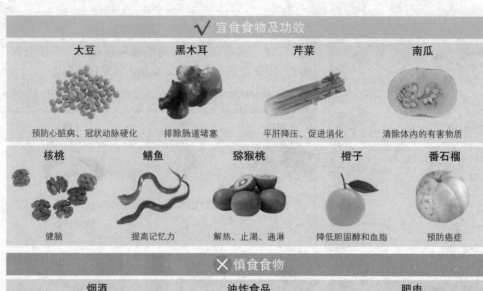

✓ 宜食食物及功效

大豆	黑木耳	芹菜	南瓜
预防心脏病、冠状动脉硬化	排除肠道堵塞	平肝降压、促进消化	清除体内的有害物质

核桃	鳝鱼	猕猴桃	橙子	番石榴
健脑	提高记忆力	解热、止渴、通淋	降低胆固醇和血脂	预防癌症

✗ 慎食食物

烟酒	油炸食品	肥肉

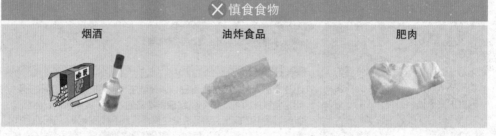

中年女性

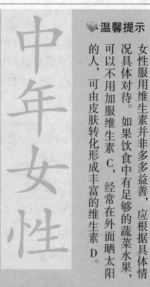

💬温馨提示

女性服用维生素并非多多益善，应根据具体情况具体对待。如果饮食中有足够的蔬菜水果，可以不用加服维生素C，经常在外面晒太阳的人，可由皮肤转化形成丰富的维生素D。

简介 女性由于生理期的原因，身体各种状况较多，尤其到了更年期，受激素变化的影响身体会出现代谢紊乱、贫血和骨质疏松等症状。因此，饮食养生调节对女性来说，尤为重要。

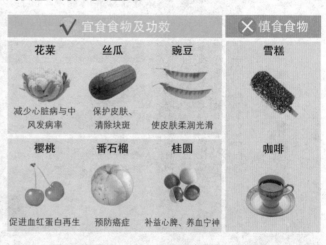

✓ 宜食食物及功效			✗ 慎食食物
花菜	丝瓜	豌豆	雪糕
减少心脏病与中风发病率	保护皮肤、清除块斑	使皮肤柔润光滑	
樱桃	番石榴	桂圆	咖啡
促进血红蛋白再生	预防癌症	补益心脾、养血宁神	

· 忌食须知 ·

①忌食用过量甜食，以预防胆结石。②少食高脂肪、高胆固醇的食物。

· 宜食须知 ·

①宜补充维生素C，以延缓衰老。②宜多食富含维生素D的食物，以预防骨质疏松。③宜多食含有维生素E的食物，以抗衰老，防癌抗癌。

中年男性

简介　中年男性是指40岁以后的男性，其身材一般较女性高大，故需要更多的热量。此外，男人的胆固醇代谢经常遭到破坏，易患心脏病、中风、心肌梗死和高血压等疾病，因此，要注意饮食的安排。

温馨提示

许多中年男性为了工作或夜间娱乐而熬夜，长时间如此，势必会影响机体的生理功能。如果晚上感到头昏思睡不要硬撑，也不要用咖啡、浓茶去刺激神经，以免发生神经衰弱、高血压、冠心病等。

· 宜食须知 ·

①摄入富含纤维的食物，以加强肠胃的蠕动，降低胆固醇。②宜食富含镁的食物，有助于提高男性的生育能力。

· 忌食须知 ·

①不食用动物性脂肪及胆固醇含量高的食物，避免胆固醇过高。②不吸烟、喝酒。③忌多食甜食，避免细胞老化速度加快。

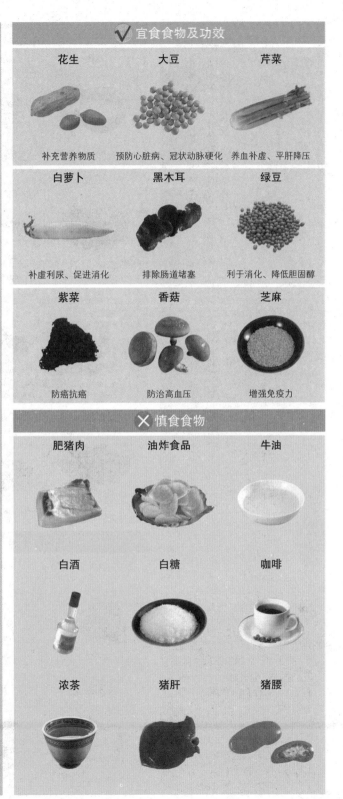

✔ 宜食食物及功效

花生	大豆	芹菜
补充营养物质	预防心脏病、冠状动脉硬化	养血补虚、平肝降压

白萝卜	黑木耳	绿豆
补虚利尿、促进消化	排除肠道堵塞	利于消化、降低胆固醇

紫菜	香菇	芝麻
防癌抗癌	防治高血压	增强免疫力

✘ 慎食食物

肥猪肉	油炸食品	牛油
白酒	白糖	咖啡
浓茶	猪肝	猪腰

老年人

💬温馨提示

老年人要保持每天多喝水，即使不感到口渴也要喝。其标准为每天 1000 至 1500 毫升，而且在饭前半小时喝，更可以增加食欲，同时也有益于老年人的全身健康。

简介

人进入老年期，体内细胞的新陈代谢逐渐减弱，生理功能减退，消化系统的调节适应能力也在下降。一系列的生理变化，势必使老年人的营养需要也发生相应的变化。因此要相应地进行饮食方面的调整，才能合理、科学地让老人获取足够的营养，维持身体健康。

· 宜食须知 ·

①多食具有健补脾胃、益气养血作用的食物。②应食用含有丰富蛋白质、维生素、矿物质的特色食物。③少食多餐，营养均衡，口味清淡。④多吃粗粮、蔬菜、水果。

· 忌食须知 ·

①老年人忌多食生冷之物。②老年人忌食高糖高盐食物。③忌食高脂肪、高胆固醇食物。

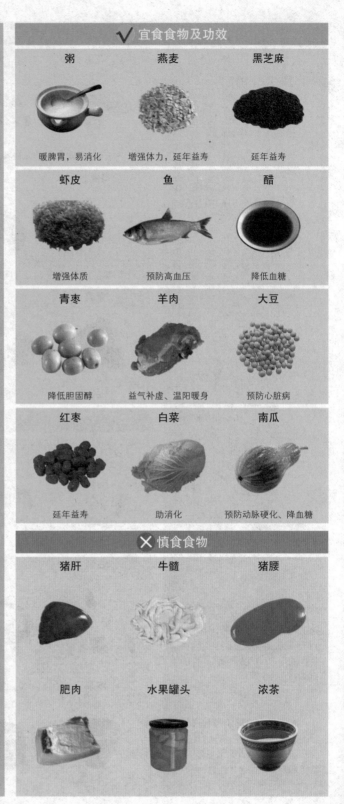

✓ 宜食食物及功效

粥	燕麦	黑芝麻
暖脾胃，易消化	增强体力，延年益寿	延年益寿
虾皮	鱼	醋
增强体质	预防高血压	降低血糖
青枣	羊肉	大豆
降低胆固醇	益气补虚、温阳暖身	预防心脏病
红枣	白菜	南瓜
延年益寿	助消化	预防动脉硬化、降血糖

✗ 慎食食物

猪肝	牛髓	猪腰
肥肉	水果罐头	浓茶

特定职业的人群

脑力劳动者

温馨提示

脑力劳动者在进食时，如果只吃精制的米面等主食，会破坏血液中的酸碱平衡，容易引起疲劳、健忘、焦躁。不宜饮食过饱，从事脑力劳动工作的人吃得过饱后，会使大脑活动节奏减慢，工作效率降低。

简介 脑力劳动者普遍有久坐于办公桌前的问题，造成四肢血液循环不良、静脉曲张或手脚酸麻等现象。也由于思维劳动强度较大，易患神经衰弱综合征。

✔ 宜食食物及功效

动物肝脏	胡萝卜	花生	核桃
增强免疫力	增强抵抗力	增强记忆	健脑

· 宜食须知 ·

①宜多摄入富含维生素 A、维生素 C 及 B 族维生素的食物。②宜多摄入富含糖类的食品。③宜多摄入富含优质蛋白质的食物。④宜多摄入富含不饱和脂肪酸的食物。⑤宜多摄入富含卵磷脂的食物。

体力劳动者

温馨提示

由于劳动时内脏缺血，所以进食后不宜马上进行劳动，否则不仅影响消化，而且胃中有过多的食物也会影响劳动。劳动结束后，不宜立即进餐，可休息半个多小时再进餐。

简介 体力劳动者多以肌肉、骨骼的活动为主，他们能量消耗多，需氧量高，物质代谢旺盛。劳动者还可能接触一些有害物质，所以要通过合理膳食，在一定程度上减少或消除这些有害物质对身体的影响。

✔ 宜食食物及功效

黑木耳	猪血	胡萝卜	猕猴桃
清理肠胃	易于毒素排出体外	防止呼吸道感染	解热、止渴、通淋
橙子	南瓜	木瓜	动物肝脏
降低胆固醇和血脂	清除体内的有害物质	护肝降血脂、抗炎抑菌	保护呼吸道

· 宜食须知 ·

①宜加大饭量来获得较高的热量。②要科学地补充水分。③宜适当增加蛋白质的摄入。④宜补充充足的维生素和无机盐。

夜间工作者

💬温馨提示

夜间工作者除了要合理安排饮食外，还要重视身体锻炼。工作中如常感到无力，应到户外适当运动，可以增加体内血红蛋白的数量，提高机体抵抗力，还能提高大脑皮层的工作效率，增强心肺功能。

· 忌食须知 ·

①为了提神，忌过量食用有刺激性的饮品。②忌多食甜食以补充能量，容易引起肥胖症。

简介 夜间工作者由于过着昼夜颠倒的生活，这对人体的生理和代谢功能都会产生一定的影响，有时会出现头晕、疲倦或者食欲不振的情况。因此，对于在夜间工作或长时间熬夜的人来说，在饮食上讲究是很有必要的。

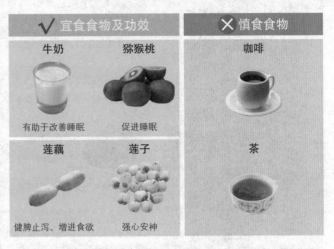

✓ 宜食食物及功效		✗ 慎食食物
牛奶	猕猴桃	咖啡
有助于改善睡眠	促进睡眠	
莲藕	莲子	茶
健脾止泻、增进食欲	强心安神	

· 宜食须知 ·

①要注意补充维生素 A。②晚餐时多食用富含维生素 B 的食物，可有效保护神经组织、安定神经、舒缓焦虑。

高温工作者

💬温馨提示

在高温环境下作业，人体大量出汗不仅造成体内水和钠的丢失，同时也造成钙、钾等丢失；当人体缺钾致红细胞内含钾量降低时，在高温环境下易发生中暑，所以饮食中应注意补充多种矿物质。

简介 在高温环境下，人的体温调节、水盐代谢、血液循环等功能都会受到一定程度的影响，高温作业会使蛋白质代谢增强，从而引起腰酸背痛、头晕目眩、体弱多病、代谢功能衰退等症状。

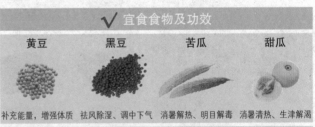

✓ 宜食食物及功效			
黄豆	黑豆	苦瓜	甜瓜
补充能量，增强体质	祛风除湿、调中下气	消暑解热、明目解毒	消暑清热、生津解渴
土豆	草鱼	茼蒿	芹菜
和胃调中、益气健脾	增强体质、延缓衰老	通利小便、清除水肿	清热利尿

· 宜食须知 ·

①应多补充蛋白质。高温作业会使蛋白质分解代谢增加，若蛋白质长期不足，则可能会造成负氮平衡。②注意补充多种矿物质，以维持正常的代谢活动。③应食用富含维生素的食物，以维持正常的生理功能。④要注意水、盐的补充。

低温工作者

💗温馨提示

冬天是蔬菜的淡季，因此，往往冬季过后，人体会出现维生素不足，如缺乏维生素C。此时，人们可适当吃些薯类，如红薯、土豆等。它们均富含维生素C、维生素B，还有维生素A。

简介 在低温环境中，体热散失加速，基础代谢率增高。此外，低温会使甲状腺素的分泌增加，使物质的氧化过程加速，机体的散热和产热能力都明显增加。因此，低温工作者应在饮食上多加注意。

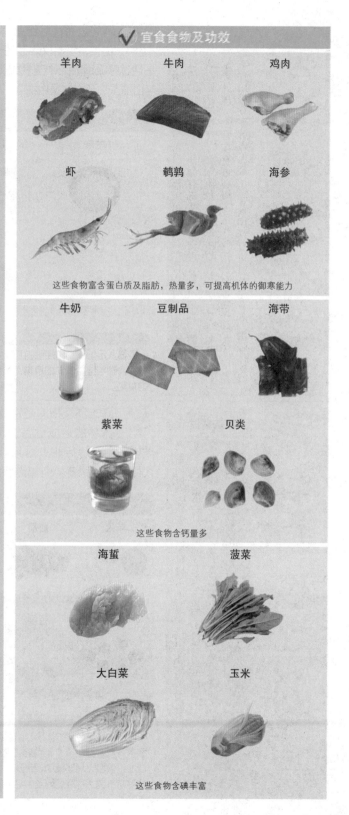

✔宜食食物及功效

羊肉　牛肉　鸡肉

虾　鹌鹑　海参

这些食物富含蛋白质及脂肪，热量多，可提高机体的御寒能力

牛奶　豆制品　海带

紫菜　贝类

这些食物含钙量多

海蜇　菠菜

大白菜　玉米

这些食物含碘丰富

汞环境工作者

中医认为，绿豆可解百毒，可有效帮助体内毒物的排泄，促进机体的正常代谢。如遇有机磷农药中毒、铅汞中毒、酒精中毒或吃错药等情况，在医院抢救前都可以先灌下一碗绿豆汤进行紧急处理。经常在有毒环境下工作或接触有毒物质的人，应经常食用绿豆来解毒保健。经常食用绿豆可以补充营养，增强体力。

简介 汞的主要接触作业有汞矿开采和冶炼，电器制造，化工，仪器仪表制造，军火及医药等。汞中毒主要是通过呼吸道吸入汞蒸气或化合物气溶胶，汞进入血液后，与血清蛋白及血红蛋白结合，蓄积在体肉，引起脏器病变。

✔ 宜食食物及功效

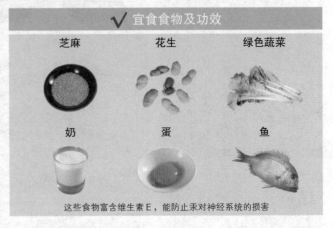

芝麻　花生　绿色蔬菜

奶　蛋　鱼

这些食物富含维生素E，能防止汞对神经系统的损害

·宜食须知·

①要摄入足够的动物性蛋白和豆制品，以减轻体内汞的毒性。②多食富含硒与维生素E的食物，以减轻汞的中毒症状。③少食脂肪高的食物。

高铅环境工作者

高铅环境工作者可通过食用大蒜来排出体内的毒素，大蒜中含有大量的辣素，它的杀菌能力可达到青霉素的十分之一，其大蒜素可与铅结合成无毒的化合物，能有效防治铅中毒。

简介 高铅环境指的是铅及其化合物大量存在并可对人体功能造成危害的环境，如印刷、油漆、陶瓷、玻璃、冶金等行业。铅元素可通过消化道和呼吸道进入人体，过量积蓄会引起慢性或急性中毒。

✔ 宜食食物及功效

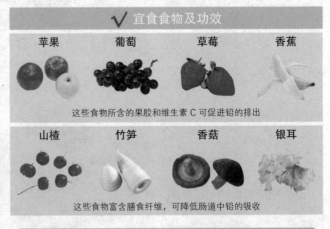

苹果　葡萄　草莓　香蕉

这些食物所含的果胶和维生素C可促进铅的排出

山楂　竹笋　香菇　银耳

这些食物富含膳食纤维，可降低肠道中铅的吸收

·宜食须知·

①及时补充维生素C。因为铅可促进维生素C的消耗，所以，要注意摄入富含维生素C的食物。②供给足够的蛋白质。优质蛋白可降低血铅浓度，从而降低中毒概率。③多食含有果胶、膳食纤维的食物，这些营养物质可降低肠道中铅的吸收。

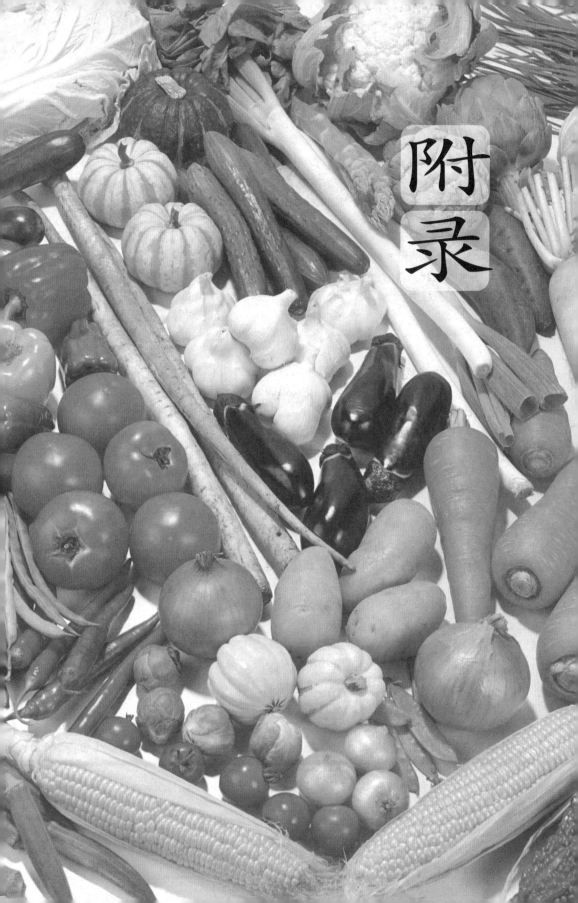

附录

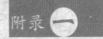
人体中各种营养素的功用

营养素	功用	缺乏症	补充食品
维生素A	促进骨骼成长，强壮骨骼，增强抵抗力	夜盲症，干眼症，视力减退，皮肤干燥，记忆力减退，心情烦躁，失眠，头发枯干	海带，海苔，南瓜，葱，胡萝卜，菠菜，韭菜，茶，甜椒，紫苏叶，萝卜叶，茼蒿，荠菜，空心菜，苋菜，蛋黄，艾叶，柿子，西瓜，马蹄，杜果，橘子
维生素B₁	促进碳水化合物的代谢，增进食欲，维持神经功能正常，促进成长	食欲不振，胃肠障碍，发育迟缓，脚气病，心脏扩大症，疲劳，神经衰弱，心肌炎	米糠，小麦胚芽，牛蒡，海苔，大蒜，芝麻，玉米，豆类，花生，核桃，芹菜，香菇，荞麦粉，酵母，豆芽，豌豆苗，柿子，枇杷，马蹄，西瓜，苹果，梨，桃，杏
维生素B₂	促进成长、健康的保持和细胞的再生，为细胞酸化所必需物	口腔炎，唇炎，舌炎，角膜炎，溃烂，阴囊炎，红斑，功能障碍，抵抗力减退，嘴角破裂溃烂，各种皮肤疾病	萝卜叶，菠菜，韭菜，茶，海苔，香菇，米糠，红豆，紫苏叶，海带，酵母，芹菜，小麦胚芽，发酵大豆，可可，小米，蛋，动物肉，肝脏，马蹄，苹果，柿子，桃，梨，西瓜
维生素B₆	为人体内一种氨基酸，帮助代谢，促进消化、吸收蛋白质和脂肪	舌炎，头痛，眩晕，食欲不振，消化不良，贫血，皮肤炎，多发性神经炎，呕吐，腹泻，嘴唇水肿，头皮多，口腔黏膜干燥，脂溢性皮炎，动脉硬化	南瓜，大豆，糙米，海苔，小麦胚芽，蛋黄，酵母，沙丁鱼，动物肝脏，葡萄

营养素	功用	缺乏症	补充食品
维生素B₁₂	促进红细胞形成再生，增血以防贫血，促进成长，增强体力	恶性贫血，记忆力障碍，舌炎，舌溃疡，烦躁不安	香菇，海带，海苔，牛肉，猪肉，牛乳，动物肝脏
维生素C	对人体的组织细胞、骨骼、牙齿、血管有益，增加抵抗疾病能力，促进损伤愈合	坏血病，牙龈炎出血，血液中的胆固醇降低，手术后恢复愈合慢	菠菜，甜椒，萝卜叶，油菜，紫苏叶，茼蒿，甘蓝，白菜，萝卜，海苔，山俞菜，荷兰芹，草莓，菠萝，柠檬，橘子，葱，韭，茶，艾叶，山楂
维生素D	促进钙吸收，强健骨骼和保障牙齿正常发育	儿童软骨症，老人骨质疏松症，牙齿生长迟缓，蛀牙，肺结核，高血压，冠心病	香菇，西红柿，胡萝卜，牛乳，奶油，鱼肝油，沙丁鱼，鲫鱼，秋刀鱼，青花鱼，鲑鱼，鳟鱼，蛋黄，酵母，柑橘，奇异果，柚子，苹果，柿子，菱角，桃子，西瓜，杏，梨子，草莓，杨梅，菠萝，椰子，枣
维生素E	减缓人体老化的速度，保持性功能正常，防止血液的凝固，和维生素A一起作用，保护肺脏	引起流产，不孕症，肌肉萎缩，贫血，生殖功能失调，高脂血，动脉硬化，白内障，手脚冰冷	甘蓝，香菇，花生，芹菜，香蕉，西红柿，橘子，芜青菜，蛋黄，油菜，牛肉，猪肉，南瓜，杏仁，葵花子，豆类，鱼类
维生素F	防止动脉血液中的胆固醇沉积，辅助维生素B₆，维护健康的皮肤和助长毛发，有利于心脏病的防治	发育障碍，引起小儿皮肤炎，湿疹面疱	大豆油，向日葵油，玉蜀黍油，色拉油，小麦胚芽油，奶油，牛乳，大麦胚芽油，鱼肝油，羊脂，人造奶酪，牛油

营养素	功用	缺乏症	补充食品
维生素K	促进血液的凝固及肝脏正常作用，止血，利尿，解毒，抗菌等	容易出血，造成血液凝固不完全，大量的出血，小儿慢性肠炎，结肠炎	甘蓝，菠菜，胡萝卜叶，白萝卜叶，胡萝卜，西红柿，小麦胚芽，糙米，牛乳，牛猪肝脏，鸡蛋，海草，西蓝花，花生油，苜蓿
维生素P	防止维生素C被氧化，维持毛细血管壁正常，防止瘀血	毛细血管变弱，容易出血，出血性紫斑病	甜椒，荞麦，草莓，杏，西红柿，橘子，柠檬
维生素U	维持消化系统黏膜的抵抗力	胃溃疡，十二指肠溃疡	甘蓝，芥菜，荷兰芹，鸡蛋，牛乳
蛋白质	促进生长和发育，补充体内代谢的消耗，供给热能，保持营养均衡	生长发育迟缓，消瘦，癌症，水肿，失眠，便秘，神经衰弱，头痛，眩晕，呕吐，胃溃疡，中风，动脉硬化，高血压，胆结石，膀胱结石，皮肤痒，荨麻疹，湿疹	大豆，小麦，大米，小米，玉米，花生，牛奶，瘦肉，面
钙（Ca）	构成骨骼和牙齿的成分，帮助血液凝固及肌肉收缩，强化神经系统，维持心脏跳动的规律，缓和失眠症	身体功能的调整变成恶化，神经松弛，骨质疏松，软骨症，牙齿发育不全，容易蛀牙	大豆，青菜，葡萄，麦麸，胡萝卜叶，油菜，菠菜，芥菜，莴笋，甘蓝，南瓜，菜豆，茼蒿，紫苏，芝麻，海带，金针花，芦笋，杏仁，腰果，蛋，牛乳，小鱼干

营养素	功用	缺乏症	补充食品
脂肪	供给热能、脂肪酸，促使脂溶性维生素的吸收	与人体缺乏维生素A与维生素D的病症相同另还有身体消瘦，容易得脂溶性维生素缺乏症	大豆，花生，芝麻，玉米，椰子，植物油，蛋黄，牛奶，动物油
糖类（碳水化合物）	供给热能，帮助肝脏解毒	乏力，容易疲劳，体重减少，发育迟缓	水果类、淀粉类食品
磷（P）	细胞核的主要成分，也是骨骼、骨髓、乳汁、牙齿、生殖细胞的主要成分	骨骼、牙齿发育不全，齿槽脓漏，软骨症，脑神经细胞核缺滋养	小麦胚芽，糙米，荞麦粉，花生，红豆，豌豆，海苔，大豆，蚕豆，芦笋，玉米，南瓜子，大蒜，沙丁鱼干，豆腐皮，酵母，菜豆，芝麻，冷冻豆腐，蛤，蛋黄，乳粉
铁（Fe）	非常重要的造血成分，可治疗缺铁性贫血	贫血，缺铁性贫血，疲劳	菠菜，海带，紫苏叶，菜豆，芝麻，山俞菜，海苔，红苋菜，甘蓝，黄花菜，葡萄干，红枣，猪蹄
碘（I）	甲状腺素的主要成分，促使甲状腺功能正常，平衡碘的代谢	甲状腺分泌失调，新陈代谢作用降低，甲状腺萎缩，地方性甲状腺肿，水肿	海藻，海带，海苔，大麦，玉米，土豆，石花菜，甘蓝，大豆，紫菜，昆布，文蛤，奶酪，牡蛎，鲑鱼
铜（Cu）	制造血红蛋白的重要元素，帮助铁的吸收，振作活力	贫血症，骨骼疾病，水肿，使红细胞与铁不易溶合	豆类，糙米，香菇类，玉米，核桃，全麦，西蓝花，杏仁，芝麻，酪梨，柳橙，牡蛎

营养素	功用	缺乏症	补充食品
钠（Na）	促使水分代谢，保持酸碱平衡，防止体液过热，引起疲劳或中暑在肌肉收缩作用中，协助神经和肌肉正常	消化液分泌减少，使碳水化合物的消化不良，或引起神经痛，身体虚弱	海带，味噌，酱油，食盐，咸梅，酱菜，鱼肉松，奶油，火腿，腊猪肉，奶酪
钾（K）	血液、肌肉、脏器等重要构成的成分，帮助体内细胞内液处理废物，降低血压	心肌、手脚肌肉、内脏肌肉的肌力降低，低血糖症，水肿	甘蓝，莴笋，芹菜，水芹，菠菜，胡萝卜，薄荷叶，柑橘类，西红柿，香瓜，香蕉，土豆，葵花子，绿叶菜，番薯，玉米，菠萝，酪梨，柿子，番荔枝，葡萄干，杏仁
锌（Zn）	蛋白质合成时的主要物质，平衡体内酸碱的重要物质，保持血液的状态，帮助胰岛素形成	前列腺肥大，生殖功能障碍，动脉硬化	南瓜子，芥末粉，小麦胚芽，大豆，牡蛎，蛋黄，沙丁鱼，核桃
镁（Mg）	保持神经镇静（与钙同用），预防钙质沉积于组织和血管壁内，促进心脏，血管健全，防心脏病，促使神经和肌肉功能的正常，与钙质相抗衡	痉挛，消化不良，大便不通，痰多膨胀，心脏病，肾结石，胆结石	菠菜，玉米，莴笋，芜菁菜，花生，橘子，苹果，葡萄，李子，樱桃，石榴，柠檬，昆布，甘蓝，黄豆，香蕉，酪梨，腰果，牛乳，乌贼鱼

营养素	功用	缺乏症	补充食品
锰 （Mn）	强化人体内组织细胞，健全心脏和血管，增进发育，是肝脏生成尿素必要的酵素，解除疲劳，预防骨质疏松症	运动失调，生殖器发育受阻	绿叶菜，甜菜，豌豆，荷兰芹，菜豆，莴笋，蚕豆，糙米，小麦胚芽，板栗，核桃，菠菜，酪梨，菠萝，海藻，鸡蛋
硫 （S）	使皮肤健康、毛发光泽，抵抗细菌感染，有解毒功能	易疲劳，迟钝	甘蓝，干豆类，韭菜，小麦胚芽，菠菜，大蒜，洋葱，蛋，肉类，鱼类，红高丽菜，胡萝卜，黄瓜，土豆，板栗，无花果，橘子，葡萄，樱桃，苹果
石灰质	增强抵抗力、生活力及预防心理忧郁等作用	抵抗力差，动脉硬化，容易中风，脑神经细胞亢奋，牙齿脆弱	茶叶，山芋，大豆，山药，葱，葡萄，蜜橘，蛋黄，牛乳，人参，黄芪，当归，甘草

自制蔬果汁十大要诀

一 要使用新鲜的材料

蔬菜和水果如果存放时间太久，其营养价值会大打折扣，所以应该尽量选用新鲜的材料榨汁，如果材料有损坏，一定要把损坏的部位去掉后再使用。

二 制作过程要快速一些

为了减少维生素的损失以及防止蔬果口感变差，在制作过程中动作应该快一些，不要拖沓。尤其是在利用榨汁机压榨果汁的时候，更应该在较短时间内完成。

三 蔬果材料最好混合搭配

蔬菜类的食物榨成汁后大多口感很不好，所以可以添加一些水果搭配使用，以调和口味，同时还能使蔬果汁的营养均衡一些，尤其水果中的苹果，是最百搭的品种之一。

四 柠檬尽量要最后放入

由于柠檬的酸味比较浓，制作蔬果汁的时候它的酸味容易影响到其他食材的口感，所以应该尽量最后放入柠檬汁，这样不但不会破坏果汁的口味，反而会为蔬果汁增加香气。

五 首选露地栽培的水果蔬菜

只有沐浴在阳光下的蔬果才富含多种营养，同时这种蔬果口感也更好，所以应该更多的利用露地蔬果，同时还要注意，最好选用应季蔬果。

六　要将蔬果水汽去掉

蔬果在清洗干净后，应该将其表面的水汽彻底去除，这样才能保持蔬果的新鲜度。

七　尽量去掉水果的表皮

虽然水果表皮的维生素和矿物质可能要比果肉中的多，但是目前我们在市场上所买的水果，果皮上常涂有蜡或附着防腐剂，此外，还可能有很多残余农药，所以为了安全起见，还是去皮使用。

八　巧妙使用冰块

不好喝的蔬果汁加上冰块口感会稍微好一些。另外，搅打食物的时候，可以先放入冰块，这样不但可以减少榨汁过程中产生的气泡，还能防止营养成分发生氧化。

九　材料需要放入冰箱冷藏

采用的材料为了口感更好，可以先冷藏一下再使用；香瓜类的食物可以先去除种子后再裹以保鲜膜保存。

十　榨完的果汁要及时饮用

为了保留果汁中的营养素不被氧化，制成的果蔬汁最好在两小时内饮用完。

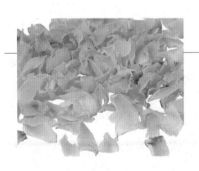

制作蔬果汁好用工具大集合

➲ 最优特色

　　香蕉、桃子、木瓜、杧果、香瓜及西红柿等含有细纤维的蔬果，最适合用果汁机来做果汁，因为会留下细小的纤维或果渣，和果汁混合会呈现浓稠状，成为不但美味又具有口感的果汁。而纤维较多的蔬菜及葡萄，也可以先用果汁机搅碎，再用筛子过滤。

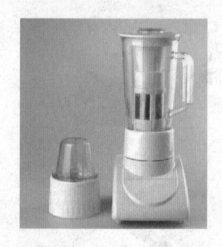

✿ 使用方法

1. 将材料的皮及籽去除，将其切成小块，加上水搅拌。加上水搅拌。

2. 材料不宜一次放太多，要少于容器容量的1/2。

3. 搅拌时间一次不可连续操作2分钟以上。如果果汁搅拌时间较长，需休息2分钟，再开始操作。

4. 冰块不可单独搅拌，要与其他材料一起搅拌。

5. 材料投放的顺序：先放切成块的固体材料，再加液体搅拌。

清洁建议

① 使用完后应马上清洗，将里面的杯子拿出用水泡过后，再用大量水冲洗、晾干。

② 里面的钢刀，须先用水泡一下再冲洗，最好使用棕毛刷清洗。

➲ 最优特色

　　适用于较为坚硬、根茎部分较多、纤维多且粗的蔬果，如胡萝卜、苹果、菠萝、西芹、黄瓜等。果菜榨汁机能将果菜渣和汁液分离，所以最后打出来的会是较为清澈纯净的蔬果汁。

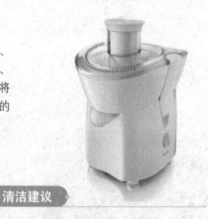

✿ 使用方法

1. 把材料洗净后，切成可以放入给料口的大小。

2. 放入材料后，将杯子或容器放在饮料出口下，再把开关打开，机器会开始运作，同时再用挤压棒在给料口挤压。

3. 纤维多的食物，直接榨取，不要加水，采用其原汁即可。

清洁建议

① 若单用于榨水果或蔬菜上的话，则用温水冲洗并用刷子清洁即可。

② 若是使用了鸡蛋、牛奶或油腻的东西，则可在水里加上一些洗洁剂，转动数回，则可洗净。无论如何，使用完之后立刻清洗才是最重要的。

压汁机 YAZHIJI

最优特色

相当适用于制作柑橘类水果的果汁，和果汁混合会呈现浓稠状，成为不但美味又具有口感的果汁。而纤维较多的蔬菜及葡萄，也可以先用果汁机搅碎，再用筛子过滤。

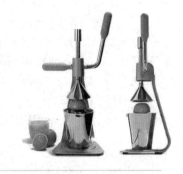

使用方法

水果最好以横切方式，将切好的果实覆盖其上，再往下压并且左右转动，就能够挤出汁液。

清洁建议

①使用完应马上用清水清洗，而压汁处因为有很多细缝，需用海绵或软毛刷清洗残渣。

②清洁时应避免使用菜瓜布，因为会刮坏塑料，容易让细菌潜藏。

砧板 ZHENBAN

最优特色

砧板有多种材质、颜色及款式。

使用方法

蔬果和肉类的砧板分开来使用，除可以防止食物交叉感染外，也可以避免蔬果沾染肉类、辛香料的味道。

清洁建议

①塑料砧板每次用完后要用海绵清洗干净并晾干。

②不要用高温清洗，以免砧板变形。

③每星期要用漂白水泡一分钟左右，再用大量开水冲洗干净。

搅拌棒 JIAOBANBANG

最优特色

搅拌棒有多种材质、颜色及款式，但无论什么材质，都是能让果汁中的汁液和溶质均匀混合的好帮手，底部附有勺子的搅拌棒能让果汁搅拌得更加均匀，而没有附勺子的则较适合搅拌没有溶质或溶质较少的果汁。

使用方法

果汁制作完成后，倒入杯中，这时再用搅拌棒搅匀即可。

清洁建议

使用完后立刻用清水洗净、晾干即可。

磨钵 MOBO

最优特色

适合在卷心菜、菠菜等叶茎类食材要制成蔬果汁时使用。此外，像葡萄、草莓、蜜柑等柔软、水分又多的水果，也可用磨钵做成果汁。

使用方法

首先，要将材料切细，放入钵内，再用研磨棒捣碎、磨碎之后，用纱布将其榨干。在使用磨钵时，要注意材料、磨钵及研磨棒上的水分要拭干才好。

清洁建议

使用完毕要马上用清水清洗并擦拭干净。

每种食物都有属于自己的颜色与味道。中医五行学说将人体五脏心、肝、脾、肺、肾分别归属于火、木、土、金、水，蔬果也可以根据不同的味道和颜色归纳出五味与五色。所谓"五色入五脏""五味入五脏"，这就将蔬果与人体的健康紧密地联系在一起。所以了解了蔬果的五色、五味后，才能选对适合自己的蔬果，从而达到食疗养生的目的。

黄色	菠萝、香蕉、橙子等，经常食用有益于脾

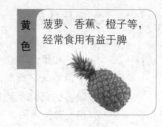

蔬果的五色

蔬果的五色即黄、红、绿、黑、白，与中医五行学说对应就是：黄色属土，是脾之色；红色属火，是心之色；绿色属木，是肝之色；黑色属水，是肾之色；白色属金，是肺之色。

绿色	一切绿色蔬菜，多吃会有益于肝

五色的 **功效**

黄色的食物作用于脾，富含胡萝卜素和维生素C，可抗氧化，提高人体免疫力，也能帮助培养积极开朗的心情，增加幽默感，更可以强化消化系统与肝脏，清除血液中的毒素，令皮肤变得细滑幼嫩。

红色的食物在视觉上能给人刺激，让人胃口大开，精神振奋，因此，红色食物是抑郁症患者的首选食物。同时红色作用于心，能减轻疲劳，激发食欲，令人精神状态良好，增强自信及意志力。

绿色的食物可舒缓肝胆压力，调节肝胆平衡，它含有丰富的维生素、矿物质以及膳食纤维，有一定程度的防癌作用。多食绿色食物能让身体保持酸碱平衡，不仅如此，从心理方面讲，经常吃绿色食物还可舒缓压力，并能预防偏头痛等疾病。

黑色	黑木耳、香菇、葡萄等，多食有益于肾

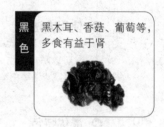

黑色食物补肾作用突出。经常食用这些食物，可调节人体生理功能，刺激消化系统，促进唾液分泌，有促进胃肠消化与增强造血功能的作用。同时黑色食物富含大量的微量元素及亚油酸等物质，可抗衰老，美容养颜。

白色食物润肺，同时白色给人干净清爽的感觉，可调节视觉平衡，安定情绪。

白色	白菜、白萝卜、银耳、洋葱、蒜等，多吃益肺

红色	红辣椒、红枣、山楂、樱桃等，经常食用有益于心

蔬果的五味

食物的五味即酸、苦、甘、辛、咸五种味道。根据中医五行学说可归类为：酸味入肝，苦味入心，甘味入脾，辛味入肺，咸味入肾。

五味的 功效

酸味食物：可收敛、固涩，治疗久泻、脱肛和遗精等症，也具有生津开胃、促进消化吸收的保健功能，适合胃酸不足者食用。同时酸味能增强肝脏功能，但要注意合理食用，切勿过量。

苦味食物：可以清热解毒，泻火通便，利尿及健胃。苦味对癌细胞有较强的杀伤力，还可调节神经系统功能，帮助缓解紧张和压力。同时苦味食物还能解湿除燥，有促进内分泌的功效。抗菌消炎、调节酸碱平衡也是苦味食物的独特功效。

甘味食物：可以滋补身体，解除肌肉的疲劳，有调和脾胃、止痛、解毒的功效。但多食会导致骨骼疼痛、头发脱落，且容易使人发胖。

辛味食物：可发散、行气、活血、解表、止痛、化痰。有散寒、舒筋活血的功效，还能增加消化液的分泌，促进血液循环及新陈代谢。若过量食用会加重痔疮、胃溃疡、便秘等患者的病情。

咸味食物：可有效软化酸性肿块，调节新陈代谢，也可补充体内缺乏的微量元素。但心脏病、高血压患者不宜多吃。

山楂、橙子、梅子、番茄等，多食能增强肝脏功能

酸味

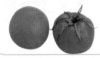

苦瓜、百合等，常吃可抗癌

苦味

甘味

香蕉、甘蔗、大枣等，有调和脾胃的功效

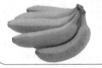

蒜、韭菜、茼蒿、姜、青椒等，有散寒、行筋活血的作用

辛味

苋菜、海带等，可调节新陈代谢

咸味

猕猴桃

mihoutao

『维C之王』令肌肤光滑透白

味道酸甜，入口即化，猕猴桃凭借它独特的风味赢得了众多女孩子的芳心。猕猴桃所含有的维生素C和E共同协作，能够有效抗氧化，使女孩子的肌肤持久保持水润，远离皱纹和黑色素的袭击。此外，丰富的维生素、膳食纤维、钾等营养物质，不仅可以抵抗感冒的侵袭，还能够预防高血压和老年人便秘等病症。

学名：*Actinidia chinensis*
分类：猕猴桃科猕猴桃属
原产地：中国
别名：奇异果

食物成分（100克猕猴桃）

热量	56千卡
蛋白质	0.8克
碳水化合物	14.5克
脂肪	0.6克
膳食纤维	2.6克
维生素A	22微克
维生素B₁	0.05毫克
维生素B₂	0.02毫克
维生素B₆	0.12毫克
维生素C	62毫克
维生素E	2.43毫克

熟透的猕猴桃握在手中有很柔软的感觉

猕猴桃的种类

黄金猕猴桃
果肉的颜色偏黄且甜味重，顶部有个突出的"尖儿"。

小猕猴桃
成熟的果实大约为3厘米，主要产于美国，果皮很薄却没有茶色的绒毛类物质。

香绿
果实呈圆柱形且个大。表皮上的茶色绒毛多，酸味很淡。

表皮中绒毛的颜色呈均一茶色

保存方法

猕猴桃是很耐储存的水果之一。一般放入冰箱3~4个月都没问题。刚从超市买回来后很可能还未完全熟透，如果和香蕉、苹果等放在一起，可以起到"催熟"的效果。

小食谱

猕猴桃柳橙汁
——调理肠胃疾病

材料

猕猴桃	2个	柳橙	半个
糖水	30毫升	蜂蜜	15克
碎冰	100克		

做法
①将猕猴桃洗净，对切，挖出果肉；
②柳橙洗净，切开压汁；
③将除碎冰外的其他材料加入果汁机内，以高速搅打30秒，加入碎冰即可。

饮食搭配

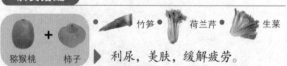

猕猴桃 + 柿子 ▶ 利尿，美肤，缓解疲劳。（竹笋・荷兰芹・生菜）

猕猴桃 + 西红柿 ▶ 预防癌症、感冒、肥胖。（韭菜・木耳）

猕猴桃 + 洋葱 ▶ 防止肌肤老化，抵抗常见病。（沙丁鱼・猪肉）

番茄

fanqie

让你的肌肤变得光滑细腻

提起番茄，除了它酸酸甜甜的口感之外，果皮上的大量红色素也是我们不能忽略的一个重点。你可别小看这薄薄的一层果皮，它的功效可大着呢！不仅可以抑制体内黑色素的形成，其超强的抗氧化能力还可以预防动脉硬化和癌症等顽固性疾病。

学名：*Lycopersicum esculentum*

分类：茄科茄属
原产地：中美洲、南美洲
别名：西红柿、小金瓜

🔸 食物成分（100克番茄）

热量	19千卡
蛋白质	0.9克
碳水化合物	2.3克
脂肪	0.2克
膳食纤维	0.5克
维生素A	92微克
维生素B$_1$	0.03毫克
维生素B$_2$	0.03毫克
维生素B$_6$	0.08毫克
维生素C	19毫克
维生素E	0.57毫克

🍴 保存方法

如果需要冷冻的话，就将番茄整个放入冰箱即可。

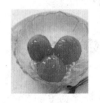

如果想做番茄甜点，那么在其冷冻之后，去皮，加入蜂蜜凉拌即可。

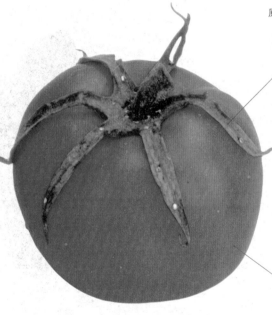

在超市挑选番茄的时候一定要注意，如果它的茎部呈现明显的黑色，则说明这些番茄是经过人工催熟的

拿起来，掂掂番茄的重量，如果感觉略微有些重的话，则说明它的含糖量很高

小食谱

番茄面
——预防癌症，保持头脑清醒

食材
番茄（大）······2个　　挂面······2人份
面汤······300毫升　　橄榄油······适量
做法
①将番茄剁成丁儿；
②将番茄丁儿放入适量的面汤中，加入少许橄榄油；
③将煮好的面条放入调好的汁中即可。

饮食搭配

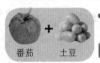

番茄 ＋ 土豆 ● 大蒜 ● 洋葱
▶ 防止肌肤衰老，增强底层细胞活性。

番茄 ＋ 圆白菜 ● 菠菜 ● 小白菜
▶ 预防癌症，促进血液循环。

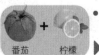

番茄 ＋ 柠檬 ● 菜花 ● 青椒 ● 小香芹
▶ 降血压，降血脂。

菠菜

bocai

含丰富营养素，健康体质的『助燃剂』

在所有的黄绿色蔬菜中，菠菜可以当之无愧地称之为『营养全能冠军』。它不仅含有大量的矿物质、类叶红素，叶酸和维生素B，更具有造血的功能，这对于一些病人来说，可谓是『救命』的良药。

学名：*Spinacia oleracea*
分类：苋科菠菜属
原产地：伊朗
别名：菠棱、波斯菜

➲ 食物成分（100克菠菜）

热量	…………	24千卡
蛋白质	………	2.6克
碳水化合物	…	4.5克
脂肪	…………	0.3克
膳食纤维	…	1.7克
维生素A		487微克
维生素B₁		0.04毫克
维生素B₂		0.11毫克
维生素B₆		0.30毫克
维生素C	……	32毫克
维生素E	……	1.74毫克

菠菜的种类

微型菠菜

这种菠菜只适合在冬季种植。稍微降低它所处环境的温度，对其生长和发育都会起到良好的作用。甜度适中，叶大而肥厚。

水生菠菜

水生菠菜是在传统菠菜的基础上进行改良后的一类品种。涩味很淡，叶子很肥厚，颜色不深。

山形红梗菠菜

叶面成"山"字型，红色的梗部含糖量非常高，完全可以和"哈密瓜"的甜度相媲美。

叶子呈深绿色，大且肥厚

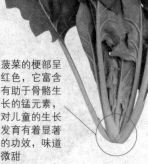

菠菜的梗部呈红色，它富含有助于骨骼生长的锰元素，对儿童的生长发育有着显著的功效，味道微甜

保存方法

将叶子略微沾一点水，最好用潮湿的报纸将它包起来，然后装进保鲜袋内，放入冰箱的冷藏室中竖直摆放

小食谱

菠菜蛋汤
——缓解贫血，保护视力

食材

菠菜…1束　　豆腐…1块
鸡蛋…2个　　味精…少许
盐、胡椒…少许　油…适量

做法

①先将菠菜洗净，切成容易咀嚼的小段；
②向平底锅中倒入适量的油，等到油温达到八成热的时候，放入切好的菠菜，然后将豆腐用手揉碎，一并放入锅中；
③之后加入少许味精、盐和胡椒提味；
④最后，将鸡蛋打碎，撒入锅内，倒上适量的水，煮熟即可。

饮食搭配

菠菜 ＋ 柿子椒　　胡萝卜　梅子　番茄

有效预防白内障、青光眼以及视力衰弱等眼部疾病。

菠菜 ＋ 茄子　　土豆　紫甘蓝　卷心菜

加快体内血液循环，有效预防癌症。

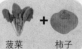

菠菜 ＋ 柿子　　牡蛎　卷心菜 动物肝脏

防止贫血、老年痴呆症。

葡萄

putao

摆脱疲劳，快复身体元气

用『汁多味美』来形容葡萄，应该是再贴切不过！一粒葡萄体型虽小，可是却蕴含了丰富的果糖和葡萄糖。因为这两种成分会在人体内瞬间形成能量源，所以能够快速缓解工作后的疲劳感，轻轻松松恢复身体的元气！

学名：*Vitis spp.*
分类：葡萄科葡萄属
原产地：高加索地区

食物成分（100克葡萄）

热量	43千卡
蛋白质	0.5克
碳水化合物	10.3克
脂肪	0.2克
膳食纤维	0.4克
维生素A	8微克
维生素B₁	0.04毫克
维生素B₂	0.02毫克
维生素B₆	0.04毫克
维生素C	25毫克
维生素E	0.7毫克

🍴 保存方法

将洗好的葡萄用保鲜袋装起来，放进冰箱的冷藏室，2~3天内食用即可，这样做不但不会造成营养成分的流失，而且还能保持葡萄的鲜度。但如果冷藏的时间过长，葡萄的甜度会逐渐下降，口感也会变差。

👨 健康提醒

吃葡萄之前，要将它清洗干净。虽然洗完之后，葡萄上仍然会留有白色的"保护膜"，但是不用担心，这不会对我们的健康构成威胁，可以放心地食用。

我们通常在买葡萄的时候，总是能够看见有一层白色的物质紧紧附着在葡萄的表皮。其实这层白色的粉末并不是有害物质，反而可以称得上是葡萄的保护膜，如果这层"薄膜"分布均匀，体态完整，则说明这串葡萄是新鲜的

葡萄的甜度是越靠近藤蔓部分的越高，所以吃葡萄的时候，按照从下往上的顺序品尝，可以感受到不同部位的甜度差别

小食谱

葡萄番茄汁
——美肤，防癌

食材

去籽葡萄 …… 100克
番茄 …… 100克
红葡萄酒 …… 三大勺

做法

①将番茄去蒂，洗干净之后切成大块。葡萄分成一粒一粒的，与番茄一起冷冻；
②从冷冻柜中取出葡萄和番茄，分别倒入榨汁机中，并撒上预先准备好的红葡萄酒，榨碎后即可饮用。

饮食搭配

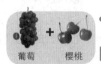 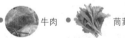

葡萄 + 樱桃　牛肉　茼蒿

有效缓解腰酸、肩酸等症状，并且可以缓解长期电脑工作后所引起的视疲劳。

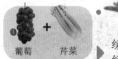

葡萄 + 芹菜　黄瓜　款冬

缓解视疲劳，利尿，对于肝脏疾病的缓解和预防也有着突出的效果。

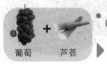 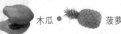

葡萄 + 芦荟　木瓜　菠萝

增强胃动力，治疗痢疾，有效缓解视疲劳。

大枣 dazao

由内而外
焕发美丽

学名：*Ziziphus Jujube*
分类：鼠李科枣属
原产地：中国
最佳食用期：每年的9月下旬至10月上旬

大枣属于鼠李科植物，由于它口感脆而甜，所以人们在很久之前就养成了生吃鲜枣的习惯。俗话说『一日三颗枣，青春永不老』。枣的品种繁多，它不仅可以直接食用，而且还被做成了不同风味、不同类型的蜜饯或干果等。

大枣果肉肥厚，色美味甜，富含蛋白质、脂肪、糖类、维生素、矿物质等多种营养素，被人们称为『维生素C之王』。

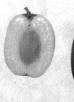
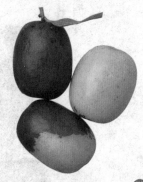

制作干枣的方法

在阳光充足的地方晾晒4～5天后，上锅蒸30分钟，然后将其晒干即可。它不仅可以用于煲汤，还可以制作成大枣茶或酒类。

营养美食——甘露煮

先将红枣去核，然后放入烧开的水中，等到枣皮已经煮得快要脱落的时候关火。不要着急将枣取出，先沉淀一会儿，然后加上少许的糖调味（糖：水：枣的比例最好是1：2：4）。

食物成分（100克大枣）

热量 ………… 122千卡
蛋白质 ………… 1.1克
碳水化合物 … 30.5克
脂肪 ………… 0.3克
膳食纤维 …… 1.9克

保存方法

将鲜枣装进食品保鲜袋中，放入冰箱2～3天内食用即可。

哈密瓜 hamigua

瓜中之王——
钾含量是西瓜的三倍

学名：*Cucumis melo*
分类：葫芦科黄瓜属
原产地：新疆
别名：甜瓜、甘瓜

哈密瓜以其独特的香味和柔软的口感赢得了人们的喜爱。它的含钾量很高，可以帮助人体排出多余的盐分，它的含水量超过了百分之九十，对高血压和假性肥胖可以起到很好的预防作用。

食物成分（100克哈密瓜）

热量 ………… 34千卡
蛋白质 ………… 0.5克
碳水化合物 … 7.9克
脂肪 ………… 0.1克
膳食纤维 …… 0.2克

保存方法

尚未完全成熟的哈密瓜适宜常温保存。若切开后不能立即食用，则去除果皮和籽，用保鲜膜包好后放于冰箱中。

越是接近于成熟的哈密瓜，它的香味就愈发地浓烈，并且底部会微微变软。所以大家在挑选的时候可要擦亮双眼哦！

饮食搭配

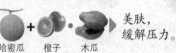

哈密瓜 ＋ 橙子 · 木瓜

美肤，缓解压力。

小食谱

哈密瓜酸奶——增进食欲，提高胃动力

食材
哈密瓜…半个　酸奶…200克
牛奶…一杯　冰块…3~4块

做法
①将哈密瓜去皮、籽，切成大块，放入榨汁机中；
②将剩余的食材一并倒入机器中，搅碎即可。

芹菜

qincai

抑制焦躁
情绪产生

学名：*Apium graveolens*
分类：伞形科
原产地：地中海沿岸
别名：洋芹

食物成分（100克芹菜）

热量	…………	20千卡
蛋白质	………	1.2克
碳水化合物	…	4.5克
脂肪	………	0.2克
膳食纤维	……	1.2克
维生素A		57微克
维生素B₁		0.02毫克
维生素B₂		0.02毫克
维生素B₆		0.08毫克
维生素C		8毫克
维生素E	……	1.32毫克

芹菜的独特魅力就在于它那独特的香味和嚼在口中所发出的『咯吱咯吱』声。芹菜的茎部富含多种维生素和矿物质以及大量的粗纤维，这对于老年人的便秘可以起到很不错的缓解功效；其叶子蕴含丰富的叶红素，常吃芹菜叶，可以有效防止血液变得黏稠。

叶子呈很清爽的绿色，并且有一定的张力

芹菜的种类

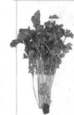

水生芹菜

芹菜的改良品种，主要采用的是无土栽培的水生种植。颜色呈较浅的白色，没有过多的"筋"，适于老年人食用。

保存方法

放入冰箱之前，最好将叶子和根茎部分开。如果在冰箱中竖直摆放的话，则保鲜的时间会更长。茎部若出现"打蔫儿"的状况，则可以放入冷水中浸泡一段时间，使其恢复原有的弹性。碰到不好嚼的部分，略微滴上点醋，会令口感变得柔软些。

挑选芹菜，主要是看它茎部的纹理，如果略微有些凹凸且断面狭窄的，则说明这棵芹菜很水嫩

小食谱

香芹炒鸡肉
——强身健体，缓解疲劳

食材

芹菜……2根	鸡胸肉……1块
海鲜调味汁……1勺	白酒……2小勺
蒜……1片	盐、胡椒……少许
芝麻油……少许	

做法

① 将芹菜切成小段，用盐和胡椒粉将切好的鸡胸肉充分腌制入味；

② 将油锅烧热，放入蒜片和少量油炒出香味后放入腌制好的鸡胸肉；

③ 等鸡肉六成熟的时候，放入切好的芹菜一起炒，调制大火，分别倒入海鲜调味汁和白酒翻炒。鸡肉完全熟透后，关火盛入盘中，滴上一两滴香油即可。

饮食搭配

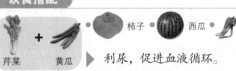

芹菜 ＋ 黄瓜 ▶ 利尿，促进血液循环。 柿子 西瓜 当归

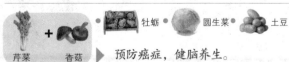

芹菜 ＋ 香菇 ▶ 预防癌症，健脑养生。 牡蛎 圆生菜 土豆

芹菜 ＋ 鸡肉 ▶ 提高身体的耐力，强身健体。 鸡蛋 柿子

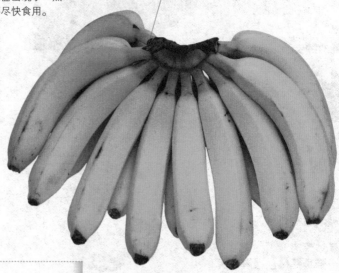

香蕉

xiangjiao

守护健康的『能量』勇士

作为一名能够有效帮助肠道消化的『能量勇士』——香蕉得到了众多运动健将的青睐，它能够迅速补充身体因长时间运动而流失的矿物质！众所周知，香蕉含有丰富的糖类，它能够在进入人体后迅速转化成易于吸收的葡萄糖，进而降低低血糖的发病率，对人体来说，是一种快速的能量来源。

学名：*Musa paradisiaca*
分类：芭蕉科芭蕉属
原产地：东南亚
别名：甘蕉、芎蕉
最佳食用时期：全年

➤ 食物成分（100克香蕉）

热量	93千卡
蛋白质	1.4克
碳水化合物	22克
脂肪	0.2克
膳食纤维	1.2克
维生素A	10微克
维生素B₁	0.02毫克
维生素B₂	0.04毫克
维生素B₆	0.38毫克
维生素C	8毫克
维生素E	0.24毫克

如果香蕉表面出现了"黑斑"，则要尽快食用。

挑选优质香蕉的时候，香蕉"把儿"没有受损且整体呈半圆形为佳

🍴 保存方法

如果是刚买的香蕉，则需要先将它"吊"起晾晒1~2天，等待它彻底熟透。然后将每根香蕉从"把儿"上掰下来，用保鲜膜包好，放进冰箱的冷藏室内。

小食谱

香蕉柠檬饮
——预防高血压、心脏病

食材

香蕉……2根
奶酪……2大勺
蜂蜜……适量
柠檬汁……2小勺

做法

①将香蕉去皮后，切成3~5厘米大小的小块，然后用柠檬汁充分浸泡；
②在每一段香蕉上放一些奶酪，如果喜欢口味略甜一些，可浇上些蜂蜜。

饮食搭配

香蕉 + 芋头 · 圆生菜 ▶ 缓解疲劳，增强体力，有助于肠胃消化。

香蕉 + 芹菜 · 番茄 ▶ 利尿，美肤，保护肾脏。

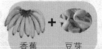

香蕉 + 豆芽 · 款冬 ▶ 治疗便秘，缓解血液黏稠。

食物成分（100克油菜）

热量	23千卡
蛋白质	1.8克
碳水化合物	3.8克
脂肪	0.5克
膳食纤维	1.1克
维生素A	103微克
维生素B₁	0.04毫克
维生素B₂	0.11毫克
维生素B₆	36毫克
维生素C	0.88毫克
尼克酸	0.7毫克

油菜
youcai

促进营养吸收

油菜中钙、铁等矿物质含量很高，在黄绿色蔬菜中可以称得上是『营养储备』的高手。和肉类、鱼类一起炒，不仅可以使蔬菜本身的色泽更加鲜嫩，更能促进人体对矿物质和维生素的吸收。油菜的茎部含有大量粗纤维，其进入人体内与脂肪结合后，可防止血浆胆固醇形成，促使胆固醇代谢物胆酸排出体外，而且还有助于人体对营养的吸收。

学名：*Brassica rapa var Chinensis*

分类：十字花科芸薹属
原产地：中国华中地区
别名：青梗菜、小白菜

叶子呈油油的绿色，脉络清晰，有光泽

趋于根部的地方有光泽，肉厚有张力

保存方法

与其他绿叶蔬菜相比，可以保存相当长的一段时间。冷藏的时候，要先用潮湿的报纸将它裹好，放入冰箱时尽量呈竖直状态摆放。

小食谱

油菜关东煮
——提高免疫力

食材

油菜 ……两颗
干虾仁……50克
黑芝麻……适量
高汤 ……2/3杯
酱油 ……两小勺
甜料酒……少许

做法

①将干虾仁放进温水中浸泡发开；
②在高汤中放入少许酱油、甜料酒进行调汁，然后和浸泡好的干虾仁共同下锅煮；
③将洗好的油菜切成适当小段，放入锅中，用大火焖；
④盛盘后撒上少许黑芝麻即可。

饮食搭配

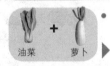   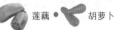

油菜 ＋ 萝卜 ▶ 芋头 • 大白菜

增强胃动力，加快肠胃蠕动，有效预防便秘。

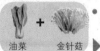

油菜 ＋ 金针菇 ▶ 海虾 • 莲藕 • 胡萝卜

预防大肠癌、胃癌。

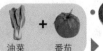

油菜 ＋ 番茄 ▶ 甘蓝 • 动物肝脏 • 芝麻

提高身体免疫力，缓解疲劳，提高注意力。

草莓

caomei

随时随地补充维生素C

学名：*Fragaria ananassa*

分类：蔷薇科草莓属

原产地：北美洲、南美洲

草莓的体型虽小，却蕴含了丰富的营养物质，如维生素C、叶酸、食物纤维等。每天坚持食用草莓的话，不仅可以补充身体内流失的维生素C，还可以有效地预防感冒，增加胃动力，帮助肠道消化。对于爱美的女性来说，草莓可以唤醒肌肤深层的细胞活力，减少因骨胶原流失而产生的皱纹，有效抑制黑色素形成而产生的色斑。

食物成分（100克草莓）

热量	30千卡
蛋白质	1.0克
碳水化合物	7.1克
脂肪	0.2克
膳食纤维	1.1克
维生素A	5微克
维生素B₁	0.02毫克
维生素B₂	0.03毫克
维生素B₆	0.04毫克
维生素C	47毫克
维生素E	0.71毫克

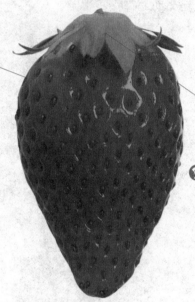

判断草莓是否完全熟透有一个小方法，那就是如果连接蒂部的果实表面呈现红色，则说明这个草莓是完全熟透的

草莓的蒂部呈绿色，完全熟透的草莓，该部分会略微向下弯曲

保存方法

如果仅仅是想保鲜，就不要清洗草莓，将它直接用保鲜膜包起来，放在冰箱的冷藏室里即可。如果想要隔几天吃上一次冰镇草莓的话，就要事先除去它的蒂部，用水清洗后，"裹"上一圈白砂糖，再放到冷冻室里。这样做不仅可以保持草莓的鲜度，更能够有效防止因一拿一放而导致的表面划伤。

健康提醒

在清洗草莓的时候，最好在流动的水中冲大约5分钟，并且要一边晃动一边清洗。大部分的人在清洗草莓的时候，总是爱将蒂部事先摘掉，这样做是不正确的！因为摘下蒂部后，草莓中的维生素C会随着流动的水被冲走，所以一定要将草莓完完整整地进行清洗。

小食谱

草莓菊苣沙拉
——提高免疫力，缓解身体疲劳

食材

草莓……5粒　　菊苣……5棵
橄榄油……两大勺　苹果醋……一大勺
盐、胡椒粉……少许　白砂糖……适量
白葡萄酒……一大勺

做法

①将草莓砸碎，在上面撒上橄榄油、苹果醋、盐和少许胡椒粉做装饰。用勺子尝一尝味道，如果觉得甜度不够的话，可以略微撒上一些白糖；

②将菊苣切成易于咀嚼的小段，与草莓充分搅拌，使味道充分浸透。

饮食搭配

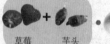草莓　芋头 ＋ 酸奶 → 增强胃动力，抗衰老，预防癌症。

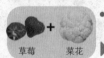草莓　菜花 ＋ 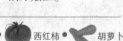葡萄柚　西红柿　胡萝卜 → 缓解身体疲劳，预防癌症，健脑养颜。

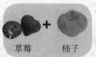草莓　柿子 ＋ 猕猴桃　柠檬 → 美肌，缓解身体疲劳。

香菜

xiangcai

独特的香味帮你健胃排毒、调理肠道

因为其具有独特的香味，所以拥有了很大一部分的热爱者。在一些国家的传统美食中都不乏它的身影。虽然一直以「配角」的身份活跃在餐桌上，但随着人们生活水平的日益提高，它的营养价值也越来越多地得到人们的关注和认可。

香菜独特的「香」，不仅具有调理肠道、健胃养脾的功效，而且能够有效缓解神经性紧张和间接性腹痛。当感到身体不适或焦躁烦闷的时候，不妨试吃些含有香菜的食物，可以起到不错的缓解作用。

学名：*Coriandri sativum*
分类：伞形科云姜属
原产地：地中海沿岸
别名：胡菜、香荽

整棵香菜从头到尾都具有强烈的香味，颜色略深且叶子具有张力

◆ 食物成分（100克香菜）

热量	31千卡
蛋白质	1.8克
碳水化合物	6.2克
脂肪	0.4克
膳食纤维	1.2克
维生素A	193微克
维生素B$_1$	0.04毫克
维生素B$_2$	0.14毫克
维生素B$_6$	0.01毫克
维生素C	48毫克
维生素E	0.8毫克

✿ 保存方法

用潮湿的报纸包裹住香菜，然后装在保鲜袋中，放入冰箱的冷藏室内，2~3天内食用即可。

小食谱

盐水香菜
——清香脆嫩，生津开胃

食材

香菜	300克	盐	5克
熟火腿	50克	白糖	3克
味精	3克	姜汁	10克
香油	5克		

做法

①将香菜去根后择干净，切成长约4厘米的段，放在碗中，加上盐腌10分钟；

②把熟火腿切成丝，放在碗中待用；

③把腌好的香菜段压去盐分，加入火腿丝、白糖、味精、姜汁与香油调拌均匀，装盘即成。

✿ 食用小妙招

1. 将香菜的叶子、胡萝卜和干辣椒充分捣碎，放入少许酱油浸泡。不仅可以充当一些凉拌菜的调味汁，而且还具备了食疗的功效。

2. 当我们在吃海鲜食品的时候，在调味汁中加上一些香菜，可以有效缓解海鲜的腥味。

饮食搭配

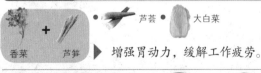

香菜 + 芦笋 • 芦荟 • 大白菜
▶ 增强胃动力，缓解工作疲劳。

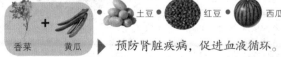

香菜 + 黄瓜 • 土豆 • 红豆 • 西瓜
▶ 预防肾脏疾病，促进血液循环。

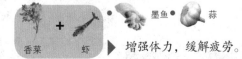

香菜 + 虾 • 墨鱼 • 蒜
▶ 增强体力，缓解疲劳。

橙子 chengzi

果皮也是最好的『药』

橙类是我们在一年四季中都可以品尝到的水果之一。它的果肉不仅富含多种维生素，甚至连橙皮与橙肉间的橙络都有增强毛细血管弹性、预防动脉硬化的功效。它富含的纤维素和果胶，可促进肠道蠕动，排出体内有害物质。橙皮性味甘苦而温，具有止咳化痰功效，是治疗感冒咳嗽、食欲不振、胸腹胀痛的良药。

学名：*Citrns sineusts*
分类：芸香科柑橘属
原产地：东南亚
别名：柳橙、甜橙

食物成分（100克橙子）

热量	47千卡
蛋白质	0.8克
碳水化合物	11.1克
脂肪	0.2克
膳食纤维	0.6克
维生素A	27微克
维生素B₁	0.05毫克
维生素B₂	0.04毫克
维生素B₆	0.06毫克
维生素C	33毫克
维生素E	0.56毫克

好的橙子一般果皮颜色鲜亮

个头中等的橙子，糖度略高

保存方法

将橙子保存在装有马尾松针状叶的纸盒中，可保存3个月。

橙子的种类

血橙
果肉呈血液的鲜红色，汁多。

脐橙
底部有个"圆圆"的凸起是这类橙子的主要特征，一般在每年的二三月份上市。

小食谱

草莓柳橙汁
——美白消脂，润肤丰胸

食材
草莓……10颗
柳橙……1个
鲜奶……90毫升
蜂蜜……30克
碎冰……60克

做法
①草莓洗净，去蒂，切成块；
②柳橙洗净，对切压汁；
③将除碎冰外的材料放入果汁机内，高速搅拌30秒；
④取果汁加入碎冰即可。

饮食搭配

 +
橙子 + 芦笋 ▶ 豆芽 • 土豆
预防感冒，缓解便秘，帮助肠胃蠕动。

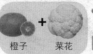 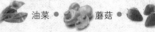
橙子 + 菜花 ▶ 油菜 • 蘑菇 • 草莓
预防癌症、肥胖及感冒。

 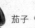
橙子 + 菜花 ▶ 西红柿 • 茄子 • 墨鱼
美肤，保护视力。

俗语说：『药补不如食补』。品种繁多的蔬果不仅是人类膳食中食物构成的主要组成部分，而且富含多种营养素的蔬果更是自然赋予人类最健康的食物。科学食用蔬果，可防病于未然，对健康养生有重要意义。

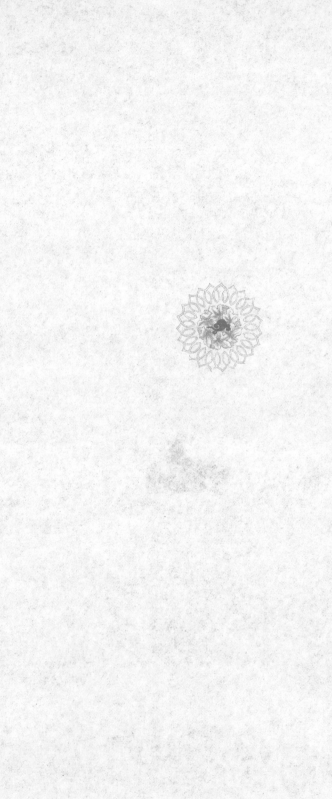